医药科普丛书·常见病防治系列

一本书
读懂颈肩腰腿痛

主编 张建福 张董喆 张董晓

中原出版传媒集团
中原农民出版社
·郑州·

图书在版编目(CIP)数据

一本书读懂颈肩腰腿痛 / 张建福，张董喆，张董晓主编. —2版. —郑州：中原农民出版社，2016.1
（医药科普丛书 / 温长路主编. 常见病防治系列）
ISBN 978-7-80739-589-8

Ⅰ. ①一… Ⅱ. ①张… ②张… ③张… Ⅲ. ①颈肩痛-防治-问题解答 ②腰腿痛-防治-问题解答 Ⅳ. ①R681.5-44

中国版本图书馆CIP数据核字(2015)第300397号

出版：中原农民出版社
（地址：郑州市经五路66号　电话：0371-65751257
邮政编码：450002）
发行：全国新华书店
承印：河南安泰彩印有限公司
开本：710mm×1010mm　　1/16
印张：16.5
字数：253千字
版次：2016年1月第2版　印次：2016年1月第2次印刷
书号：ISBN 978-7-80739-589-8　　定价：32.00元
本书如有印装质量问题，由承印厂负责调换

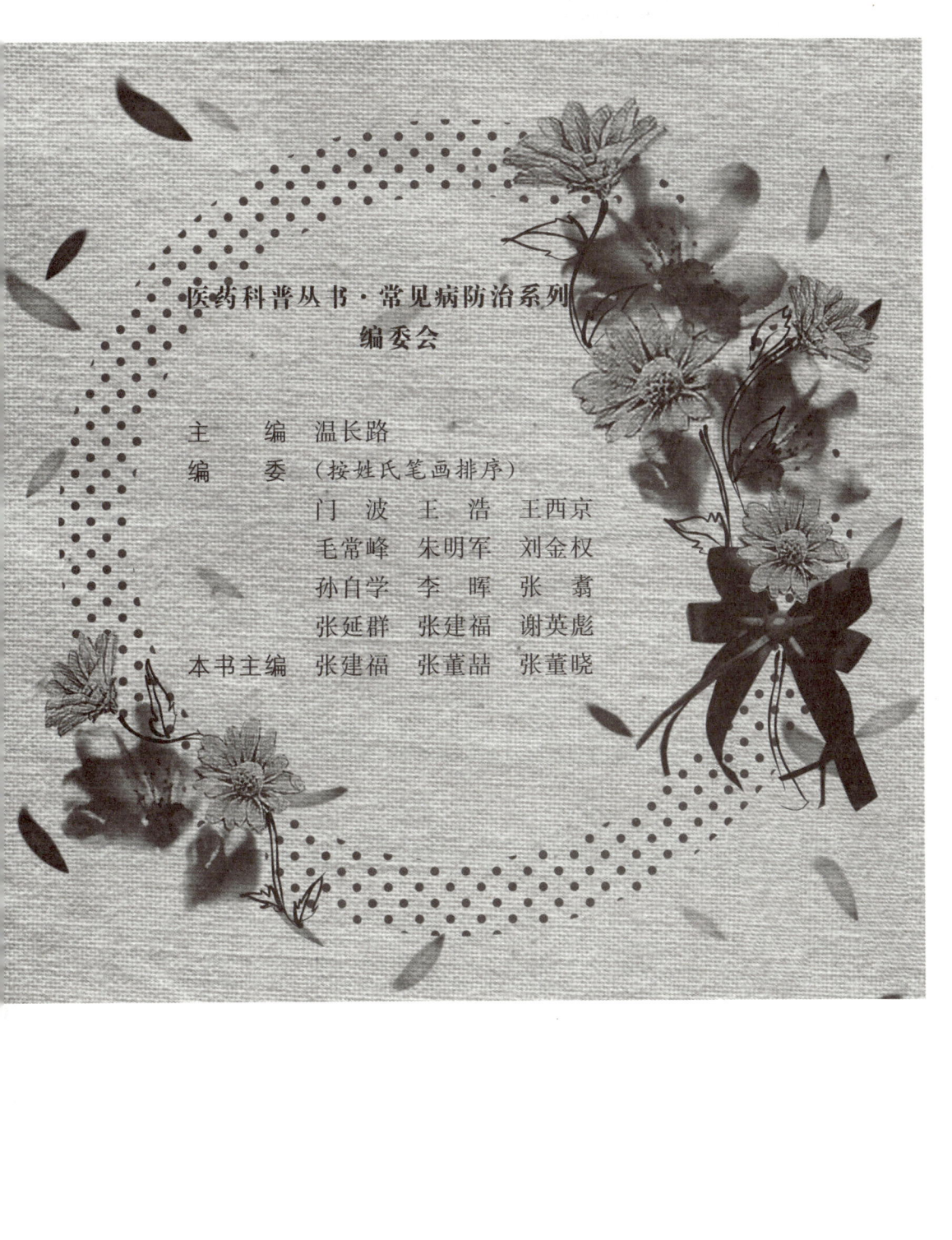

医药科普丛书·常见病防治系列 编委会

主　　编　温长路
编　　委　（按姓氏笔画排序）
　　　　　门　波　　王　浩　　王西京
　　　　　毛常峰　　朱明军　　刘金权
　　　　　孙自学　　李　晖　　张　鬻
　　　　　张延群　　张建福　　谢英彪
本书主编　张建福　　张董喆　　张董晓

内容提要

　　本书介绍了常见颈肩腰腿痛疾病的病因、症状、检查和治疗方法,及中西医药物应用、手法按摩、物理治疗、康复锻炼、预防护理等知识。作者系临证四十年的资深医师,特别介绍了肩关节周围炎、颈椎病、骨质疏松症、类风湿性关节炎等疾病许多行之有效的简便治疗方法。全书图文并茂、深入浅出,不但适宜于从事颈肩腰腿痛专业的医生和在校学生参考,也更适宜于广大基层医生和患者阅读。

落枕

落枕是怎样发生的 …………………………………………… 1
自我和家人按摩如何治疗落枕 ……………………………… 1
常用的治疗落枕的方法有哪些 ……………………………… 3
落枕如何预防调护 …………………………………………… 4

肩关节周围炎

什么是肩关节周围炎 ………………………………………… 5
肩关节周围炎好发于哪些人 ………………………………… 6
肩关节周围炎的患病年龄为什么多在 50 岁左右 ………… 7
肩关节周围炎的发生与哪些因素有关 ……………………… 8
肩关节周围炎的诱发病因有哪些 …………………………… 8
肩关节周围炎与外伤有关吗 ………………………………… 9
肩关节周围炎有哪些病理变化 ……………………………… 10
肩关节周围炎如何进行分期 ………………………………… 10
肩关节周围炎是肩关节感染吗 ……………………………… 11
肩关节周围炎会引起肩膀肿胀吗 …………………………… 11
肩关节周围炎患者活动肩关节时为什么会有响声 ………… 11
肩关节周围炎为什么会引起活动受限 ……………………… 12
肩关节周围炎患者为什么会觉得疼痛传到手上 …………… 12
肩关节周围炎的疼痛什么时候容易发生 …………………… 12
肩部疼痛都是肩关节周围炎引起的吗 ……………………… 13
肩关节周围炎可有哪些 X 线表现 …………………………… 13
治疗肩关节周围炎常用哪些方法 …………………………… 14

治疗肩关节周围炎有哪些药膳……………………………………… 16
羽毛球运动能预防肩关节周围炎吗……………………………… 17
中老年人群怎样预防肩关节周围炎……………………………… 17
如何做肩部保健操………………………………………………… 20
如何进行肩关节周围炎的心理护理……………………………… 20
肩关节周围炎患者如何预防调护及锻炼………………………… 21

颈 椎 病

什么是颈椎病……………………………………………………… 23
颈椎病是怎样发生的……………………………………………… 25
颈椎长骨刺与颈椎病有什么关系………………………………… 26
颈椎病有哪些类型？其临床表现如何…………………………… 27
颈椎病有哪些特殊检查法………………………………………… 28
得了颈椎病怎么办………………………………………………… 29
怎样进行颈椎牵引来防治颈椎病………………………………… 30
颈椎病患者如何选择睡枕………………………………………… 31
什么样的睡眠姿势合理…………………………………………… 33
颈椎病怎样用药物治疗…………………………………………… 33
什么是三氧疗法…………………………………………………… 37
三氧疗法治疗椎间盘突出引起的颈椎病有什么优势…………… 37
三氧疗法的临床作用机制是什么………………………………… 38
颈椎病怎样用小针刀治疗………………………………………… 39
如何用电针加 TDP 照射疗法治疗颈椎病……………………… 40
老年颈椎病患者怎样进行锻炼治疗……………………………… 40
青壮年人颈部的锻炼方法有哪些………………………………… 41
颈椎病患者怎样进行按摩治疗…………………………………… 42
颈椎病应如何护理………………………………………………… 43
颈椎病如何预防…………………………………………………… 43

网 球 肘

什么是网球肘 ································· 45
网球肘好发于哪些人 ··························· 46
如何判断自己是否得了网球肘 ··················· 47
网球肘如何治疗 ······························· 47
如何按摩治疗网球肘 ··························· 48
网球肘应如何预防 ····························· 49
附：高尔夫球肘 ····························· 50
什么是高尔夫球肘 ····························· 50
高尔夫球肘有何临床表现 ······················· 50
如何治疗高尔夫球肘 ··························· 50

桡骨茎突狭窄性腱鞘炎

什么是腱鞘炎？常发生于哪些部位 ··············· 51
桡骨茎突狭窄性腱鞘炎发病有哪些特点 ··········· 52
桡骨茎突狭窄性腱鞘炎如何治疗 ················· 53
桡骨茎突狭窄性腱鞘炎有哪些家庭预防措施 ······· 55

指屈肌腱腱鞘炎

什么是指屈肌腱腱鞘炎？它是怎么产生的 ········· 57
指屈肌腱腱鞘炎应怎样治疗 ····················· 58
指屈肌腱腱鞘炎应怎样进行预防 ················· 60

腕管综合征

腕管综合征是怎样引起的 ······················· 61
怎样知道自己是否患了腕管综合征 ··············· 63
腕管综合征应与哪些病进行鉴别 ················· 63

常用电脑应注意哪些事项……………………………………… 64
为何女性腕管综合征发病率高…………………………………… 64
如何防止用电脑引发"鼠标手"………………………………… 65
怎样治疗腕管综合征……………………………………………… 66

急性腰扭伤

急性腰扭伤是怎样引起的………………………………………… 69
急性腰扭伤怎样诊断……………………………………………… 71
急性腰扭伤怎样治疗……………………………………………… 73
怎样预防急性腰扭伤……………………………………………… 77

慢性腰肌劳损

慢性腰肌劳损是怎样引起的……………………………………… 78
慢性腰肌劳损如何诊断…………………………………………… 79
慢性腰肌劳损如何与其他疾病鉴别……………………………… 79
慢性腰肌劳损如何治疗…………………………………………… 80
腰肌劳损如何预防………………………………………………… 84

腰背肌筋膜炎

腰背肌筋膜炎是怎么引起的……………………………………… 85
腰背肌筋膜炎如何诊断…………………………………………… 86
腰背肌筋膜炎怎样治疗…………………………………………… 86
腰背肌筋膜炎如何预防…………………………………………… 90

第三腰椎横突综合征

什么是第三腰椎横突综合征……………………………………… 91
第三腰椎横突综合征怎么诊断…………………………………… 92
第三腰椎横突综合征如何治疗…………………………………… 92

腰椎间盘突出症

什么是腰椎间盘突出症 …………………………………… 96
哪些原因可造成腰椎间盘突出症 ………………………… 97
姿势对腰部负重有何影响 ………………………………… 97
哪些人易患腰椎间盘突出症 ……………………………… 98
怎样知道得了腰椎间盘突出症 …………………………… 99
腰椎间盘突出症为什么会导致腰腿痛 …………………… 100
腰椎间盘突出症为什么会使脊柱发生侧弯 ……………… 101
腰椎间盘突出症为什么会出现腿脚麻木感 ……………… 102
腰椎间盘突出症患者可在身体哪些部位找到压痛点 …… 102
为什么有些腰椎间盘突出症患者腰部反而不痛 ………… 103
腰椎间盘突出症患者为何𨂿趾背伸无力 ………………… 104
腰椎间盘突出症会引起瘫痪吗 …………………………… 104
腰椎间盘突出症为什么会引起大小便异常 ……………… 105
直腿抬高试验有何意义 …………………………………… 106
足背屈试验是怎么回事 …………………………………… 107
屈颈试验有何意义 ………………………………………… 107
什么是膝腱反射？腰椎间盘突出症患者的膝腱反射有何变化
　………………………………………………………… 108
什么是跟腱反射？腰椎间盘突出症患者的跟腱反射有何变化
　………………………………………………………… 109
什么是高位腰椎间盘突出症？表现如何 ………………… 110
为什么腰椎间盘突出症的表现多种多样 ………………… 110
腰椎间盘突出症的诊断标准是什么 ……………………… 111
腰腿痛就一定是腰椎间盘突出症吗 ……………………… 112
有腰痛症状的常见疾病如何鉴别 ………………………… 112
腰椎间盘突出症中医如何辨证治疗 ……………………… 115
腰椎间盘突出症常用的西药治疗有哪些 ………………… 116
腰椎间盘突出症常用的外用药物有哪些 ………………… 116
腰椎间盘突出症如何按摩治疗 …………………………… 116

腰椎间盘突出症如何进行针灸治疗 …………………… 119
腰椎间盘突出症常用哪些物理疗法 …………………… 120
腰椎间盘突出症常用哪些牵引疗法 …………………… 120
腰椎间盘突出症有哪些特殊疗法 ……………………… 121
腰椎间盘突出症常用哪些手术治疗 …………………… 122
腰椎间盘突出症患者如何预防及锻炼 ………………… 122

腰椎椎管狭窄症

什么是腰椎椎管狭窄症 …………………………………… 124
腰椎椎管狭窄症诊断要点有哪些 ………………………… 125
腰椎椎管狭窄症如何与其他病鉴别 ……………………… 126
腰椎椎管狭窄症怎样用中药治疗 ………………………… 127
腰椎椎管狭窄症怎样用手法治疗 ………………………… 128
腰椎椎管狭窄症其他治疗方法有哪些 …………………… 129
腰椎椎管狭窄症怎样用手术治疗 ………………………… 130
腰椎椎管狭窄症如何进行调护 …………………………… 131

腰椎退行性滑脱

腰椎退行性滑脱是怎么发生的 …………………………… 132
腰椎退行性滑脱诊断要点有哪些 ………………………… 133
腰椎退行性滑脱怎样用中药治疗 ………………………… 133
腰椎退行性滑脱如何用手法治疗 ………………………… 135
腰椎退行性滑脱的其他疗法有哪些 ……………………… 135
腰椎退行性滑脱如何进行自我保健 ……………………… 135
腰椎退行性滑脱如何进行自我锻炼 ……………………… 136

增生性脊柱炎

增生性脊柱炎是怎么发生的 ……………………………… 137
增生性脊柱炎的诊断要点有哪些 ………………………… 139

增生性脊柱炎怎样治疗 …………………………………… 141
增生性脊柱炎如何进行功能锻炼 ………………………… 144
增生性脊柱炎如何进行自我保健 ………………………… 145

梨状肌综合征

什么是梨状肌综合征 ……………………………………… 146
梨状肌综合征发生的原因是什么 ………………………… 147
梨状肌综合征的诊断要点有哪些 ………………………… 147
梨状肌综合征如何治疗 …………………………………… 147
梨状肌综合征如何进行自我调护 ………………………… 150

股骨头无菌性坏死

什么是股骨头无菌性坏死 ………………………………… 151
股骨头无菌性坏死与哪些因素有关 ……………………… 152
股骨头无菌性坏死有哪些症状 …………………………… 153
为什么儿童也会发生股骨头无菌性坏死 ………………… 154
中医是如何认识股骨头无菌性坏死的 …………………… 155
股骨头坏死的常用治疗方法有哪些 ……………………… 156
为什么严重股骨头无菌性坏死要行人工关节置换术 …… 162
治疗过程中为何有些患者疼痛减轻,而有些患者加重 …… 163
股骨头坏死如何预防调护 ………………………………… 163

膝关节半月板损伤

膝关节半月板损伤是怎么引起的 ………………………… 166
膝关节半月板损伤的诊断要点有哪些 …………………… 167
膝关节半月板损伤如何鉴别诊断 ………………………… 168
膝关节半月板损伤如何治疗 ……………………………… 168

髌骨软骨软化症

何谓髌骨软骨软化症 …………………………………… 171
髌骨软骨软化症如何诊断 ……………………………… 172
髌骨软骨软化症如何鉴别诊断 ………………………… 172
髌骨软骨软化症怎样治疗 ……………………………… 173
髌骨软骨软化症如何预防调护 ………………………… 176

膝关节创伤性滑膜炎

膝关节创伤性滑膜炎是怎样引起的 …………………… 177
膝关节创伤性滑膜炎如何诊断 ………………………… 178
膝关节创伤性滑膜炎如何治疗 ………………………… 178
膝关节创伤性滑膜炎如何预防调护 …………………… 180

膝关节骨性关节炎

什么是膝关节骨性关节炎 ……………………………… 181
骨性关节炎的发病有哪些特点 ………………………… 182
为什么膝关节容易发生骨性关节炎 …………………… 183
中医学是如何认识膝关节骨性关节炎的 ……………… 183
膝关节骨性关节炎常见症状是什么 …………………… 184
如何诊断膝关节骨性关节炎 …………………………… 184
骨性关节炎能治疗好吗 ………………………………… 185
得了骨性关节炎是锻炼好还是不锻炼好 ……………… 185
膝关节骨性关节炎如何治疗 …………………………… 186
膝关节骨性关节炎如何预防调护 ……………………… 192

胫骨结节骨骺炎

什么是胫骨结节骨骺炎 ………………………………… 193

胫骨结节骨骺炎的诊断要点是什么 ………………… 194
胫骨结节骨骺炎与撕脱骨折、骨骺分离怎样相鉴别 …… 194
胫骨结节骨骺炎如何治疗 ………………………… 195

踝关节扭伤

踝关节为什么会引起扭伤 ………………………… 197
为什么外踝容易引起扭伤 ………………………… 198
为什么有的人踝关节扭伤后长期不愈 …………… 198
踝关节扭伤如何治疗 ……………………………… 199
踝关节扭伤如何固定 ……………………………… 200
踝关节扭伤如何调护和锻炼 ……………………… 201

跟痛症

跟痛症是怎么发生的 ……………………………… 202
中医对跟痛症病因有何认识 ……………………… 203
现代医学是如何认识跟痛症的 …………………… 203
跟痛症都包括哪些疾病 …………………………… 203
跟骨骨刺与足跟痛有关系吗 ……………………… 207
跟痛症怎样治疗 …………………………………… 207
足跟痛如何预防与调护 …………………………… 210

骨质疏松症

什么是骨质疏松症 ………………………………… 211
人体为什么会发生骨质疏松 ……………………… 211
骨质疏松症的诊断要点有哪些 …………………… 212
骨质疏松症如何鉴别诊断 ………………………… 214
骨质疏松症怎样治疗 ……………………………… 214
骨质疏松症如何预防调护 ………………………… 217

类风湿性关节炎

- 什么是类风湿性关节炎 …………………………………… 218
- 类风湿性关节炎是哪些原因引起的 ……………………… 219
- 类风湿性关节炎有哪些临床表现 ………………………… 219
- 类风湿性关节炎如何治疗 ………………………………… 221
- 类风湿性关节炎的预防措施有哪些 ……………………… 224
- 类风湿性关节炎患者的饮食有哪些宜忌 ………………… 225
- 怎样选择治疗方案 ………………………………………… 227

强直性脊柱炎

- 什么是强直性脊柱炎 ……………………………………… 228
- 中医对强直性脊柱炎如何认识 …………………………… 229
- 现代医学对强直性脊柱炎如何认识 ……………………… 229
- 强直性脊柱炎的病理变化有哪些 ………………………… 230
- 强直性脊柱炎有哪些早期临床表现 ……………………… 232
- 强直性脊柱炎的临床症状有哪些 ………………………… 233
- 如何诊断强直性脊柱炎 …………………………………… 234
- 男性强直性脊柱炎患者与女性患者发病有什么不同 …… 235
- 如何预防强直性脊柱炎 …………………………………… 235
- 什么人易患强直性脊柱炎 ………………………………… 236
- 强直性脊柱炎的病情可否控制 …………………………… 236
- 强直性脊柱炎如何治疗 …………………………………… 237
- 强直性脊柱炎如何进行康复调护 ………………………… 240

附：常用穴位

落 枕

45岁的王先生工作劳累了一天,感到非常疲乏,觉得卧室里空气闷热。晚饭后他开窗透透气,躺下不久便酣然入梦,早晨起床后即觉颈部疼痛,转动不灵,一动则疼痛加剧。去医院看医生,医生告诉他是落枕了。

落枕是怎样发生的

落枕是临床上的常见病,此病多因睡眠时姿势不正或枕头高低不合适所致,也可因睡卧时颈肩部外露感受风寒或颈肩部外伤(如突然扭转等)引起。本病的特点是颈项一侧或两侧酸楚疼痛,颈项强直,俯仰及左右转动不利,动则疼痛加剧,疼痛呈牵扯状,甚至可牵引及头部、背部、上臂疼痛,患部有轻度僵硬并有明显压痛。

自我和家人按摩如何治疗落枕

我们所讨论的按摩治疗主要针对非外伤所造成者,且只要操作得当,疗效极好。由外伤所造成者应赴医院就诊,不能自己盲目按摩。

一、自我指压法

1. 按压阿是穴(即疼痛点)。在2分钟内,用食指和中指按顺时针方向按压阿是穴36圈,再用拇指按逆时针方向按压36圈。

2. 按压风池穴(位置详见书末"附:常用穴位"。余同)。在1分钟内,用双手拇指同时按顺时针方向按压风池穴36圈,再按逆时针方向按压36圈。

3. 按压天柱穴。在1分钟内,用双手拇指同时按顺时针方向按压天柱穴36圈,再按逆时针方向按压36圈。

4. 按压养老穴。在2分钟内,先用右手拇指按顺时针方向按压左侧养老穴36圈,再按逆时针方向按压36圈。接下来,再用左手拇指按压右侧养老穴,方法同左侧。

5. 按压落枕穴。在2分钟内,先用右手食指按顺时针方向按压左侧落枕穴(在手背第二、第三掌骨间,掌指关节上0.5寸处)36圈,再按逆时针方向按压36圈。接下来,再用左手食指按压右侧落枕穴,方法同左侧。

6. 按压外关穴。在2分钟内,先用右手拇指按顺时针方向按压左侧外关穴36圈,再按逆时针方向按压36圈。接下来,再用左手拇指按压右侧外关穴,方法同左侧。

7. 按压承山穴。在2分钟内,先用右手拇指按顺时针方向按压左侧承山穴36圈,再按逆时针方向按压36圈。接下来,再用左手拇指按压右侧承山穴,方法同左侧。

二、家人按摩法

1. 患者正坐位,家人拿其风池穴及颈项部,力量先轻后逐渐加重,然后保持较重的手法操作2分钟。

2. 患者正坐位,家人拿其肩井穴,操作要求同上。

3. 患者正坐位,家人用拇指按揉患侧压痛点,按揉的同时嘱患者缓慢转动头部,待压痛基本消除后,再找别的压痛点如法施治(压痛点常常不只局限于颈项部肌肉,还多见于患侧肩胛骨内缘的背部肌肉)。

4. 患者正坐位,家人用指拨法弹拨其两肩胛骨内缘的背部肌肉,时间约2分钟。

5. 患者正坐位,家人用小鱼际在其两侧颈部、肩部做揉法,着重在患侧颈肩部操作,力量力求深沉柔和,以两侧颈肩部肌肉完全放松为度。

6. 分别以拇指点揉双侧落枕穴各2分钟。

7. 颈椎拔伸旋转复位法。操作时应在患者颈肩部肌肉最大限度放松的前提下进行(先使患者头部轻微摆动,同时即可感知其肌肉是否放松)。本法操作完毕后,再用轻快的拿风池、颈项及拿肩井法结束。

常用的治疗落枕的方法有哪些

一、推拿按摩手法

1. 点穴弹筋法。用拇指按压痛点以分筋拨络后,医者用两手挟持患者颈部肌肉,向上提起后迅速松脱,使气血通畅,肌肉松弛,再用拇指理顺项韧带及棘上韧带,顺肌肉起止方向平稳施压。

2. 按摩法。患者坐于低凳上,医者立于其后,一手扶患者头部,另一手用拇指揉捏颈部肌肉压痛处数次。然后,按压风池、风府、天柱、肩井等穴。医者用鱼际或掌根推揉患侧肩部肌肉,提捏斜方肌,被动运动肩关节,松弛肌肉。再按摩患者两侧颈部肌肉使其放松,并逐渐按压头部使其屈曲。

3. 牵引旋转法。医者两手托住患者头部做颈项牵引,慢慢旋转、屈伸,使颈部肌肉放松;然后旋转至感到患者肌肉最紧张时,乘其不备,稍稍加速摇转,增加旋转度10°~15°,可松弛被牵拉紧张的肌肉(图1)。但动作要轻柔、正确,绝不能使用暴力硬扳,以免加重损伤,引起不良后果。

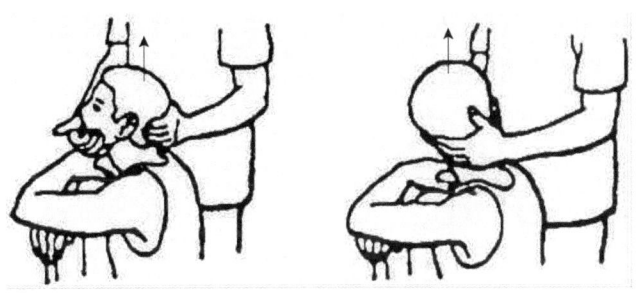

图1　牵引旋转法治疗落枕

二、药物疗法

1. 内服药。治宜疏风散寒、舒筋活血,可用羌活胜湿汤、蠲痹汤、葛根汤。也可配合口服消炎镇痛西药如消炎痛(吲哚美辛)、芬必得(布洛芬)等。

2. 外用药。外用伤湿止痛膏、风湿跌打膏等。

三、针灸治疗

取落枕(直刺或向上斜刺0.5~1寸)、外关、悬钟等穴,行强刺激,同时活动患者颈部。

四、练功疗法

做头颈部的俯仰旋转活动,以舒筋活络,增强颈部肌肉力量。

五、其他疗法

中药熨烫、理疗或颈托牵引等。

落枕如何预防调护

1. 注意颈肩部勿直接受风,避免风寒之邪侵袭。

2. 居室环境宜安静、舒适,空气新鲜、阳光充足,温度、湿度适宜,避免潮湿。

3. 注意调整枕头高度、硬度以及调整睡眠姿势,避免睡眠时项背部过度弯曲。枕头高度以一拳头高为宜。

4. 可配合治疗,在痛处外贴伤湿止痛膏之类药膏。

5. 心理调护。因落枕大多数能自愈,对身体并无多大妨碍,故一部分患者存在轻视疾病的心理,乃至忽视了治疗与预防,导致病情迁延或反复发作。另一方面,一部分病情较重的患者因不了解疾病而担心疾病预后,产生焦虑心理。医生应加强与患者的交流沟通,给予必要的病情解释及卫生宣教,使其消除顾虑,树立战胜疾病的信心。

肩关节周围炎

李女士年近50岁，从事办公室工作，平素身体一直都很好，最近3个多月早上起床后梳洗时总感到左肩部不适，有酸胀感，逐渐出现穿衣都抬不起胳膊。到医院看医生，被诊断为肩关节周围炎。

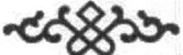
什么是肩关节周围炎

肩关节周围炎又叫肩周炎或肩关节周围组织炎，是中老年人的一种常见病。其发病原因多为在关节退行性改变的基础上，肩部轻度外伤、过度劳累或受寒等。一般无全身症状，多数患者觉得肩膀静止不动时比活动时痛，晚上睡觉时比白天上班痛，这只是发病初期的现象。过了一两个月后，患者患侧的肩膀活动开始受到限制，之后，患者会感到肩膀剧痛，这种疼痛可顺着肩部往上放射到颈部或沿着上臂痛到肘部。肩关节周围炎多数只发生在其中一侧肩膀，两边肩膀同时患病的较少。因此病多发生在50岁左右，有人称它为"五十肩"。人们认为本病多为肩部受风寒而致，故又称为"漏肩风"（例如某些患者局部特别怕风）。又因病久后常见肩关节僵硬，不能活动，好像冻结了一样，所以也叫它"冻结肩"或"肩凝症"。（例如，某些患者虽在夏日炎炎之际，也仍然感到肩部冰冷，不得已还得穿棉坎肩等）

现代医学证明，肩关节周围炎是一种无菌性的，找不到病原菌的炎症，其发病往往与外伤、劳损、局部外感风寒有关。中医学则认为，肩关节周围炎的发生，除了与年老正气不足关系密切外，主要是肩部受到风寒湿邪的侵袭。例如久居湿地、风雨露宿、夜寐露肩当风,以致风寒湿邪客于血脉筋肉,影响经络气血流通,脉络拘急而疼痛,寒湿之邪浸淫筋肉则屈而不伸,痿而不用,就发生了肩关节周围炎。

本病发病初期常感肩部疼痛难忍,尤以夜间疼痛为甚,睡觉时常因患肩怕压而取特定卧位,翻身困难,疼痛不止,辗转不能入寐。这时如果怕活动,未接受治疗,将逐渐出现关节功能活动受限,影响日常生活,端碗用筷、穿脱衣服、洗脸、梳头及洗澡等动作都感到困难。病重时生活不能自理,日久肌肉亦可出现萎缩。

肩关节周围炎好发于哪些人

经我们的长期观察,肩关节周围炎的好发人群有这样的规律:

1. 女性患病率高于男性。因广大女性除了和男性一样参加社会工作,同时还要承担繁重的家务劳动,特别是如洗衣、擦地、下厨房做饭等劳动,日复一日,年复一年,频繁的活动加重了肩部周围软组织的退行性变化,所以女性的患病率高于男性。男性的患病率仅为女性的1/3。

2. 中老年人易患本病。肩关节周围炎被认为是中老年人的常见病。据国内有关资料显示,国内45岁以上人群50%～60%都患有不同程度的肩部病症。本病尤好发于50岁左右的女性。但肩关节周围炎并非一定要到50岁才会发病,现代人容易操劳过度,即使是年轻人也有得病的可能。

3. 发病有低龄化趋向。其高发人群与他们所从事的职业关系密切,发展日新月异的科技时代,大批年轻的网络从业者长期从事计算机工作或经常伏案,处于办公环境中,得不到有效的自我锻炼,有的在空调环境下长期工作,从而造成肩关节周围炎与颈椎病的发生,很多过去在中老年人身上才出现的疾病,现在在年轻人身上出现了。本病多发于长期伏案工作者、计算机工作者、教师、家庭妇女、会计、长期手工业劳动者、办公室职员。

另外,患糖尿病、营养不良、心脏病、偏瘫、颈椎病或精神病的人较易发生本病。多数病例为慢性发病,一般无外伤因素,少数有轻微外伤,如有的患者开始时在肩部或上臂有一个小的外伤,而后发展成为肩关节周围炎。

肩关节周围炎的患病年龄为什么多在50岁左右

肩关节周围炎患者的发病年龄大多在40岁以上,其中50岁以上者占绝大多数。因此,肩关节周围炎除了有"漏肩风"、"冻结肩"等表示其临床症状特性的称谓之外,还有一个充分显示其好发年龄的名称——"五十肩"。

在日本,绝大多数医生也习用"五十肩"这一病名。的确,肩关节周围炎是中老年人的常见病和多发病。那么,为什么肩关节周围炎好发于中老年人呢?如果把人体形象地看做一台不停运转着的机器的话,那么,随着日积月累的磨损,各个零部件的退化和衰老则是一种十分自然的现象。伴随着年龄的增长,肩关节及其周围组织与机体的其他器官、组织一样也发生着退行性改变。有研究结果表明,50岁以后,肩袖滑膜面的部分纤维可发生不完全撕裂、磨损或破碎等病变。这种退行性改变随年龄的增长而愈益加重,且可发生于肩关节的软骨组织及关节囊。

此外,肱二头肌长头肌腱长期在结节间沟上,由于上臂动作重复磨损,也必然发生老化的改变。肩峰下滑膜囊也可随年龄的增长而发生退行性改变,囊壁增厚,囊内滑液分泌减少,从而产生粘连性滑膜囊炎或肌腱炎。这些老年性的退行性改变也正是肩关节周围炎形成的条件与基础。

另外,也有部分医学工作者认为肩关节周围炎是中老年人步入更年期后,由于内分泌系统发生改变或紊乱所造成的。持这种观点也不无根据,因为肩关节周围炎的好发年龄正是男性和女性进入更年期的时期,且也与因更年期内分泌紊乱而出现的一系列症状几乎同步出现。部分患者也可不经任何治疗而自愈,而这种自愈现象似乎与更年期后期内分泌系统通过自我调节趋于稳定有一定关联。当然,因为肩关节周围炎的病因尚不明确,只能认为可能与更年期内分泌紊乱有关而已,真正的病因尚有待医学科学的发展,进一步深入研究探明。

肩关节周围炎的发生与哪些因素有关

据了解,肩关节周围炎的发生与以下因素有关:

1. 双肩保暖不良。寒冷对肩部组织来说是大敌,所以,冬季不注意保暖及夏季经常在空调房活动的人是肩关节周围炎容易侵犯的对象。

2. 身体老化。人到了中年,关节间的空隙会越来越小,当手向上举的时候,肌腱就会摩擦到骨头而引起发炎疼痛。

3. 桌椅高度不适。伏案工作者和经常使用电脑者,要注意桌椅的高度。由于桌椅高度搭配不当,往往使人提肩工作,这样容易使肩部肌肉组织疲劳。桌椅搭配的理想高度是,当人坐在椅子上时,双臂放置桌面,挺直背部后,桌面的高度和肘的高度一致。

4. 女士背单肩挎包。为了避免包的下滑,人会下意识地将背包一侧的肩部用力上提,这种姿势使肩背部肌肉长时间处于收缩状态,久之易使肩部肌肉、肌腱疲劳,长期疲劳便可诱发肩关节周围炎,故而最好是经常交替地使用双肩。

肩关节周围炎的诱发病因有哪些

肩关节周围炎真正的病因,多数学者认为是在肩关节周围软组织退行性变的基础上发生的。凡能引起肩关节和上臂活动受限的病因,都能导致肩关节周围炎的发生。常见的诱发病因如下:

1. 肩关节周围病变。主要有以下3种:

(1)肩关节周围软组织劳损或退变。可引起冈上肌肌腱炎、肱二头肌肌腱炎、肩峰下滑囊炎、关节囊炎和旋转腱袖损伤等疾病。这些慢性炎症和损伤,均可波及关节囊和周围的软组织,引起关节囊的慢性炎症和粘连。

(2)肩关节的急性创伤。如肩部挫伤、肱骨外科颈骨折和肩关节脱位等。由于局部出现炎性渗出、疼痛及肌肉痉挛,会导致肩关节囊和周围软组织粘连,而发生肩关节的冻结。

(3)肩部功能活动减少或上肢固定过久。肩部活动减少,造成局部血液循环不良,淋巴回流受阻,炎性渗出淤积,日久纤维素沉着,粘连形成,导致关节囊挛缩和周围软组织粘连;肩关节脱位、上肢骨折和手术后外固定等时间过长,或在固定期间不注意肩关节功能锻炼,均可导致肩关节周围炎的发生。

2. 肩外疾病。主要有以下3种:

(1)颈椎源性肩关节周围炎。指由于颈椎病引起的肩关节周围炎。临床资料表明,这种肩关节周围炎的特点为:先有颈椎病的体征和症状,而后再发生肩关节周围炎。它是颈椎病的一种临床表现,或者说是一种临床类型,而不是肩关节与周围软组织退行性改变产生的结果。

(2)冠心病。冠心病是由于冠状动脉供血不足,造成心肌缺血或缺氧而引起的绞痛,疼痛主要位于胸骨后部,常可放射到肩、上肢或背部,左肩及左上肢尤为多见。尚可引起肌肉痉挛,肩关节运动受限,从而诱发肩关节周围炎。

(3)其他因素。本病发生尚与精神心理因素、肩部受寒、体内有感染病灶、内分泌紊乱及自身免疫反应等有关。从临床观察中发现,肩关节周围炎多与糖尿病、偏瘫、肺结核、颈椎病等疾病并存,并且发病率偏高。

肩关节周围炎与外伤有关吗

肩关节周围炎与外伤关系密切,许多肩关节周围炎患者的发病都与外伤有关。外伤可以是高强度的暴力所引起的,高强度的暴力超过了肩关节软组织所能承受的外力,关节周围的肌腱、肌肉组织的肌纤维、韧带和关节囊发生完全或部分撕裂,出现创伤性肩关节周围炎。另外,在创伤修复过程中,软组织发生粘连、挛缩和慢性炎症,也可形成粘连性肩关节周围炎。

肩关节是一个非常复杂的关节,关节周围的肌肉肌腱和韧带众多,在活动中的协调动作至关重要,如协调不当,肩部的某些肌肉肌腱就会承受过量载荷,引起拉伤或扭伤,有时这种扭伤或拉伤的程度还会非常严重。这类创伤导致的肩关节周围炎也很常见。

造成肩关节周围炎最常见的损伤因素是许多小的作用力反复多次而造成的疲劳损伤,这些反复出现的损伤程度虽然较轻,但多次发生就可以造成关节周围肌腱、关节囊、韧带的慢性炎症,慢性炎症的反复发作可以造成肌腱、关节囊、韧带增厚,形成慢性肌腱炎和关节囊炎。

肩关节周围炎还与外伤后固定有密切关系。在肩部骨折、肩袖断裂时，经常采用固定肩关节的方法来治疗，但肩关节制动固定可以引起肌肉痉挛、萎缩，关节囊、肌腱粘连挛缩，而形成肩关节周围炎。

肩关节周围炎有哪些病理变化

肩关节周围炎的病理变化比较复杂，最新的研究表明其病理变化分为早期和晚期两个方面，两者之间存在着显著的差异。早期的病变在关节囊，晚期则波及关节囊以外的软组织。两期病理变化之间还存在着复杂的中间变化。

肩关节周围炎具有以下三个病理特点：①关节囊周围的软组织最终都受到侵犯。②病变的发展并不一致，不是所有组织都具有同等的病理变化。③病理变化的进行可以逆转。

肩关节周围炎如何进行分期

按肩关节周围炎的发生与发展，大致可将其分为三期，即急性期、慢性期、恢复期。各期之间无明显界限，各期病程长短不一，因人而异，差别很大。

1. 急性期。这是肩关节周围炎的早期。肩部自发性疼痛，其疼痛常为持续性，表现不一。有的急性发作，但多数是慢性疼痛，有的只感觉肩部不舒适及有束缚感。疼痛多局限于肩关节的前外侧，可延伸到三角肌的抵止点，常涉及肩胛区、上臂或前臂。活动时（如穿上衣时、耸肩或肩内旋时）疼痛加重，不能梳头洗脸，患侧手不能摸背。以后肩痛迅速加重，尤其夜间为重，患者不敢采取患侧卧位。由于肌肉痉挛和疼痛，逐渐出现肩关节活动范围减少，特别是外展和外旋受限最为显著。肩部外观正常。局部压痛点多位于结节间沟、喙突、肩峰下滑囊或三角肌附着处、冈上肌附着处、肩胛内上角等处。

2. 慢性期。肩痛逐渐减轻或消失，但肩关节挛缩僵硬逐渐加重，呈冻结状态。肩关节的各方向活动均比正常者减少20%～50%，严重时肩肱关节活动完全消失（图2），只有肩胛胸壁关节的活动。梳头、穿衣、举臂、向后结带均感困难。病程长者可出现轻度肌肉萎缩，多见于三角肌、肩胛带肌。压痛轻微或无压痛。临床上左侧发病较右侧多见,部分患者可见双肩患病。此时持续时间较久,通常为2～3个月。

3. 恢复期。肩痛基本消失,个别患者可有轻微的疼痛。肩关节慢慢地松弛,关节的活动也逐渐增加,外旋活动首先恢复,继则为外展和内旋活动。恢复期的长短与急性期、慢性期的时间有关。冻结期越长,恢复期也越慢;病期短,恢复也快。整个病程短者1～2个月,也可发病达数年。

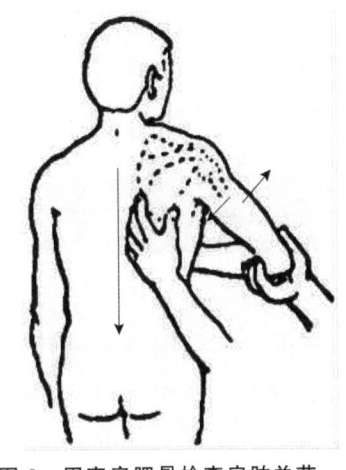

图2　固定肩胛骨检查肩肱关节

肩关节周围炎是肩关节感染吗

肩关节周围炎是肩关节周围的关节囊、肌腱和韧带等组织的慢性无菌性炎症,与细菌感染所引起的炎症不同,没有体温升高,没有局部红、肿、热的表现,也没有外周的白细胞计数增高、中性粒细胞增高等征象。但它有慢性炎症所具有的局部组织充血,渗出增多,后期机化、粘连等病理过程。

肩关节周围炎会引起肩膀肿胀吗

肩关节周围炎很少会引起肩膀肿胀,即使是严重的肩关节周围炎也很少会发生明显的肩部肿胀。患者发生肩部肿胀常常是由于不适当的外用药物治疗所造成的皮肤反应性肿胀。

肩关节周围炎患者活动肩关节时为什么会有响声

有些肩关节周围炎患者在活动肩关节时会出现"喀啦喀啦"或"窸窣窸窣"的声音。这是由于肌腱与韧带或骨发生撞击而发生的,也可能是肌腱在骨面上滑动发生的弹响。冈上肌肌腱炎中冈上肌在喙肩韧带及肩峰下穹隆内,肱二头肌长头肌腱炎中肱二头肌长头肌腱在结节间沟内有时会发生嵌顿卡压,一旦脱离卡压肌腱就会发出"喀啦喀啦"音。而"窸窣窸窣"的声音是由肌腱与骨或韧带摩擦引起的,钙化性肌腱炎、骨赘增生、肩峰下滑囊炎都会出现这种声音。

肩关节周围炎为什么会引起活动受限

肩关节周围炎引起活动受限最主要的原因是疼痛和粘连。肩关节周围炎的起因往往是较轻的损伤,损伤后局部创伤反应引起疼痛和软组织炎性充血浸出,疼痛反应导致肩关节不敢活动,而肩关节活动减少及软组织炎性反应导致关节囊或周围肌腱、韧带等软组织的粘连与挛缩,粘连与挛缩导致活动度的进一步减少,活动时疼痛更加明显,患者更加不敢活动,如此形成一种恶性循环,关节活动度越来越小,疼痛也越来越明显。

肩关节周围炎患者为什么会觉得疼痛传到手上

肩关节周围炎是肩关节周围软组织的慢性炎症,其疼痛应该局限于肩部,一般不会向上肢和手放射。但肩关节周围炎和颈椎病往往合并发生,而颈椎病的疼痛可向上肢和手放射,因此一些既有肩关节周围炎又有颈椎病的患者会出现疼痛放射到手上的感觉。

肩关节周围炎的疼痛什么时候容易发生

肩关节周围炎的疼痛通常为持续性的钝痛,在肩关节活动后加剧。肩关节周围炎患者常主诉夜晚疼痛明显,并常因疼痛影响睡眠或睡着后疼醒。一种解释是,夜晚环境影响小,白天由于工作或学习,患者的注意力分散,而夜晚患者的注意力集中在肩部的疼痛上,因而觉得夜晚的疼痛更为明显。另一种解释是,夜晚睡眠时,患者的姿势固定,肩关节囊或其他肩关节周围组织可能长时间受压或牵拉,因而产生疼痛。

肩部疼痛都是肩关节周围炎引起的吗

有人常常将肩关节疼痛、有活动障碍的都称为肩关节周围炎,于是吃药、针灸、理疗。他们中有许多确实是肩关节周围炎,但还有许多人却属误诊。肩关节疼痛可以是肩关节本身的疾病,如肩关节炎症,包括有细菌感染的炎症和无细菌感染的炎症。细菌感染又分为特异性感染和非特异性感染。特异性感染包括结核杆菌、伤寒杆菌等特异性细菌感染引起的炎症,而非特异性感染则指链球菌、葡萄球菌等感染引起的炎症。无菌性炎症就更多,有类风湿关节炎、骨关节炎、变态反应性关节炎、痛风性关节炎、强直性脊柱炎等。损伤是肩关节疼痛最常见的原因,损伤可以是由明确暴力作用引起的暴力损伤,暴力损伤可导致肩关节骨性损伤,即骨折,而更常见的是肩关节内外软组织损伤,如关节囊、韧带、肌腱、肌肉、关节盂唇、软骨损伤等。肩关节疼痛的原因还可以是肩关节肿瘤,肿瘤包括良性肿瘤、恶性肿瘤和转移性肿瘤。

有时肩关节疼痛并不一定是肩关节本身的原因,颈部的疾患如最常见的颈椎病就可以导致肩部疼痛。心脏疾病如心肌梗死、心绞痛有时也会向左肩部放射,而被误诊为肩关节周围炎。胆囊疾病如胆结石、胆囊炎疼痛向右肩部放射,也可能被误认为是肩关节周围炎。总之,能够引起肩部疼痛的疾病很多,对于肩部疼痛应该仔细诊断、明确病因、对症施治。

肩关节周围炎可有哪些 X 线表现

肩关节周围炎是软组织疾病,普通 X 线片一般无异常发现,对诊断多无直接帮助,但可排除骨与关节疾病。

病变日久,偶可观察到肩峰和大结节骨质疏松,囊性变。冈上肌腱钙化可见大结节处有密度增高的阴影、肩峰部骨硬化、边缘不规则等变化存在。肩肱关节造影可确定肩关节有无粘连,并作为肩袖有无损伤的诊断。

治疗肩关节周围炎常用哪些方法

一、中药治疗

1. 内服法。可服舒筋通络、养血祛风之药物。用防风10克,桂枝10克,鸡血藤12克,黄芪30克,当归12克,白芍15克,延胡索10克,每日1剂,水煎服。也可服用中成药如筋骨痛消丸、小活络丸、迈之灵片、虎力散胶囊等。

2. 外用法。外洗药物用伸筋草60克,透骨草60克,五加皮30克,鸡血藤30克,花椒30克,艾叶30克,红花15克,桑枝30克,丹参30克,乳香10克,没药10克,将上药煎沸25分钟后,置一大盆中熏洗患肩,每日2次。熏洗时应避风寒,不可着凉。中药熏洗对肩关节周围炎的治疗有很好的疗效,洗后患者应趁热打铁,赶快活动锻炼肩关节,因为此时是功能恢复的最佳时期,要有耐心、有毅力,克服困难,不怕疼痛,做肩关节的前、后、内、外各方向活动,千万不能只熏洗不锻炼。

二、西药治疗

西药治疗一般多采用非甾体类药物为多,亦可配合其他的消炎镇痛类药物。

1. 非甾体抗炎药。可在中药治疗基础上作为辅助治疗,在关节剧痛情况下,可小量应用以缓解疼痛,缓解后即停用。

(1)阿司匹林。3～6克/日,分3～4次口服;或水杨酸钠,6～8克/日,分3～4次口服。水杨酸盐类具有止痛、退热、消炎、抗过敏的作用,无心脏炎者首选此药。该药服后可有胃肠道刺激症状或胃出血,应注意观察。

(2)消炎痛。具有抗炎、退热、镇静作用,口服25毫克/次,2～3次/日,饭后服用,以减少对消化道的刺激症状。溃疡病患者禁用或慎用。

(3)炎痛喜康(吡罗昔康)。具有消炎、镇静作用,口服20毫克/次,1次/日,饭后服。本药用量小,用次少,不良反应较阿司匹林、消炎痛为轻,故为常用药。但仍可引起溃疡病出血,故溃疡病患者、哺乳妇女、儿童禁用。

2. 肾上腺皮质激素。此类药物能抑制变态反应,控制炎症发展,减少炎症渗出,但一般尽量不用。常用药如强的松(泼尼松),10～20毫克/日,分2～3次服;或地塞米松,1.5毫克/日,分2次服用。

三、自我和家人按摩治疗

1. 自我指压法。

(1) 按压肩髃穴。在1分钟内,用健侧食指和中指按顺时针方向按压患侧肩髃穴40圈,再按逆时针方向按压40圈。

(2) 按压曲池穴。在1分钟内,用健侧拇指按顺时针方向按压患侧曲池穴40圈,再按逆时针方向按压40圈。

(3) 按压手三里穴。在1分钟内,用健侧拇指按顺时针方向按压患侧手三里穴40圈,再按逆时针方向按压40圈。

(4) 按压养老穴。在1分钟内,用健侧拇指按顺时针方向按压患侧养老穴40圈,再按逆时针方向按压40圈。

(5) 按压合谷穴。在1分钟内,用健侧拇指按顺时针方向按压患侧合谷穴40圈,再按逆时针方向按压40圈。

2. 家人按摩法。以右侧为例。

患者端坐或侧卧,术者先运用滚、揉、拿捏法作用于肩前、肩后和肩外侧,用右手弹拨三角肌、肱二头肌短头喙突附着点和肱二头肌长头肌腱,再拨动痛点附近的冈上肌、胸肌以充分放松肌肉;然后术者左手扶住患侧肩部,右手握患手,做牵拉、抖动和旋转活动(图3①②);最后帮助患肢做外展、内收、前屈、后伸等动作(图3③④⑤),解除肌腱粘连,促进功能活动恢复。手法治疗时,会引起不同程度的疼痛,要注意用力适度,以患者能忍受为度,隔日治疗1次,10次为1个疗程。

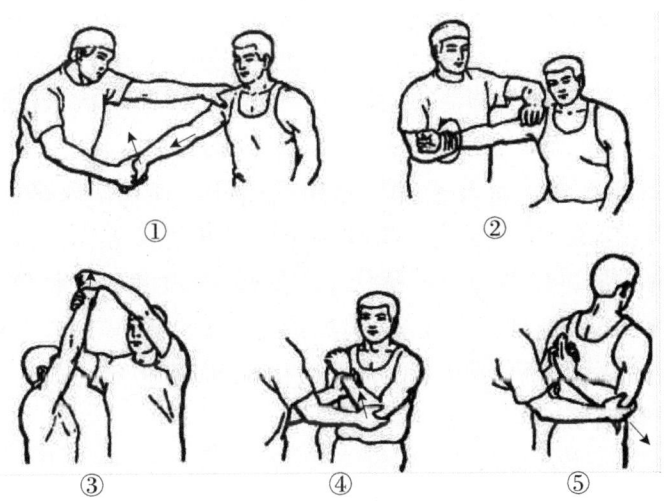

图3 肩关节周围炎家人按摩法

四、小针刀治疗

找出痛点及肌痉挛点并做出标记,严密消毒并局部麻醉后,针锋平行肌束方向刺入,先纵行疏剥,再横行分离。术毕以创可贴封闭针孔。

五、水针治疗

水针治疗是通过对筋伤的部位及邻近腧穴直接注射药液进行治疗的一种方法,可达到抑制炎症渗出、改善局部营养状况、消肿止痛等作用,同时又起到针刺穴位的作用。肩周炎水针治疗可用1%利多卡因2～10毫升加醋酸强的松龙12.5毫克或醋酸曲安奈德注射液12.5毫克注射于喙突、肩峰、结节间沟、肩胛骨外上角、内上角及疼痛点,每周1次,3次为1个疗程。治疗后应积极配合肩部的功能锻炼,以促进恢复。

六、物理治疗

可采用超短波、磁疗、蜡疗、光疗、热疗等,以减轻疼痛,促进恢复。对老年患者,不可长期电疗,以防软组织弹性更加减低,反而有碍恢复。

治疗肩关节周围炎有哪些药膳

1. 蛇肉汤。乌蛇肉、胡椒、生姜、食盐各适量,炖汤,肉汤同食,每日2次。具有补虚、祛风、散寒之效。适用于肩关节周围炎晚期而体虚、风湿阻络者。

2. 桑枝鸡汤。老桑枝60克,老母鸡1只,盐少许。将桑枝切成小段,与鸡共煮至烂熟汤浓即成,加盐调味,饮汤吃肉。具有祛风湿、通经络、补气血之效。适用于肩关节周围炎慢性期而体虚、风湿阻络者。

3. 川乌粥。生川乌头约5克,粳米50克,姜汁约10滴,蜂蜜适量。把川乌头捣碎,研为极细粉末。先煮粳米,粥快成时加入川乌末,改用小火慢煎,待熟后加入姜汁及蜂蜜,搅匀,稍煮即可。具有祛散寒湿、通利关节、温经止痛之效。适用于肩关节周围炎风湿寒侵袭所致者。

4. 白芍桃仁粥。白芍20克,桃仁15克,粳米60克。先将白芍水煎取液,约500毫升;再把桃仁去皮尖,捣烂如泥,加水研汁,去渣。用二味汁液同粳米煮为稀粥即可食用。具有养血化瘀、通络止痛之效。适用于肩关节周围炎晚期瘀血阻络者。

羽毛球运动能预防肩关节周围炎吗

羽毛球运动——肩关节周围炎的"克星"。也许你无法想象，一个小小的羽毛球，如果坚持打，不仅可能赋予你健美的身姿、健康的体魄，而且还可能预防及治疗肩关节周围炎，给你带来轻松和活力。

多种运动都能预防及治疗肩关节周围炎，使肩关节每天都达到最适宜的运动范围。但是，羽毛球锻炼因其运动的独特性，能最有效地防治肩关节周围炎。因为打羽毛球无论使用左手或右手，在挥拍击球、发球、扣球、接球时，都在最大限度地运动肩关节，当然也包括肘、腕及手关节。打羽毛球的各种运动姿势中，有一个使用得最频繁的动作，即高抬胳膊用力扣杀，此时肩关节充分处于前屈、外展、外旋状态，最能发挥肩关节的功能，也最有利于治疗肩关节因活动不足而导致的功能障碍。

虽然打羽毛球只能用一只手（左手或右手），但人体是一个整体，在打羽毛球的过程中，固然是用一只手接球、发球、击球和扣球，但对应的那只手也必须顺应打球的需要，做相应的辅助、平衡、对称等活动，其活动范围也很大，同样可以起到防治肩关节周围炎的作用。

这里要强调的是，打羽毛球主要起到预防肩关节周围炎的作用。如果您已经患了程度不同的肩关节周围炎，已经有了痛感及功能障碍，必须经过临床对症治疗，待疼痛缓解，功能障碍有所减轻，可以适当进行康复锻炼时，才可以进行羽毛球练习。而且，开始只能做些发球、接球的轻微性活动，能够在外旋、外展、前屈、内旋、内收、后伸等几个方向的运动上达到一定的幅度，才可能练习抬手扣球的动作。当然，正是这个动作，最能有效地"拉开"肩关节，使肩关节功能进一步改善。治疗肩关节周围炎的疗程至少要数月，而且，即使完全康复后，打羽毛球的运动锻炼仍需长期坚持下去，以保持肩关节处于良好的功能活跃的状态。

中老年人群怎样预防肩关节周围炎

肩关节周围炎多发生于40岁以上的中老年人。肩关节疼痛和活动功能受限等严重影响工作和日常生活，危害着中老年人的身心健康。有关资料表明，肩关节周围炎在我国城市的发病率为8%，因而对这一疾患进行积极有效的预防有着十分重要的意义。

基于对肩关节周围炎病因、病理的认识,以及中医学对骨关节痹证的病因病机观点,我们从中医学的未病先防、既病防变、病后防复三个原则介绍肩关节周围炎的预防问题。

一、未病先防

肩关节周围炎的发生,与劳损、外伤及骨关节退行性变均有一定的关系。因工作关系,如教师、打字员及部分工人等在长期工作中多易引起积累性损伤,进入中老年后诱发肩关节周围炎是较常见的。对这部分人群,应注意劳动作业保护,通过相应的保健操如五禽戏、练功十八法等练习,消除肩部软组织的疲劳,改善局部血液循环。

急性肩臂部损伤也是致发肩关节周围炎的重要诱因之一,对急性的局部软组织扭挫伤,应及时恰当彻底地进行治疗,杜绝诱因,预防发病;对肩关节脱位及肩臂部的骨折等手法整复不宜粗暴,应尽量采用无创治疗。对手术治疗者,应注意手术过程中的操作,避免因渗血、粘连而诱发肩关节周围炎;对因损伤而需制动固定者,应注意制动固定时间不宜过长,解除制动固定后应及时进行功能锻炼。应使心情舒畅,减少日常生活中产生意外损伤的可能。

此外,相应注意饮食、起居、房事等,对预防肩关节周围炎的发生也有积极意义。如饮食上的偏嗜酸咸等,过度的饮酒、吸烟,都对骨关节有不良的影响,过度的房事使肾精亏虚,致不能主骨。在这些方面注意节制,也是预防肩关节周围炎的措施之一。

起居应注意避风寒,不可久居寒湿之地,气候骤冷时应注意肩部的保暖。睡眠中注意就卧姿势,多以仰卧为宜,并且避免在睡眠过程中将肩部暴露在外。

中老年人关节的退行性改变属自然现象,但适宜的调护则有助于延迟退变年龄或避免出现病变。中国传统的养生学在这方面颇有建树,如气功、导引、自我按摩以及药膳等。常见的一些体育运动如慢跑、打太极拳等均有助于预防肩关节周围炎的发生。适当服用核桃、黑芝麻、木瓜、当归等可积极调理气血,舒筋通络,对肩关节周围炎之类骨关节疾患的预防也相当有效。

总之,只要时常注意,积极预防,肩关节周围炎的发生是可以避免的。

二、既病防变

当肩关节周围炎发生后,在接受临床医学或康复医学治疗的同时,预防也是至关重要的问题。积极有效的预防手段可阻碍肩关节周围炎患者病情加剧,又可使其避免出现其他并发症。

首先是心理防变,也就是要树立良好的精神状态,坚定战胜疾患的信心,积极配合治疗,遵循医嘱。保持心情舒畅,乐观,戒躁戒怒,消除紧张心理,解除精神负担,都是预防疾病进一步发展的有效方法,这些与心理康复是相一致的。

肩关节周围炎患者多接受按摩、体疗等治疗手段,注意营养是必要的;同时中医学的观点要求患者在治疗期间应忌食生冷、油腻等,饮食以清淡为宜。在起居方面尤宜注意四时保暖,忌汗出当风,忌睡眠侧压等。治疗期间最好能避免房事,但能相应地予以节制也是预防病情发展、发生并发症的有益措施。

在接受治疗过程中,应注意与医生配合以发现潜在性病变,预防并发症的发生。在进行气功、导引及体育锻炼时,运动量务必适宜,与自身体能相当,避免超出生理范围,引发其他病变。

三、病后防复

肩关节周围炎的预后是良好的。通过恰当积极的治疗,一般能在数月内得以康复,少数患者病期虽达一两年,但最终也能恢复正常。然而,实际上,经治愈数年后复发者在临床上也并非少见。这表明病愈后的预防更为重要,具体方法可参考未病先防的有关措施,最主要的是通过功能练习、中医药等手段,巩固疗效,防止复发。

病愈后进行的功能练习,应持之以恒,坚持不懈,无论是体操还是气功、导引,均应突出患过病的肩关节,且不忽略未发病肩关节的功能练习,动作终点要尽量达到最大的生理范围。

中医药在病愈后的防复发效果方面是相当引人注目的。《素问·上古天真论》说:"七八肝气衰,筋不能动,天癸竭,精少,肾脏衰,形体皆极。"说明50岁以上的中老年人肝肾亏虚,是肩关节周围炎的诱发因素之一。肩关节周围炎的发病,使肝肾亏虚更明显,从中医角度对其进行中药调护预防,对防止肩关节周围炎的复发有着相当积极的作用。较为常见的是少量饮服虎骨酒、十全大补酒等药酒以及补益肝肾的中药、药膳等。

综上所述,预防对于避免肩关节周围炎的发生、发展、复发等是相当重要的。目前,对于肩关节周围炎的预防,尚不为人们所重视。然而,随着人类对身心健康的追求水平不断提高,有关肩关节周围炎的预防问题势必将更详尽而系统。

如何做肩部保健操

当你从事文秘、会计、打字、刺绣、机械修理等长期低头的工作时,请工作50分钟后停一下手中的工作,做一下肩部的保健操,对于你的健康,预防职业病将大有裨益。

1. 揉肩。直立,全身放松,以右手置于左肩部,轻揉20～30次。然后将左手置于右肩,轻揉20～30次。揉肩可以使肩部气血疏畅,起到行气血、通经络的作用。如按揉后,肩部感觉微微发热,则效果更好。

2. 画圈。两肩放松,屈肘,两手分别置于同侧两肩,两臂以肩为轴心而画圈。先画小圈,再逐渐增大,每次画圈20个,顺时针方向做10个,逆时针方向做20个。每日可做1～2遍。

3. 前后摆臂。正立,双臂自然下垂,调匀呼吸。当吸气时,两臂逐渐向前平伸、上举,手要尽量举高,达到可能达到的最高处;接着呼气,同时两臂放下,并向身后摆动,后摆时,手臂尽量后伸,并连续摆动10～15次。然后恢复原来的姿势,稍停片刻,再继续操作,可做1～3遍。

4. 定步转手。两脚开立,与肩同宽,两臂下垂,呼吸调匀。先两腿屈膝,左手自左股部经小腹、胸前,向上向左画圈,腰也随之左转,身体重心渐渐移至左脚。然后右手自右股部经小腹、胸前向右画圆,腰也随之右转,身体重心渐渐移至右脚。如此反复做20～30次。注意双手画圈时,动作尽量大一些,以腰为轴,左右转动。

如何进行肩关节周围炎的心理护理

本病好发于50岁左右的人,该年龄组的人多因生活或工作负担重而易产生急躁或忧虑情绪,尤其是女性患者,此时正处于更年期,易导致情绪低落。故医者应经常与其接触交谈,细心观察,认真分析患者存在的心理问题,有针对性地进行心理护理。

可以介绍治疗成功的病例,让患者互相交流本病的发生、发展及康复的过程,减少其顾虑及担忧,以增强战胜疾病的信心,从而积极配合治疗并自觉进行功能锻炼。

肩关节周围炎患者如何预防调护及锻炼

1. 日常工作、生活中,避免肩部受伤,避免肩关节长时间固定姿势工作,如写字、画画、打牌等。

2. 颈椎病常常可引起肩关节周围炎,平时应注意保护颈椎,使用高度适宜的枕头,不要长时间低头,坐车时勿睡觉。

3. 注意肩部保暖,慎避风寒,寒冷时节尤应注意。

4. 治疗过程中,当患者感觉疼痛时,应尽量劝其忍耐配合,术者操作时应避免强力粗暴手法,要循序渐进,逐渐增加治疗次数,减少每一次的强度刺激的手法,对年老体虚者更应如此。

5. 治疗期间,患者必须配合肩关节的功能锻炼,常用的方法如下:

(1)爬墙法。患者面对墙壁站立,两手上举,然后交替向上做爬墙动作(图4)。

(2)双手抱头法。双手交叉,抱住头后枕部,两肘尖交替做内收、外展运动(图5)。

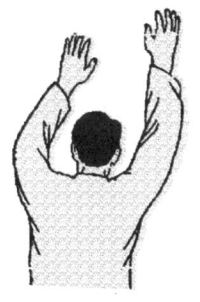 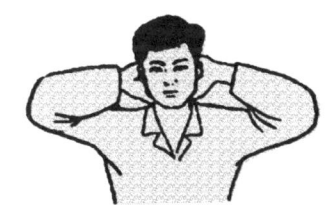

图4 爬墙法锻炼　　图5 双手抱头法锻炼

(3)站立位锻炼法。直立位,两上肢自然下垂,先做前后摆手的甩手动作,次数随意而定。然后再做两上肢的外展(侧平举)及内收动作。

(4)后背牵拉法。两手背后背,健手握住患手,然后试着往上拉,牵拉幅度由小开始,以后逐渐加大,应以患者能够耐受的最大疼痛限度为止。

(5)梳头法。由前向后梳头,依照健侧头侧面、头顶、患侧头侧面的顺序反复梳理数遍。目的在于增强患侧肩关节的活动度。故仅用患侧手做梳头动作亦可。

(6)背手下蹲法。患者站于一与下腰部等高的桌前,双手倒背于身后,十指交叉,掌心向下按于桌面上,背靠桌边缓缓下蹲,利用身体的重力使患肢后背。

颈 椎 病

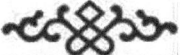

    王先生今年30多岁,在行政部门工作,事业正蒸蒸日上,但有个问题一直困扰着他,就是常常脖子疼痛,在办公室工作又必须经常伏案写文件,常常坚持不到半小时颈部的疼痛就使他不得不停下来休息一下,有时还有右手臂痛,吃了多种药也不见效,有时强迫自己尽力向后伸颈部可以缓解,长时间以来使他养成时不时仰头的习惯,同事们见他这样都说是颈椎病并且不易治愈,到某医院做X线检查后医生说他的颈椎生理曲度变直,诊断为颈椎病。王先生感到很疑惑,颈椎病不都是年纪大的人才得的吗?自己这么年轻,到底得的是不是颈椎病,又该怎么治疗呢?

什么是颈椎病

    王先生患的是颈椎病,他的担心代表了大多数颈椎病患者的疑虑,所以应当对颈椎病有正确的认识。

一、颈椎的结构

    颈椎位于人体的颈部,俗称"脖子",是脊柱的重要组成部分。外有肌肉、血管、神经和皮肤等包绕。由脖子后面摸到的一个个突起的就是颈椎的棘突,位于下方最粗大的隆起的那个,随着头部转动而转动,是第7颈椎棘突,是临床上的一个重要标志。由于它大而粗,常被患者认为是长了"骨刺"。

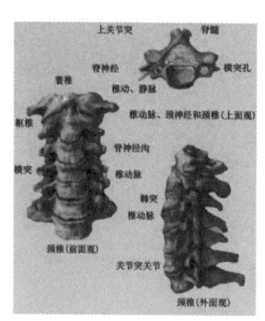
颈椎的结构及周围组织

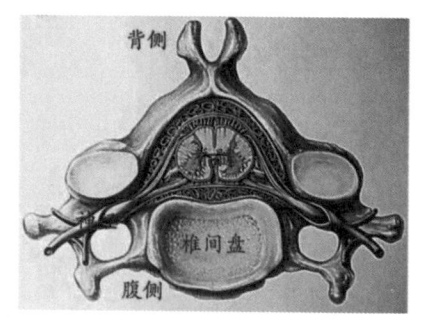
颈椎间盘

颈椎共由 7 个组成,除了颈$_1$、颈$_2$ 外其他颈椎之间都要夹有一个弹性垫,即椎间盘。加上颈$_7$、胸$_1$ 之间的椎间盘,颈椎共有 6 个椎间盘。每个颈椎都由椎体和椎弓两部分组成。椎体呈椭圆形的柱状体,与椎体相连的是椎弓,二者共同形成椎孔,所有的椎孔相连就构成了椎管,脊髓就容纳于其中。椎弓根的上下缘各有一个凹陷,医学上称为切迹。上下切迹相对形成了椎间孔,颈神经根亦从此发出。通常颈神经仅占椎间孔的一半,因而不会受到挤压。但在颈椎错位、骨折、骨刺、韧带肥厚等病变时,椎间孔就会变小或相对变小,神经根就会受到刺激或压迫,而出现颈部麻木、疼痛等症状。

在每个颈椎上有 7 个突起,伸向后下方的是棘突,多有分叉,且有时多不对称,不要误认为是错位的征象。伸向两侧的为横突,横突上有一横突孔,内有椎动脉通过。颈椎骨刺等病变时可因椎动脉的影响而减少大脑供血,临床上出现眩晕、恶心、猝倒等。在椎弓的两侧各有一上关节突和下关节突,相邻关节突组成关节突关节。该关节近水平位,上关节面向后上,下关节面向下,从而有利于颈椎屈伸活动。

人体端坐或站立时,从侧方看人的脖子似乎是直的,但包绕其内的颈椎并不是直的,而是在其中段有一向前突出的弧度。这一向前的弧形突起,医学上称为颈椎的生理曲度。在 X 线片上,沿此曲度的走行,在各个颈椎的生理后缘连续的一条光滑的弧形曲线,称为颈椎的生理曲线,正常值是(12±5)毫米,其测量方法是:从齿状突后上缘开始向下,将每个椎体后缘相连成为一条弧线;然后从齿状突后上缘至第 7 颈椎椎体后下缘作一条直线,上述弧线的最高点至这条直线的最大距离就是颈椎曲度大小的数值。颈椎曲度的形成是由于颈$_4$ 至颈$_5$ 椎间盘前厚后薄造成的,这是人体生理的需要,它可以增加颈椎的弹性,起到一定的缓冲振荡的作用,防止大脑受到损伤。同时,也是颈部脊髓、神经、血管等重要组织正常的解剖生理需要。每当外伤、退变、姿势不良时,不仅可以造成颈椎生理曲度的改变,而且可以因此引起相应的病理改变、临床症状及X线片改变等。

二、颈椎病的含义

颈椎病是中老年人常见病、多发病之一。它是由于颈部受风寒、外伤、老化及劳损(如反复落枕、枕头和睡眠姿势不当、工作时姿势不良或长时间单一姿势等)和代谢失常等因素所致的颈椎生理曲线改变和颈椎间盘、关节、韧带等组织的退行性变化,因而刺激和(或)压迫颈神经根、脊髓、椎动脉和颈部的交感神经等组织而出现的一种症状繁杂、影响广泛的综合症候群。所以,医学上也称为"颈椎综合征"或"颈部综合征"。

颈椎病是怎样发生的

30岁以上的人,当听说别人得了颈椎病并且自己颈部疼痛时,很容易怀疑自己也得了颈椎病,工作及生活中特别注意,但是颈椎病到底是怎样发生的,生活和工作中如何提前加以防范,多数人并不清楚。

颈椎病的根源大家公认的是颈椎间盘退行变性后,椎体间松动、椎体缘产生骨赘(骨刺或骨嵴)或椎间盘破裂脱出等压迫神经根、脊髓或椎动脉而引起各种症状。

颈椎病是一个连续的过程,但从病理角度看,可将其分为三个阶段。

一、椎间盘变性阶段

椎间盘的变性从20多岁即已开始。纤维环变性所造成的椎节不稳是髓核退变加速的主要原因。可见纤维变性、肿胀、断裂及裂隙形成,髓核脱水、弹性模量改变,内部可有裂纹形成,变性的髓核可随着软骨板向后方突出。若髓核穿过后纵韧带则称为髓核脱出。后突的髓核既可压迫脊髓,也可压迫或刺激神经根。

二、骨刺形成阶段

骨刺形成阶段也是上一阶段的延续。骨刺形成本身表明所在节段椎间盘退变引起椎节应力分布的变化,病程较久的骨刺坚如象牙。骨刺见于椎体的两侧钩突、小关节边缘及椎体后上缘,椎体后下缘及椎体前缘亦不少见,后期可有广泛的骨质增生,黄韧带、后纵韧带亦可同时增生。位于椎体后缘的骨赘主要刺激脊髓和硬膜。钩突、小关节突等侧方骨赘主要刺激根袖而出现根性症状。椎体前缘的骨刺十分巨大时,才有可能刺激食管。

由于颈$_5$、颈$_6$处于颈椎生理前曲的中央点,椎间盘所受应力较大,所以颈$_5$、颈$_6$椎间盘的骨赘最多见,其次为颈$_5$、颈$_6$及颈$_6$、颈$_7$。

三、损害阶段

前面已述及,单纯的退变不一定产生临床症状和体征,这也是颈椎病与颈椎退变之间的区别。只有当以上两个病理阶段的变化对周围组织产生影响而引起相应变化才具有临床意义。

脊柱对脊髓的压迫可来自前方和后方,也可两者皆有。前方压迫以椎间盘和骨赘为主。前正中压迫可直接侵犯脊髓前中央动脉或沟动脉。前中央旁或前侧方的压迫主要侵犯脊髓前角与前索,并出现一侧或两侧锥体束症状。侧方和后侧方的压迫来自黄韧带、小关节等,主要表现以感觉障碍为主的症状。

对脊神经根的压迫主要来源于钩椎关节及椎体侧后缘的骨赘。真正由于增生和压迫导致椎动脉狭窄很少见。

后方小关节的松动和变位,关节软骨的破坏和关节突增生,关节囊的松弛和肥厚,均可刺激位于关节周围的末梢神经纤维,产生颈部疼痛。颈椎椎间盘后壁也有神经末梢支配,纤维环及后纵韧带的松弛和变性均使末梢神经受刺激,产生颈部疼痛和不适。

颈椎长骨刺与颈椎病有什么关系

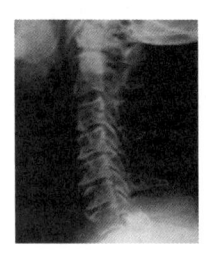

颈椎骨刺

不少人在X线片上见到颈椎部位增生的骨刺,认为就是颈椎病,其实不然。因为颈椎病是一种比较复杂的颈段脊柱的临床综合征,它不仅在X线片上有异常表现,更重要的是由于颈椎部位的病理变化,而引起神经系统或椎动脉等受到刺激或压迫而出现相应的临床症状。至于X线片上所见到的颈椎部位增生的骨刺,只是颈椎为适应应力的改变而产生的变化,它是一种退变的征象。

许多研究资料表明,在50岁以上的男性、60岁以上的女性中,90%的人可有不同程度的颈椎骨质增生,年满70岁者,几乎在X线片上都有骨性关节的改变,但多数人并不出现临床症状。因为颈椎部位增生的骨刺,是人们在长期的工作和生活中,由于既有颈椎受到慢性劳损或损伤而引起的改变和代偿的表现,也是颈椎为适应应力的变化而产生的一种防御性反应,它既是生理的,又可能转变为病理的,它可以使由于椎间盘变性而不稳定的颈段脊柱变得较为稳定,但也可能造成对周围神经、血管的压迫,出现相应的临床症状。可见颈椎骨刺可以是产生症状的原因之一,但它不是诊断颈椎病的主要依据。因为从临床观察来看,颈椎病的症状与骨刺的有无和大小不成正比,颈椎病可有骨质增生,但有骨质增生并不都有颈椎病的症状。可见颈椎长骨刺,并非都是颈椎病。

长骨刺就像我们的头发要变白,脸上要刻上岁月的年轮一样。骨刺只要不压迫脊髓或神经,就不会产生临床症状。所以颈椎骨刺并不是一种什么可怕的现象,即便发现有骨刺形成,也不等于就可以诊断为颈椎病,这需要通过专科医生的详细检查才能做出诊断。

颈椎病有哪些类型? 其临床表现如何

一、颈型颈椎病

临床表现为:①以青壮年居多。颈椎椎管狭窄者可在睡觉前后发病,个别患者有颈部外伤,几乎所有患者都有长期低头作业的情况。②颈部、肩部及枕部疼痛,头颈部活动因疼痛而受限制。因常在早晨起床时发病,故被称为落枕。③颈部肌肉紧张,有压痛点,头颅活动受限。

X线片显示颈椎曲度改变,动力摄片上可显示椎间关节不稳与松动。由于肌痉挛头偏歪,侧位X线片出现椎体后缘一部分重影,小关节也呈一部分重影,称双边双突征象。

二、神经根型颈椎病

临床表现为:具有典型的根性症状,其范围与受累椎节相一致。颈肩部、颈后部酸痛,并沿神经根分布区向下放射到前臂和手指,轻者为持续性酸痛、胀痛,重者可如刀割样、针刺样疼痛;有时皮肤有过敏,抚摸有触电感;神经根支配区域有麻木及明显感觉减退。脊神经根牵拉试验多为阳性,痛点封闭疗法对上肢放射痛无显效。

X线片显示钩椎关节增生。侧位片上生理前弧消失或变直,椎间隙变窄,有骨刺形成。

三、脊髓型颈椎病

临床表现为:①自觉颈部无不适,但手动作笨拙,细小动作失灵,协调性差。胸部可有束带感。②步态不稳,易跌倒,不能跨越障碍物。上下肢肌腱反射亢进,张力升高,早期感觉障碍较轻,重症时可出现不规则痛觉减退。感觉丧失或减退区呈片状或条状。

X线片显示病变椎间盘狭窄,椎体后缘骨质增生。

四、椎动脉型颈椎病

临床表现为:①头颈部活动和姿势改变诱发或加重眩晕是本病的一个重要特点。有的在眩晕剧烈或颈部活动时发生,可突然四肢麻木、软弱无力而跌倒,但神志清楚,多能自己起来。②头痛多呈发作性出现,持续数分钟或数小时、数日。疼痛呈持续性,往往在晨起、头部活动、乘车颠簸时出现或加重。头痛多位于枕部、枕顶部或颞部,多呈跳痛、灼痛或胀痛,可向耳后、面部、牙部、枕顶部,甚至眼眶区和鼻根部放射。发作时可有恶心、呕吐、出汗、流涎、心慌、憋气以及血压改变等自主神经功能紊乱的症状。③眼部症状有视雾、眼前闪光、暗点、一过性黑矇、暂时性视野缺损、视力减退、复视、幻视以及失明等。④感觉障碍可有面部、口周、舌体、四肢或半身麻木,有的伴有针刺感、蚁行感,有的可有深感觉障碍。

X线片显示椎节不稳及钩椎关节增生。

大量的临床观察证实,颈型颈椎病实际上是颈椎病的最初阶段,也是治疗的最有利时机。

颈椎病有哪些特殊检查法

常用于颈部的检查方法有分离试验、颈椎间孔挤压试验和臂丛神经牵拉试验。

1. 分离试验。检查者一手托住患者颌下部,另一手托住枕部,然后逐渐向上牵引头部,如患者感到颈部和上肢的疼痛减轻,即为阳性。该试验可以拉开狭窄的椎间孔,减少颈椎小关节周围关节囊的压力,缓解肌肉痉挛,减少对神经根的挤压和刺激,从而减轻疼痛。

2. 颈椎间孔挤压试验。患者坐位,检查者双手手指互相嵌夹相扣,以手掌面压于患者头顶部,同时向患侧或健侧屈曲颈椎,也可以前屈后伸,若出现颈部或上肢放射痛加重,即为阳性。多见于神经根型颈椎病或颈椎间盘突出症。该试验是使椎间孔变窄,从而加重对颈神经根的刺激,故出现疼痛或放射痛(图6)。

3. 臂丛神经牵拉试验。患者坐位,头微曲,检查者立于患者被检查侧,一手推头部向对侧,同时另一手握该侧腕部做相对牵引,此时臂丛神经受牵拉,若患肢出现放射痛、麻木,则为阳性。多见于神经根型颈椎病患者(图7)。

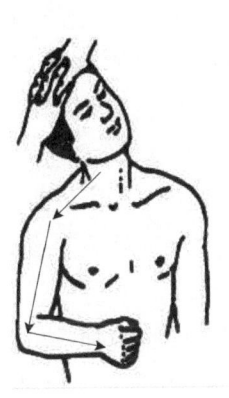

图6　椎间孔挤压试验

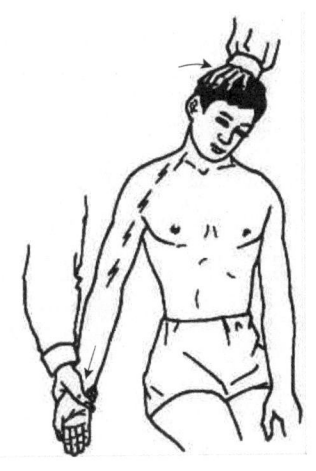

图7　臂丛神经牵拉试验

得了颈椎病怎么办

颈椎病是一种慢性退行性疾病,一般来说它的形成要经过一个漫长的病理发展过程,其治疗过程也常常较长。当然也有不少患者能在较短的时间内得到治愈,这与其不同的病情相关,治疗措施也有很大影响。不过所有的颈椎病患者都应注意以下几点:

1. 首先要正确对待疾病,树立战胜病魔的信心。因为颈椎病并不是不治之症,它与人体的年龄增长及机体的老化有关,只要坚持正确的治疗方法,听从医生的建议,大多数都能治好,而且不会留下后遗症。

2. 如果你对于自己所患的疾病了解不多或者对医生的嘱咐不太清楚,你可以向医生多提几个问题,以取得医生更多的建议,使自己心中有数,积极主动地配合治疗,这样疗效可能会更好。

3. 颈椎病大多进展缓慢,有时恢复也慢,容易使人产生麻痹的思想或失去信心。也有的人工作较重或工作又忙,因而忽视了治疗。所有这些都不利于疾病的康复。有的人病情虽然轻,但它是在不断的进展中,如不予治疗或治疗不当,就会使病情加重。我们说防胜于治,早治优于晚治,就是这个意思。对其他一些病,即使治疗效果不甚理想,也不能丧失信心而放弃治疗。因为放弃治疗就意味着任其病变自由发展。

4. 治疗颈椎病的方法很多,某一种方法对于这个患者效果很好,而对于另一个患者则可能完全无效,这种情况是常有的。那么,如何选择对自己来说最有效的方法呢?首先要听从医生的安排,并及时地把治疗的反应向医生说明白。一般来说,医生会根据病情选择适当的方法或必要时及时更换别的治疗方法。但对于患者来说,不要因为几次治疗无效或效果不佳,就随意改变治法或药物。曾经有一位患者在1周内用了10余种治疗方法,没有发现任何一种方法有效,医生建议他选用其中的一种,结果1周后就获得了明显的效果。但这不是说只用一种方法好,而是不要随意更改或放弃某种方法。并且往往2～3种方法结合效果会更好。

5. 患颈椎病后,无疑会给人不同程度地增加某些痛苦,并给生活、工作、学习带来不便,特别是患病时间较长者,更易产生急躁情绪或心情不愉快。临床实践证明,情绪对疾病的产生、发展有着重要的影响,我们也发现,不少患者在情绪不好时,症状会较平时重,而情绪好时,症状轻。由此可见,宽广的胸怀,乐观的情绪,是极为必要的。

怎样进行颈椎牵引来防治颈椎病

牵引是用来防治颈椎病的常用方法,可以在家中进行,简单易行。具体的方法如下:

牵引方法常用的有坐位牵引和卧位牵引两种,均用吊带即枕颌布带套在患者的枕部及下颌部进行牵引。重量可从3～4千克开始,逐渐增加重量,以至出现最佳效果为止。但最多不要超过12千克。时间为每日牵引1～3次,每次30分钟,10次为1个疗程。如连续牵引2～3周仍无明显效果,可放弃牵引而改用其他办法治疗。

坐位牵引也称垂直牵引,患者端坐于牵引架下,双手放于膝盖上,将枕颌布带系好后,挂在较头部稍宽的铁弓两端,弓中间与牵引绳的一端连接,通过两个滑轮后另一端接上所需要的重量(图8)。

卧位牵引也称水平牵引,患者平卧于床上,同时抬高床头20～30厘米,以防止患者沿牵引方向移动。床面与牵引线的夹角以35°左右为宜。患者颈部垫枕,系好枕颌带并与牵引绳一端连接好,通过床头牵引架上的滑轮后,牵引绳的另一端接上所需要的牵引重量(图9)。

颈椎牵引禁忌从一开始就用大重量牵引,防止意外的发生。

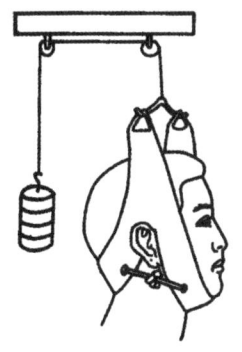   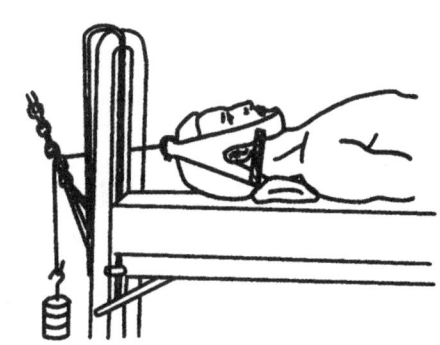

图8　颈椎病坐位牵引　　　图9　颈椎病卧位牵引

颈椎病患者如何选择睡枕

1. 枕头高低的选择。枕头是梦乡的伴侣,俗话说:"高枕无忧",其实并非如此。枕头不适不但可以影响睡眠,而且与颈椎病的发生关系密切。正常状态下,颈椎的生理前凸是维持椎管内外平衡的基本条件。如果让头颈部过度后仰(枕头过低),致使前凸曲度加大,就会使椎体前方的肌肉与前纵韧带易因张力过大,从而出现疲劳,甚至可引起慢性劳损。与此同时,椎管后方的黄韧带可向前突入椎管,以致椎管后方的压力增加。这种过伸状态,由于椎管被拉长而容积变小,脊髓及神经根反而变短,使椎管处于饱和状态,增生的骨刺或脱出的髓核可直接压迫脊髓与两侧的神经根而出现不适症状。与此相反,如果让头颈部过度前屈(枕头过高),则出现相反的结果,即颈椎后方的肌群与韧带易引起劳损,此时椎管内硬膜囊后壁被拉紧,并向前方移位而对颈髓形成压力。在一般情况下可能并无症状,但如果椎体后缘有明显的骨刺形成,特别是伴有椎管发育性狭窄者,此骨刺就很容易压迫脊髓,或压迫脊髓前中央动脉而出现症状。发育性颈椎椎管狭窄伴有椎体后缘骨刺形成者,表明椎管内容积无论是在前方或后方均达饱和状态。

基于以上原理,不仅颈椎病患者的枕头不宜过高或过低,即使健康人,亦应注意保持颈椎前凸的生理体位,以防引起或加速颈椎的退变。

究竟枕头多高才合适呢?一般说来,可用自己的拳头作标准,大约枕高一拳到一拳半,合乎人的生理要求,可使颈部肌肉放松。

2. 枕芯充填物的选择。从理论上讲,质地柔软的鸭绒枕当然较好,但它一是价格高昂,二在气温较高的南方或夏季因太热而并非最为理想。理想的枕芯充填物应根据当地物产情况而选用。

(1) 荞麦皮。其优点是价廉,透气性佳,在北方易获得,可随个人需要调整枕头的高低。

(2) 蒲绒。质地柔软,透气较好,尤以新绒为佳,并可随意调节高低,但用久后易结成块状,故需经常曝晒使其松软。

(3) 木棉。与蒲绒相似,但价格略高。

(4) 绿豆壳。最适用于夏天,不仅通气性能良好,具有清凉解暑的作用,如加上适量的茶叶(价格较廉的一种或饮用过的茶叶晒干均可)或薄荷叶则效果更佳。

(5) 稻壳。虽具有类似荞麦皮的优点,且南方、北方均易获得,但其硬度较大,尤其稻壳的两端较锐,分量较重,常使患者感到不适。

此外还可选择鸡毛、鸭毛等作为枕芯充填物,竹、藤编制成的枕头也有一定优点。海绵和塑料气垫虽质地柔软,但其透气性差,不宜选用,尤其是颈椎病患者,切勿使用。

3. 枕头的形状。以中间低、两端高之元宝形为佳。长度超过自己的肩宽10~20厘米,高度以压缩后略高于自己的拳高10~15厘米为宜。此种形态的优点:可利用中间凹陷部来维持颈椎的生理曲度;对头颈部可起到相对的制动与固定作用,以减少在睡眠中头颈部的异常活动。对不习惯元宝形枕者,可用平枕,但不易采用中间高、两头低之山丘形,因颈骨向两端活动而不易保持头颈部体位。

据上所述,一个理想的枕头应该是:质地柔软,透气性好,符合颈椎生理曲度要求的元宝形者。

什么样的睡眠姿势合理

有了理想的睡枕,还应注意正确的睡姿。睡眠时,枕头的位置要放在脖子的后方,用以衬托颈曲,不要放于后枕部,以免抬高头部,使颈部肌肉疲劳,颈曲变直或反张。

对以运动障碍为主,怀疑椎管前方有髓核脱出或突出,或在X线片上证实椎体后缘有骨刺形成,可能构成对脊髓前方直接压迫者,枕头可稍低,以缓解椎前方骨刺对脊髓的压迫。但也不可使头颈部过度仰伸,以防因椎管容积降低而加重症状。

对以四肢麻痛等感觉障碍症状为主,怀疑有椎管后方黄韧带肥厚、内陷,对脊髓后方形成压迫者,则枕头可稍高,既可防止黄韧带的内陷,又可增加椎管有效空间容积而改善症状。

人生大约有1/3的时间是在睡眠中度过的,在这漫长的岁月里,睡眠姿势合理与否,将会对人体造成巨大的影响。因为每个人从小形成的睡眠习惯不同,故有不同的睡眠姿势。俯卧位往往使头颈处于一侧极度扭转的体位,这样容易引起颈部肌肉、韧带、关节等的劳损和退行性改变,而导致颈部疾病的发生,且压迫心肺影响呼吸,加重心肺负担,故不适宜。左侧卧位也有加重心脏负担的倾向,也不理想。什么样的睡姿合理呢?凡是不影响或加重心脏负担,不引起形体特别是头颈部和脊柱的变形,能使全身的肌肉充分放松,有利于休息的睡眠姿势,都是合理的。一般来说以仰卧位或右侧卧位的睡姿为好,这样四肢自然伸直或微屈,全身肌肉较易放松,比较符合上述要求。

颈椎病怎样用药物治疗

用于治疗颈椎病的药物很多,既可内服,亦可外用,可以根据每个人的病情及体质酌情选用。

一、中药内服

1. 葛根汤。葛根7克,麻黄5克,桂枝、芍药、甘草各4克,大枣3枚,生姜5克。主治颈项、肩、背部的疼痛,特别是肌肉痛和僵硬。

2. 桂枝加术附汤。桂枝、芍药、生姜各7克,甘草3克,白术5克,附子3克,大枣3枚。主要用于锐痛。例如颈、肩、腕痛,肩周炎、风湿痛、腰痛等。

3. 加减葛根桂枝汤。白芍30克,葛根15克,木瓜15克,鸡血藤12克,桑枝9克,桂枝8克,炙甘草6克。每日1剂,水煎服。血瘀明显者加当归、川芎、桃仁;头痛眩晕者加枸杞子、石菖蒲、蔓荆子;伴高血压者加钩藤、山楂、豨莶草;手臂麻木较重者用鸡血藤、桑枝、川芎;腹泻、便溏者加炒白术、茯苓、防风。本方养血柔肝,舒筋活络。主治颈椎病。

4. 颈病清晕饮。天麻、钩藤(后下)、蔓荆子、生白芍、何首乌、丹参、白菊花(后下)、青葙子、生龙骨(先煎)、延胡索、姜黄、杜仲、桑寄生各12克,当归9克,川芎9克,生牡蛎15克(先煎),石决明20克(先煎)。水煎服。一剂药煎3次,第一次煎时先将生龙骨、生牡蛎、石决明先煎煮沸15分钟,再纳入天麻、蔓荆子、川芎、当归、生白芍、何首乌、丹参、青葙子、延胡索、姜黄、杜仲、桑寄生,煮沸10分钟,再加入钩藤、白菊花,继煎3~5分钟,即可取药液服用,二煎、三煎将上药煮沸10~15分钟即可,日服3次。呕吐加竹茹12克、法半夏12克;烦躁不安加琥珀1.5克,研末冲服;小便黄赤加车前子12克、茯苓12克。本方活血、潜阳、镇逆。主治椎动脉型颈椎病。

二、中药外敷

1. 骨刺膏。青风藤、海风藤、羌活、独活、藤黄、木瓜、麻黄、当归、川芎、生川乌、生草乌、地龙、䗪虫、补骨脂、杜仲、牛膝各等份,研为极细末,以凡士林或蜂蜜调和,贮瓶备用。用时摊于纱布上,敷于疼痛最明显处,7天更换1次,一般需4~10次。

2. 乌蛇皂刺散。乌蛇、细辛各10克,白花蛇1条,皂角刺、豨莶草、透骨草、穿山甲、生乳香、生没药、杜仲、威灵仙、仙灵脾各15克,五灵脂20克,生川乌、生草乌各9克。上药共为细末,置瓷碗内,用陈醋或米醋调成糊状,以杏核大小药置胶布中央,贴于增生部位及相应穴位上,隔日1次,10次为1个疗程。

3. 蛇麝散。白花蛇10克,麝香1.5克,肉桂、乳香、没药、川乌、草乌、花椒、白芥子各5克,冰片少许。先将白花蛇焙黄,乳香、没药去油后再同上药共研为细末,装瓶密封备用。使用时可取胶布一块,约3厘米×4厘米大小,在胶布上撒药粉少许,贴于颈部压痛最明显处及大椎、肩井、肩髎等穴。1周换药2次,4周为1个疗程。

三、中药搽擦

取仙灵脾50克、威灵仙50克、米醋750克,共煎数沸,离火浸渍备用。用时取大生姜一块,切成两段,以切开一端蘸药液自上面擦颈椎及颈椎两旁1寸许。颈部要保持药液的湿润,搽至皮肤发红为度,疼痛部位也可擦,每日1次,直至病愈。本擦液能消肿行血,通经活络,软化骨刺,对颈椎病病程长、病情严重者疗效较好。

也可选用正红花油、麝香风湿油、活血酒、舒筋药水、骨友灵擦剂等涂擦于颈部。

四、中药热熨

1. 坎离砂热熨。取麻黄、当归尾、附子、透骨草、红花、干姜、桂枝、牛膝、白芷、荆芥、防风、木瓜、生艾绒、羌活、独活各等份,醋适量,用醋水各半,将药煎成浓汁,再将铁砂加热后搅拌即成,使用时加醋少许拌匀,置布袋中数分钟,自然发热,热熨颈部。每日1～2次,连续应用至病愈为止。

2. 取花椒、桂枝、生川乌、徐长卿、鸟不落、防己、羌活、石菖蒲、当归尾各90克,红花、三七、乳香、没药各45克,苏木、鸡血藤各18克,将以上药物于50%酒精20千克中浸泡10～14天后,去渣备用。将浸泡好的药液浸湿多层纱布,放于患处,再用电吹风加热,旋转移动,使热度均匀,防止烫伤,每次15～20分钟,10次为1个疗程。

五、中药红外线照射

[药物]羌活30克,红花20克,威灵仙30克,白芍30克,荆芥20克,防风20克,葛根30克,桂枝15克,延胡索15克,松节15克。

[方法]将以上药物经反复多次煎熬浓缩,再以1∶1浓度加入米醋贮存备用。用时将该药液直接涂抹于患部。将红外线灯对着治疗部位照射,灯距为30～50毫米,可根据灯的功率大小与治疗局部具体情况,随时调整灯距。治疗剂量可根据患者感觉而定。一般以局部有舒适的热度,皮肤出现均匀的桃红色红斑,皮温不超过45°为宜,每次照射时间为15～30分钟。

[注意事项]应在医生指导下进行操作。注意防止过热烫伤,对皮肤知觉障碍、植皮瘢痕、血液循环障碍等患者进行治疗时要特别注意,否则

很容易引起烫伤。不要随便移动肢体,避免碰触灯具而发生烫伤。如在治疗中感觉过热,应立即告诉医生。

六、中药离子透入

离子透入疗法是促使离子进入皮肤的一种治疗方法。人体含有各种元素,它分为宏量元素和微量元素两大类。宏量元素有碳、氢、氧、钙、磷、镁、钠、钾等,微量元素有铁、锌、锰、铝等40余种。微量元素在体内含量很少,然而它对维持人体正常生理活动和机体内外环境的动态平衡,及神经、肌肉、骨骼等组织的生长、发育、代谢等具有重要作用。其中铁、铜、锌等元素的作用尤为显著。离子透入法就是用直流或感应电配合离子液机械的分子驱入皮肤,促进对机体有利的离子进入机体,从而调整机体内环境,达到活血通络、消炎止痛的目的。

1. 陈醋适量,选用100厘米^{2}的电极,将陈醋均匀地洒在衬垫上,接阳极为作用极固定于后颈部,非作用极选用10厘米×15厘米电极接阴极固定于一侧前臂外侧部,电流量以患者最大耐受量为度,时间20～30分钟,每日1次,20次为1个疗程。适用于各型颈椎病。本法可连续进行2个疗程,需要第三个疗程者,中间宜休息3周。

2. 取防己、牛膝、白芷各15克,乳香、杜仲、草乌、川芎、桃仁、羌活各20克,秦艽12克,没药、红花各10克,干姜30克。伴有高血压者去白芷、干姜加透骨草。取上药加水适量浸泡3小时后文火煎煮,浓煎取汁过滤后装瓶备用。治疗时将用药液浸湿的7层纱布两块置于患处,并将骨质增生治疗机的正负极板放在纱布上,通电每次30分钟,每天治疗2次,15天为1个疗程。每疗程中间休息1天,再进行第二个疗程治疗。

七、中药药枕疗法

药枕疗法是将药物粉碎加工制成枕头让患者使用,通过枕头保健和药物治疗作用而达到缓解症状、解除疾病的目的。可选用白附子、细辛、川芎、白芷、菊花、薄荷、桑叶、艾叶、夏枯草、冰片、磁石等,制成长40厘米、宽13厘米的长圆形的保健枕。将枕置于颈项下、耳下、肩上部位,头悬空,距床面2～3厘米,头面后伸,使负重点下移而形成头与躯干对抗牵引的状态,每晚睡前和晨起各1次,每次卧枕30分钟。

八、西药治疗

常选用止痛剂、镇痛剂及肌肉松弛剂,急性期可加用激素制剂。如洛索洛芬钠片60毫克/日,3次/日;芬必得300毫克/次,2次/日;舒乐安定(艾司唑仑)1~4毫克/次,3次/日;强筋松(苯丙氨酯)0.4克/次,3次/日;地塞米松0.75毫克/次,2次/日。以达到脱水、扩张毛细血管、止痛的效果。维生素B_1、维生素B_{12}有助于神经纤维的恢复,多无不良反应,可作为常规辅助用药。

什么是三氧疗法

三氧疗法即臭氧疗法。1840年,德国化学家舍恩拜因在电解稀硫酸时发现了一种特殊气味的气体,其分子量是原子氧的3倍,即称它为臭氧。

三氧是氧的同素异形体,其分子含有三个氧原子,分子式为O_3。常温下为无色气体,有一股特殊的草腥味,有极强的氧化力,常温下可自行分解为氧,通常以稀薄的状态混合于大气中。其主要密集处是臭氧层或雷电电击之处,因为雷击会使空气中的氧转化为臭氧,这也说明雷雨过后空气特别清新的原因。因为臭氧具有极强的氧化性的特点,被世界公认是一种广谱高效杀菌剂,其氧化能力高于氯1倍,杀菌比氯快600~3 000倍,甚至几秒钟内可以杀死细菌。而且三氧还能提高人体的组织活性,提高血氧饱和度,改善组织供氧状态,改善血液循环,激活细胞代谢,恢复细胞功能。另外三氧还能促进机体对糖的利用,增加能量释放,激活人体正常代谢,有效地分解机体产生的废物和毒性物质,增效解毒,降低其他药物治疗的毒副作用。因为在杀菌、消毒及治疗过程中,三氧可自行还原为氧和水,没有任何残留和二次污染,这是其他任何化学元素消毒剂都无法做到的,因此三氧被称为绿色环保元素。

现在医用三氧临床上大多是采用医用臭氧治疗仪,通过高压放电产生。三氧疗法是将医用三氧溶于生理盐水静脉注射、静脉滴注、自体血回输或将三氧介入注射于治疗部位。用于治疗颈肩腰腿疼痛、高血脂、肝炎、肿瘤、妇科生殖系统炎症、脑梗塞等多种疾病,独具特色,成为医疗治疗迅速升起的一颗新星。

三氧疗法治疗椎间盘突出引起的颈椎病有什么优势

三氧治疗颈、腰椎间盘突出症的优势是:

1. 创伤小。仅用很细的穿刺针，几乎无损伤，所以不会出现肌肉出血引起大血肿，神经根和大血管及腹腔脏器损伤。

2. 零感染。因为三氧本身具有消毒和杀菌的作用，故几乎无椎间盘感染之虞。

3. 成本低。每例手术仅仅耗少许的电和纯氧。

4. 安全绿色。无并发症，无毒副作用，尤其适应于外科手术高风险、高难度区域及高龄患者。

5. 叠加治疗。对于已经实施外科手术或其他手术治疗后，症状仍没有解除或改善的患者，可再次实施"超氧疗法"治疗，可取得较好疗效。另外还可以结合其他的治疗方法，共同应用，以达到最佳的治疗效果。

三氧疗法的临床作用机制是什么

1. 氧化作用。三氧的氧化作用仅次于氟，注入椎间盘后能迅速氧化，随核内的蛋白多糖一起，使髓核渗透压降低，水分丢失，发生变性、干涸、坏死及萎缩。三氧的这种特性可使突出的髓核回缩，神经根压迫缓解。

2. 抗炎作用。突出的髓核和纤维环压迫神经根及其周围的静脉，产生神经根周围炎及静脉回流障碍，出现水肿、渗出。此外，纤维环断裂后释放的糖蛋白和β-蛋白等作为抗原物质，使机体产生免疫反应，形成无菌性炎症，严重时发生粘连，这些因素是颈肩腰腿痛的主要原因。三氧的抗炎作用则是通过拮抗炎症反应中的免疫因子释放，扩张血管，改善静脉回流，减轻神经根水肿及粘连，从而达到缓解疼痛的目的。

3. 镇痛作用。三氧的镇痛作用直接作用于椎间盘表面，邻近韧带、小关节突及腰肌内广泛分布的神经末梢，这些神经末梢因被炎症因子和突出髓核所释放的化学物质（如 P 物质或磷酸酯酶 A_2 等）启动，引起反射性腰肌痉挛而致腰背痛。用细针穿刺椎间盘时可产生类似于"化学针灸"的作用，能刺激抑制性中间神经元释放脑啡肽等物质，从而达到镇痛目的。患者在椎间盘及椎旁间隙注射二氧-三氧混合气体后短时间内即可缓解症状。

4. 提高免疫力。三氧可以和免疫细胞表面的不饱和脂肪酸反应生成脂质过氧化氢链，脂质过氧化氢链进入细胞内，激活核因子 NFAN，从而激活细胞的 MRN 的复制、转录和翻译,促进蛋白质的合成和细胞因子释放。三氧能激活免疫活性细胞,使干扰素、白介素等细胞因子的释放增加,增强机体免疫功能。三氧与机体作用的瞬间可增加自由基数量,诱导并激活机体抗氧化酶系统,使超氧化物歧化酶、谷胱甘肽过氧化物酶和还原酶等自由基清除剂大量生产,清除机体过多的自由基,从而调节机体的抗氧化能力。三氧能促进三羧酸循环,促进机体对糖的利用,增强能量释放,刺激基础代谢,限制蛋白质和脂肪燃烧,激活人体正常代谢。三氧能氧化分解机体代谢产生的废物及毒性物质,并能氧化分解有害菌和病毒产生的有毒物质,在提高机体代谢水平的基础上,促进有害物质的排出。

5. 向组织供氧气。三氧能活化红细胞,提高三磷酸腺苷(ATP)和 2,3-二磷酸甘油水平,增加血液的携氧量和促进红细胞对氧气的释放,增加对组织的供氧量。三氧还可使红细胞的变形能力增强,改善血液的流变性。三氧溶于水,因此可使血液中溶解氧的含量增加,氧分压提高,这些都有利于改善机体组织的缺氧状况。进入腔体或接触体表的三氧在抗炎抗感染的同时,还可向溃疡组织供氧,促进病灶的康复。

颈椎病怎样用小针刀治疗

小针刀治疗颈椎病具有操作简便、价格低廉、疗效迅速、不需特殊设备的优越性,尤其适应于基层医院和社区卫生单位开展。

[体位]患者取俯卧位,颈前垫一低枕使颈后组织紧张便于操作。

[治疗点选择]颈椎病治疗点较多,主要集中在颈部和背上部肌肉、韧带附着处,常见为:①棘突旁开 1.5~2 厘米,关节突关节后方颈部压痛点或有硬结和条索处。②肩胛骨上角,肩胛提肌止点处。③肩胛骨内缘,菱形肌止点处。④颈项部后正中线项韧带或颈椎棘突尖有压痛或硬结处。⑤沿上项线至乳突的胸锁乳突肌止点有压痛或硬结处。⑥上 4~6 胸椎棘突两旁压痛或硬结处。⑦冈下肌压痛或硬结处。每次治疗时选取疼痛点较甚者或组织张力点较高处,并以标记笔进行标记。

[麻醉]根据患者耐受性不同,可不予麻醉或以 0.25% 利多卡因局部麻醉,用量每处约 0.3 毫升。

[针刀操作]常规消毒铺巾,选用Ⅰ型 4 号汉章针刀,针刀与皮肤垂

直,刀口线与颈后正中线长轴一致,针刀长轴与后冠状面略成70°夹角;在颈后正中线项韧带处向下刺,与水平面略呈45°角。按照针刀四步操作规程进针。直达病灶点骨面后,纵行疏通剥离,横行摆动针柄,有硬结、条索者,可视病灶大小切割3~5刀后出针,按压针眼至无出血,创可贴覆盖保护。

如何用电针加TDP照射疗法治疗颈椎病

[取穴]根据症状取相应穴位。颈部、枕部疼痛取风池、大杼穴。肩部疼痛、上肢麻木放射痛取肩髃、曲池、外关、合谷穴。此外,随疼痛扩散部位,所属何经,循经配穴。

[操作]局部常规消毒后取1~2寸毫针快速进针,得气后,加G-6805型电针综合治疗仪,选择疏密波,电流量以患者能耐受为宜。在使用电针同时将TDP辐射器置于颈部,垂直距离为20~30厘米,照射温度以患者感到舒适为宜。电针、TDP照射同时采用,每日1次,12天为1个疗程,疗程间隔3~5天。

老年颈椎病患者怎样进行锻炼治疗

治疗老年颈椎病的运动锻炼很简单,每天早、晚各1次,每次10分钟左右。方法如下:

1. 左顾右盼。取坐位或站位,双手叉腰,头颈轮流向左、右旋转。每当转到最大限度时,稍稍转回后再超过原来的幅度。两眼亦随之尽量朝后方或上方看。两侧各转动10次。

2. 仰望观天。取站位或坐位,两手叉腰,头颈后仰观天,并逐渐加大幅度,稍停数秒钟后还原。共做8次。

3. 颈臂抗力。取站位或坐位,双手交叉紧抵头后枕部。头颈用力后伸,双手则用力阻之,持续对抗数秒钟后还原。共做6~8次。另一种方法是:取站位或坐位,两手于头后枕部相握,前臂夹紧两侧颈部。头颈用力左转,同时左前臂用力阻之,持续相抗数秒钟后放松还原,然后反方向做。各做6~8次。

4. 转身回望。取站位,右前弓步,身体向左旋转,同时右掌尽量上托,左掌向下用力拔伸,并回头看左手。还原后改为左前弓步,方向相反,动作相同。左右交替进行,各做8～10次。

5. 环绕颈部。取站位或坐位,头颈放松转动,依顺时针方向与逆时针方向交替进行。各做6次。

6. 抱颈举头。患者正坐位,两目平视,自己用双手掌放在颈部两侧,拇指及其余四指托着枕部下方两侧,手掌托着下颌骨处,用力向上拔托10秒,然后休息10秒,每次如此做10～20次,每日数次。

上述各节的动作要领是:速度缓慢,幅度逐渐加大;每做完一节后,自然呼吸,间歇片刻后再做下一节。引起症状的动作方向需要逐步适应,顺势而动。

青壮年人颈部的锻炼方法有哪些

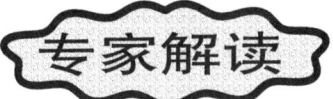
专家解读

现代城市中,每天早晨都会见到许多人在广场上锻炼身体,随着颈椎病发病率的逐渐上升,大家都比较注意颈部的锻炼,那么颈部的锻炼方法都有哪些呢?

适用于青壮年人颈部的锻炼方法有许多种,通常都有一定的效果。下面介绍几种主要的锻炼方法,供大家根据情况选用。

1. 飞燕点水法。俯卧于床上,两臂平放在身体两侧,双腿伸直,头和上下肢同时向上挺起,上下肢要伸直,逐渐向上翘起不要屈曲,整个动作就像飞燕点水状。

2. 与项争力。站位或坐位,双手交叉放置头后枕部,头颈用力后伸,双手则用力阻之,让一前一后两种力量互相对推,随着一呼一吸有节奏地进行锻炼。每隔半小时到1小时,收腹挺胸,照此锻炼5～10分钟,长期坚持下去,可预防颈项部肌肉疲劳和损伤,防止颈椎病的发生,而且简单易行,随时随地可以进行。

3. 低头仰头。双手叉腰,先低头看地,闭口使下颌尽量紧贴前胸,停留片刻,然后头颈仰起,停留片刻,这样反复进行,以不感到难受为度。

4. 提肛耸肩。坐位或站立位,双肩关节由后向前做耸肩运动10～15次。此动作可带动颈部、背部、肩关节、肌肉运动,防止久坐后颈肩部酸困疼痛。

5. 做保健"米"字操。做"米"字操时身体要直立,双手自然下垂,挺胸、抬头，目视前方，颈部向左侧屈，吸气，复原时呼气，再向右侧屈。颈前屈，下颌贴胸。颈后伸到最大限度。头向左斜上方摆动至最大限度，再向右斜上方摆动至最大限度，配合呼吸。向左斜下方摆头至最大范围，再向右斜下方摆动至最大范围。

颈椎病患者怎样进行按摩治疗

本病系一种慢性疾病，十分顽固，故按摩治疗不能急于求成，须坚持不懈方能见效。一般10次为1个疗程，疗程之间可连续治疗也可间断休息数日。

一、自我指压法

1. 按压风池穴。在1分钟内，用食指和中指，按顺时针方向按压风池穴36圈，再按逆时针方向按压36圈。

2. 按压大椎穴。在1分钟内，用食指和中指，按顺时针方向按压大椎穴36圈，再按逆时针方向按压36圈。

3. 按压风府穴。在1分钟内，用食指和中指，按顺时针方向按压风府穴36圈，再按逆时针方向按压36圈。

4. 按压肩井穴。在1分钟内，用右侧食指和中指，按顺时针方向按压左侧肩井穴36圈，再按逆时针方向按压36圈。同法再按压右侧肩井穴。

5. 按压缺盆穴。在1分钟内，用右侧食指和中指，按顺时针方向按压左侧缺盆穴36圈，再按逆时针方向按压36圈。同法再按压右侧缺盆穴。

二、他人按摩法

1. 患者正坐位，术者立其后，两手拇指分别按揉其双侧肩胛部的天宗穴，力量先轻后重，直至按揉出强烈的酸胀感，保持1分钟。

2. 患者正坐位，术者拿其风池、颈项处，再拿肩井，力量均以深沉柔和为宜。各操作3分钟左右，以颈肩部肌肉最大限度地放松为目的。

3. 患者正坐位，术者用一侧小鱼际按揉其双侧颈肩部的肌肉，力量重着，以肌肉放松并有热感为度，时间可稍长，但要注意勿擦伤患者局部皮肤。

4. 患者正坐位，术者立其后，将两前臂内侧分别放在患者两肩上，准备向下用力,然后双手拇指顶在两风池穴上,其余四指及手掌托起下颌部,准备向上推举。动作做好后,前臂与手同时向相反方向用力,把颈椎推开,然后一直持续用力。在此过程中,边牵引边使其头部做前屈、后仰及左右旋转动作,在患者无不适的前提下,牵引的时间越长越好。

5. 患者正坐位,牵引完毕后,再用摇法对其两上肢分别操作1分钟,顺时针、逆时针两个方向旋转。最后再次采用拿风池、拿肩井两法轻快地操作一遍,时间约2分钟,以两手小鱼际交替击打患者颈肩部肌肉半分钟结束。

颈椎病应如何护理

1. 生活起居护理。

(1) 室内宜空气新鲜,环境舒适安静,温度、湿度适宜。

(2) 卧硬板床,让颈部获得充分的休息,睡眠时枕头不宜过高或过低,应选择柔软的圆枕,宽度应超过肩宽10～12厘米,高度以压缩后实际10～12厘米为宜。睡枕的位置应放在颈部的后方,用以衬垫颈生理前屈度,不宜放在后枕部,以免抬高头部,使颈生理曲度改变。颈部肌肉易疲劳,如果颈椎后缘骨刺压迫脊髓,可以降低枕头高度。

(3) 保持颈部良好姿态,患者不宜多做颈部旋转活动,避免发生昏厥甚至猝死。不做长时间的低头工作,如织毛衣、打字、缝纫等。

(4) 忌受风寒或淋雨受湿,尤其是夜间睡眠时,注意颈部的保暖。

(5) 手部精细动作困难的患者,尽量使用便于自理的用具,如用汤匙进餐,避免用筷子,穿不系纽扣的衣服和不系鞋带的鞋子等。

(6) 有痉挛步态的患者,应持手杖辅助步行,但应注意清理地面,保持干净、平整,无杂物及水渍,避免患者跌倒。

2. 心理护理。告知患者,本病有一个慢性发展的过程,既不可能很快治愈,也不会迅速恶化,因此必须注意自我调治,消除不必要的忧虑和烦恼,保持心情开朗,要有长期治疗的思想准备。

颈椎病如何预防

从颈椎病的病因来看,颈椎病的预防是多方面的,它贯穿于人们的日常生活和工作中。预防应包括以下几个方面：

1. 积极治疗咽喉部疾患。咽喉部炎症不仅易引起上颈椎自发性脱位，而且也是诱发颈椎病的因素之一。该处的炎症可直接刺激邻近的肌肉、韧带，或者通过丰富的淋巴系统使炎症在局部扩散，造成该处的肌张力降低，韧带松弛和椎节内外平衡失调，从而破坏局部的完整性和稳定性，导致颈椎病的发生或加重。因此，及时防治咽喉部疾患如咽炎、扁桃体炎、淋巴腺炎及其他骨与软组织感染，对防治颈椎病有重要的意义。

2. 保持良好的睡眠体位。一个良好的睡眠体位，既要维持整个脊柱的生理曲度，又应使患者感到舒适，方可达到使全身肌肉松弛，容易消除疲劳和调整关节生理状态。根据这个要求，应该使胸、腰部保持自然曲度，双髋及双膝呈屈曲状，全身肌肉即可放松。休息最好采取侧卧或仰卧，不可俯卧，枕头不宜过高。

3. 防止头颈部外伤。人们在体育锻炼、日常工作、交通活动中易招致颈部外伤，早期颈部伤患者若有椎旁肌压痛或X线显示椎体前有阴影要引起高度重视。外伤后患者要做早期治疗。

4. 避免长期低头工作。长期低头的工作强度往往不大，但长期低头造成颈后部肌肉、韧带组织劳损，屈颈状态下椎间盘的内压大大高于正常体位。因此：①要定期改变头颈部体位，当头颈向某一方面转动过久后应向另一反方向运动，并在短时间内重复数次，这样既有利于颈部保健，也利于消除疲劳。②定期远视，待眼部疲劳消除后再工作，对眼睛和颈椎均有必要。③调整工作台的高度和倾斜度，如工作台过高或过低，都会使颈部仰伸或屈曲，这两种位置均不利于颈椎的内外平衡。④长期伏案工作者应开展工间操活动，使处于疲劳状态的颈椎定时获得内外平衡。

5. 保持乐观的情绪。有人说，但凡疾病的痊愈，"三分治疗，七分心情"。乐观向上的心情能使体内免疫系统激活，增强人体抵抗疾病的能力，使药物更好地发挥作用。患了颈椎病，早预防，早检查，早治疗，加上良好的心态，能最大限度地减轻颈椎病对机体造成损害，利于疾病的康复。

网　球　肘

当身边的朋友不断因不同原因住进医院的时候,将近50岁的IT精英刘先生一直庆幸自己这不错的身体,并更加注意开始锻炼,一有时间就去健身中心打网球。可是最近让刘先生有点烦的是,去健身中心打了一段时间的网球后,手臂痛得厉害,右手握笔都成问题。更怪的是,刘先生的母亲这几天手臂也是连拧毛巾的劲儿都没有了。刘先生到医院检查,被诊断得了"网球肘"。刘大妈奇怪,儿子是打网球得的病,自己又没打球怎么也有类似症状呢?

什么是网球肘

网球肘亦名肱骨外上髁炎,由于反复的内翻用力造成疼痛,主要指肘关节外侧的压痛。因常发生于网球运动员而得名,也能发生于其他运动员或其他职业的人。实际上,凡是在运动或劳动中前臂及腕部使用机会过多、强度过大时均易发生此病。

人体肘关节是由上臂肱骨和前臂尺、桡骨连接构成的。肱骨下端内、外侧各有一个N　凸起,位于皮下,很容易摸到,分别叫做内上髁和外上髁。内上髁是前臂屈肌群的主要起点,外上髁是前臂伸肌群的主要起点。这些肌肉在收缩时互相配合,共同完成肘关节的屈伸动作。如果前臂伸肌群被动牵拉(如握拳、屈腕)和主动收缩(如伸腕)过多、强度过大,超过耐受限度,肱骨外上髁肌肉起点处就可发生不同程度的撕裂,引起出血、水肿、粘连等炎症变化。炎症刺激神经末梢,人就会产生疼痛感觉。这种病,医学上称为肱骨外上髁炎(图10)。检查时可以发现,关节外表无红肿,用手指压迫肱骨外上髁附近,患者立刻就会感到疼痛。

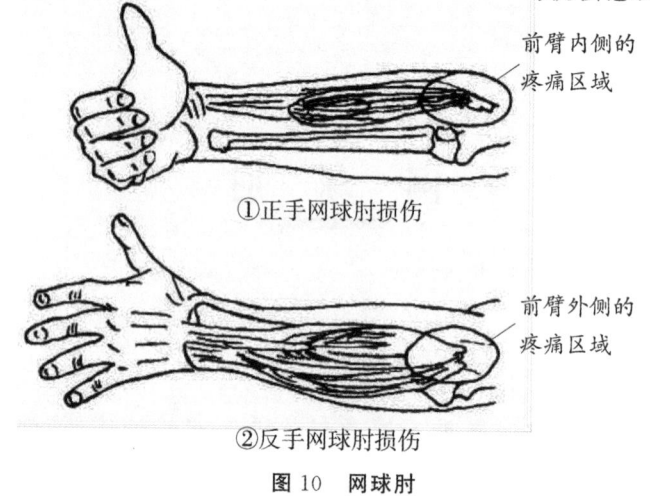

图 10　网球肘

网球肘主要表现为肘关节持续疼痛,活动受影响,尤其是伸直肘关节或旋转前臂时症状更加厉害,有时疼痛还向前臂发散,影响工作和生活。严重时,做简单家务,如拧毛巾、扫地都会疼得不能进行。

网球肘好发于哪些人

多种活动均可导致网球肘。网球运动时,肘关节屈伸活动多,力度大,受损机会就多。当初外国医生就是因为看到此病多见于网球运动者,便称其为网球肘。其实,网球肘是一种常见病,并不一定是网球运动员才有的,很多从事单纯收缩臂力活动工作的人,凡需反复用力活动腕部的活动均可导致这种损伤,如羽毛球、乒乓球运动员以及钳工、理发师、会计、修理机械者、常操作电脑者、插秧者、手工洗衣者、厨师和家庭主妇等。家庭主妇在做饭、洗衣被、拖地板、抱孩子时,腕部及前臂都要用力,有时力量集中到肘外侧,使肱骨外髁处受到牵拉、刺激,久而久之,使肌肉附着处发生急性或慢性积累性损伤而引起网球肘,产生相应症状。有些肘关节活动并不多的人,由于局部受到损伤或受凉等,也可发病。中老年人由于肌腱纤维退变、老化,损伤后往往不能很快恢复,发病率较高。

如何判断自己是否得了网球肘

有两个简易可行的办法：

1. 翘指法。将右手（右手持拍者）手掌向下按在桌面上，左手手掌压在右手指尖上，然后努力让右手的手指向上翘。这时，如果发现右肘部外侧有疼痛的话，十有八九就是患上了网球肘。

2. 端水法。如果端起一满杯水（或其他饮品）时，肘部外侧有不适或疼痛的话，也可能是网球肘在作怪。

网球肘如何治疗

根据症状的轻重，疼痛程度不一，采用不同的治疗方法：

一、理筋手法治疗

急性疼痛期，在肘至前臂用抚摩、揉、拨法做按摩，然后行推扳手法。患肢于肘屈曲、前臂旋前位，肘下垫软枕，术者用一手固定肘上部，一手食指和中指钩住伸肌腱向外扳（图11），同时嘱咐患者做前臂旋转动作数次。然后双手拇指向外用力推伸肌群，从肘至腕反复2～3次，最后将患肢做屈伸、旋转活动，并做轻手法按摩。辅助练功疗法：大圆手、砍肘等动作练习，每次做数次或数十次，每日2～3次。

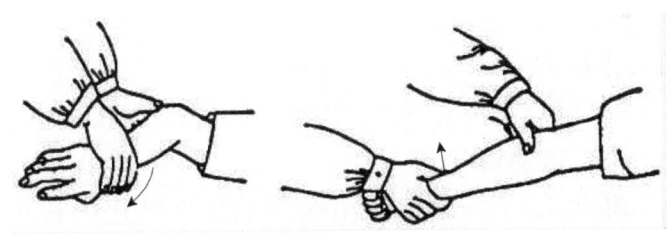

图11 网球肘的理筋手法

二、药物治疗

内服药可选用消炎痛、肠溶阿司匹林、芬必得、炎痛喜康等，中药服活血汤，外用青鹏软膏、正红花油擦抹或活血散熏洗。

三、休息和封闭治疗

患了网球肘后，患病手臂应适当休息，避免过度活动。

封闭也是最常见的治疗方法，就是将少量奴夫卡因或利多卡因和曲安奈德或其他同类药物混合,注射在疼痛部位,使疼痛、炎症减轻或消失。如未治愈,可以再次注射。连续注射,一般不超过3次。

其他办法如热敷、理疗、贴膏药、按摩也有效果。这些方法联合使用,效果会更好,一般患者都可治愈。但是,巩固治疗效果还需患者减少肘关节活动,降低肘关节活动力度。

四、小针刀治疗

[患者姿势]坐姿,患肢屈肘,下垫薄枕,置于高度与胸平齐的桌上。

[治疗点]肱骨外上髁附近压痛点或硬结条索处。

[针刃方向]与肱桡肌纤维走向一致。

[运针法]针刃通过皮肤、皮下组织、肌层骨面抵达治疗点,做纵行和横行的推动或摆动,粘连处做刃剥。注意在桡骨颈处有桡神经深支穿旋后肌绕行,在此针切幅度不宜过大,以免损伤桡神经。

[辅助治疗]用中药熏洗。生川乌、生草乌、生半夏各15克,花椒、苏木、生南星、细辛、川桂枝各12克,加水1 000毫升,煎后蒸洗,蒸洗前先做分筋、理筋、镇定手法,剥开粘连,每晚蒸洗1次,每次蒸熏15分钟,浸泡15分钟。

五、手术治疗

经保守治疗无效时,可采取手术疗法。常见的是伸肌总腱起点剥离松解术。这种手术方法简单、危险性小、效果良好。

如何按摩治疗网球肘

一、自我指压法

1. 按压尺泽穴。在1分钟内,用健侧的食指和中指,按顺时针方向按压患侧尺泽穴36圈,再按逆时针方向按压36圈。

2. 按压曲池穴。在1分钟内,用健侧的食指和中指,按顺时针方向按压患侧曲池穴36圈,再按逆时针方向按压36圈。

3. 按压小海穴。在1分钟内,用健侧的食指和中指,按顺时针方向按压患侧小海穴36圈,再按逆时针方向按压36圈。

4. 按压天井穴。在1分钟内,用健侧的食指和中指,按顺时针方向按压患侧天井穴36圈,再按逆时针方向按压36圈。

5. 按压手三里穴。在1分钟内,用健侧的食指和中指,按顺时针方向按压患侧手三里穴36圈,再按逆时针方向按压36圈。

6. 按压阳溪穴。在 1 分钟内,用健侧的食指和中指,按顺时针方向按压患侧阳溪穴 36 圈,再按逆时针方向按压 36 圈。

二、他人按摩法

1. 扭拨法与摇揉法。以右侧为例,患者正坐位或仰卧位,术者立于患侧,左手握患者上臂桡侧,拇指在上,余指在下,右手握腕部,操作时两手有机配合,先上下抖动,左右翻转,扭转臂筋,左手边拨边下移,至肘部时稍加力量,达腕部近拇指揉几下,可重复 1～2 次。情绪较紧张者,继用摇揉法,左掌托于肘,拇指轻揉桡侧筋肉,右手握腕摇肘,反正方向各屈伸数次,旋前旋后亦各数下,均在无痛下进行。

2. 拨筋法。患者正坐位或仰卧位,术者一手握腕,一手拇指放于伸肌总腱部,两手配合,仿扭拨动作,做 5～7 次。重点拨该腱在肱骨外上髁附着点处,拇指寻找痛点,并对其用稳定力分刮数次,继之寻找肱桡关节间隙痛点,亦用拇指分刮数次。

3. 弹筋法。患者正坐位或站立位,屈肘。术者一手握腕,前臂托于肘下,另一手拇食指相对呈钳形,提弹肘桡侧深浅诸筋,先弹深层再弹浅层,各 2～3 次,再用掌跟轻揉几下。

4. 扳法。适用于组织粘连,前臂旋前、伸肘功能受限的患者。术者站于患肘外侧,一手握肘背侧固定,一手握腕,屈腕屈肘,前臂旋前位,做肘屈伸摇动数次,腕部手顺势向伸肘方向扳,常闻响声。

网球肘应如何预防

1. 进行体育运动前,要做好充分的准备活动。长期体力活动较少的人,应注意避免突然的肘部过度活动。从事反复伸屈肘关节工作的中老年人,应注意劳逸结合,适度进行有针对性的锻炼。患者治愈后,仍要防止肘部吹风、着凉,避免过劳,以免复发。

2. 注意患肢多休息,勿受寒。尽量避免做前臂旋转和手掌强力背伸等活动。

3. 锻炼疗法。两足平立,肩肘放松,两手握拳,食指伸直,屈肘交臂于胸前;然后两臂用力向两侧弹出如砍物状,复又迅速收回交臂于胸前;掌心向上,斜外上方,迅速弹至展开,收回胸前;手心翻转朝下,迅速向两侧下方用力划出,收回胸前。换右弓箭步,上下交替,左右同姿,每侧做数次或十数次。

附：高尔夫球肘

什么是高尔夫球肘

与"网球肘"有相似症状的是"高尔夫球肘"，学名称肱骨内上髁炎。高尔夫球肘又称为"学生肘"、"矿工肘"，因其分别易发生于学生、高尔夫球手、矿工而得名，家庭妇女也容易患此病。它是指肱骨内上髁的腱膜受牵拉损伤，使局部产生无菌性炎症或小的撕裂而引起疼痛。很多学者认为本病也是网球肘的一部分，只是与网球肘分别位于肱骨的内、外侧，本病的发病率较肱骨外上髁炎要少得多。高尔夫球肘保守治疗常能奏效，极少数症状严重、保守治疗无效者，可手术治疗。

高尔夫球肘有何临床表现

本病多见于纺织女工、泥瓦工、高尔夫球运动员、网球运动员及洗衣、揉面等劳动者。这些职业均以反复地前臂外旋、屈腕运动为主。患者均自觉肘关节内侧骨突部活动时痛及压痛，有时可向下扩散，达前臂中段内侧。皮肤外观无红肿。前臂做对抗性旋前运动时，可引起肱骨内上髁部剧烈痛，在主动用力伸指、伸腕的同时前臂旋后也可引起疼痛。疼痛常因反复劳累而复发或加重。

本病发病时常见肘关节内侧疼痛，尤其是在做前臂旋前并主动屈腕时疼痛更加明显，同时可沿尺侧屈腕肌向下放射，屈腕无力，肱骨内上髁有明显的压痛或有筋腱粘连结节。

如何治疗高尔夫球肘

肱骨内上髁炎的治疗与肱骨外上髁炎类似，主要是休息和局部封闭治疗，也可做理疗或中药外敷。对于保守治疗无效，又反复发作影响工作和日常生活者，可做小针刀或手术治疗，将附着于肱骨内上髁的屈肌总腱剥离，效果大多良好。

桡骨茎突狭窄性腱鞘炎

25岁的范女士，婚后十月，喜得男婴，举家欢喜，范女士更是视子如心肝宝贝，索性辞去了工作，在家成了专职太太，天天抱着孩子不放。日子一长，这孩子别人一抱就哭，非她抱不行，几个月下来，范女士出现了右腕关节桡侧疼痛，且逐渐加重，近来疼痛则放射到全手，夜里影响睡眠。到医院去，医生说范女士患了桡骨茎突狭窄性腱鞘炎。那么，抱孩子怎么会得这样的病呢？

什么是腱鞘炎？常发生于哪些部位

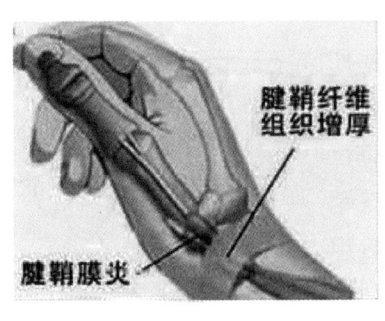
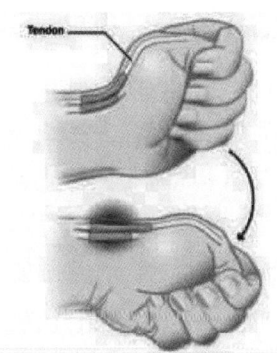

要了解什么是腱鞘炎，首先我们要知道什么样是腱鞘。腱鞘就是套在肌腱外面的双层管样密闭的滑膜管，是保护肌腱滑动的滑液鞘。它分两层包绕着肌腱，两层之间有一空腔即是滑液腔，内有腱鞘滑液。内层与肌腱紧密相贴,外层衬于腱纤维鞘里面,共同与骨面相连,具有固定、保护和润滑肌腱,使其免受摩擦或压迫的作用。

腱鞘位于手和足部关节附近,肌肉长腱的周围。由于这些部位活动频繁,损伤机会多,倘若不注意,长期的摩擦、慢性劳损或寒冷等刺激,可使肌腱与腱鞘发生无菌性炎性反应,局部出现渗出、水肿。久之腱鞘机化,鞘壁肥厚,管腔狭窄,肌腱在腱鞘内活动受限而引起临床症状,称为腱鞘炎。

腱鞘炎常发生的部位是桡骨茎突处,屈指肌腱处,桡侧伸腕肌腱处,肱二头肌长头肌腱处等。

我们身上有许多条肌腱。最大的是在足跟后面的跟腱。肌腱是与肌肉相延续的。手背、手掌分别有伸肌腱与屈肌腱。肌肉的收缩带动肌腱,使手背伸或向掌部屈曲。在腱的外面有腱鞘组织和滑膜覆盖在外面。在关节附近,腱鞘附着在骨头上,防止肌腱向两侧和向屈面弹射移位。滑膜分泌少量滑液,起润滑作用,减少摩擦,使肌腱在鞘内滑移得更流畅,使手的活动更灵巧。身体上这些腱鞘结构,有利人体的活动,但一旦受损,又会阻碍活动。

手在活动时,肌腱即在腱鞘内滑动,部分腱鞘即因这种摩擦而逐渐增厚、狭窄,结果该肌腱运动就发生障碍,局部也产生疼痛。这种情况称为腱鞘炎。发生在桡骨茎突处的腱鞘炎,称为桡骨茎突腱鞘炎,较为常见,这主要与其局部的解剖特点及拇指和腕部的活动过多有关。

桡骨茎突狭窄性腱鞘炎发病有哪些特点

在腕部的桡侧,即拇指一侧,有一个骨性隆起,称为桡骨茎突。其上有一个腱鞘,鞘内有两根肌腱(拇短伸肌腱与拇长展肌腱)通过(图12)。由于拇指和腕部活动较多,该处腱鞘也常发炎,即称为桡骨茎突腱鞘炎。发病后患者常感到:①在桡骨茎突处有疼痛和肿胀。②拇指活动不便,以晨间为明显,偶尔有弹响。检查时桡骨茎突处压痛明显,有时可扪及硬结。

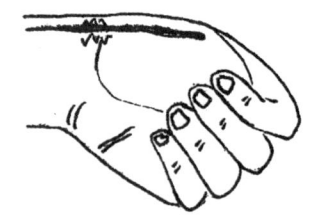

图12 桡骨茎突处的肌腱

该病多发生手指长期快速活动时,如织毛衣、细纱女工接线头、管弦乐练习或演奏等;手指长期用力活动时,如洗衣、书写文稿、打字机操作;家庭妇女及经常用腕部操作的劳动者,如瓦工、厨师、木工等,慢性劳损是主要病因,女性发病率高于男性。如患者本身有先天性肌腱异常、类风湿性关节炎,产后、病后虚弱无力等,更易发生本病。该病的特点是腕部桡骨茎突及附近疼痛,可放射至手或前臂部,拇指活动时疼痛加剧,拇指乏力,伸展活动受限,桡骨茎突部可触及豆状大小的硬结,并有明显压痛。若患手四指握住拇指,再向尺侧偏屈,则该处疼痛明显加剧,即尺偏试验阳性(图13)。

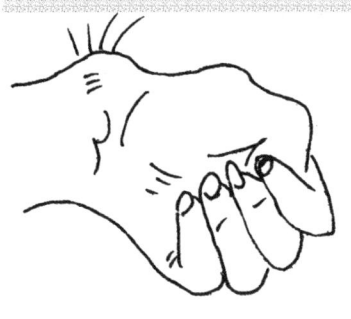

图13　尺偏试验

桡骨茎突狭窄性腱鞘炎如何治疗

一、局部封闭

曲安奈德12.5毫克＋1％利多卡因溶液2毫升,于桡骨茎突处痛点腱鞘内注射封闭,每周1次,一般1～3次即愈。局部制动和腱鞘内注射药物有很好疗效。但注射一定要准确,注入皮下则无效,一旦注入桡动脉浅支,则有桡侧3个手指血管痉挛或栓塞导致指端坏死的可能。

二、药物治疗

1. 药物熏洗。伸筋草60克,透骨草60克,五加皮30克,红花15克,丹参30克,鸡血藤30克,乳香15克,没药15克,桑枝30克。上药煎洗患部,每日2次。

2. 仙人掌外贴。选择一块面积稍大于腱鞘炎病变部位的观赏仙人掌,除去毛刺,再将一面的表皮层刮掉,把除去表层的一面在病变部位贴敷,用医用胶布固定。隔日换1次新鲜的仙人掌,一般换3次,肿块便自动消失。

3. 伤湿止痛膏、奇正消痛贴、珍宝膏外贴。

4. 药酒敷擦患处。用䗪虫50克,京半夏35克,红花15克,全蝎10克,研成细粉,加米酒浸泡2周,外擦患处,以局部发热为度,可以活血消肿。亦可外擦正红花油、伤科药水、伤科止痛膏、红花药酒等,可活血祛瘀,促进炎症消散。

三、推拿按摩治疗

1. 自我指压法。

(1)按压外关穴。在1分钟内,用健侧的食指和中指,按顺时针方向按压患侧外关穴36圈,再按逆时针方向按压36圈。

(2)按压阳溪穴。在1分钟内,用健侧的食指和中指,按顺时针方向按压患侧阳溪穴36圈,再按逆时针方向按压36圈。

(3)按压孔最穴。在1分钟内,用健侧的食指和中指,按顺时针方向按压患侧孔最穴36圈,再按逆时针方向按压36圈。

(4)按压列缺穴。在1分钟内,用健侧的食指和中指,按顺时针方向按压患侧列缺穴36圈,再按逆时针方向按压36圈。

(5)按压太渊穴。在1分钟内,用健侧的食指和中指,按顺时针方向按压患侧太渊穴36圈,再按逆时针方向按压36圈。

(6)按压曲池穴。在1分钟内,用健侧的食指和中指,按顺时针方向按压患侧曲池穴36圈,再按逆时针方向按压36圈。

(7)按压手三里穴。在1分钟内,用健侧的食指和中指,按顺时针方向按压患侧手三里穴36圈,再按逆时针方向按压36圈。

(8)按压内关穴。在1分钟内,用健侧的食指和中指,按顺时针方向按压患侧内关穴36圈,再按逆时针方向按压36圈。

2. 他人按摩法。

(1)按揉弹拨法。患者取坐位,术者一手握住患手,另一手拇指和食指沿桡侧上下摩动,再用拇指指腹在阳溪、合谷、曲池、手三里、列缺、外关、腕关节桡侧疼痛处点揉及做横向推揉和弹拨,由轻到重,反复10～20次。

(2)推按阳溪穴法。如右手为患侧,术者左手拇指置于患侧阳溪穴处(相当于桡骨茎突部),右手食指及中指挟持患肢拇指,余指握住患者其他四指,并向下牵引,同时向尺侧极度屈曲;然后,术者用左拇指捏紧桡骨茎突部,用力向掌侧推压挤按,同时右手用力将患者腕部掌屈;最后伸展,反复3～4次。每日1次。

四、小针刀治疗

[患者姿势]坐姿,患手微握拳,腕微收,桡侧向上,下垫小枕,放平。

[治疗点]桡骨茎突压痛最明显处。

[运针法]针刀方向与肌腱长轴一致,通过皮肤、皮下组织、腱鞘,使

患腕稍偏向尺侧,局部麻醉后,将针刀由远及近纵行一点一点针切,此时术者手下可感到厚韧的腱鞘与针锋相接触的抵触感,连续针切1厘米长左右,用力尺偏患侧腕关节,如无疼痛即可。

［辅助治疗］用弹拨、牵引手法。结合中药熏洗:伸筋草、豨莶草、海桐皮、续断、当归、花椒各30克,加水1 000～1 500毫升,文火煎,沸后将药锅端下,先熏患部,待稍降温时,将患部浸入药液内,并做患部屈伸活动,每次30～60分钟。每日2次。

［注意事项］在解剖鼻烟壶处(即手腕桡侧凹陷处)有桡动脉通过,施针时防止损伤,针切时深度只可达腱鞘层面,不可伤及肌腱。

五、手术治疗

经非手术疗法无效,可考虑行狭窄的腱鞘切除术。但如仅行狭窄处切开,有时会发生再粘连而症状复发。

桡骨茎突狭窄性腱鞘炎有哪些家庭预防措施

1. 温水洗手。养成劳作后用温水洗手的习惯,不宜用冷水。适时活动手,并自行按摩。得了此病,贵在早治,以免迁延成慢性。

2. 旋转手腕。当刺痛开始时,可以做些温和的手部运动以缓解疼痛。旋转手腕是简单的运动之一。转动手腕约2分钟,可以运动所有的腕部肌肉,恢复血液循环,并消除手腕的弯曲姿势(此弯曲手姿势常引起手腕痛等症状)。

3. 抬起手臂。抬起手,高过头部,一边旋转手臂一边旋转手腕。如此帮助肩膀、颈部、上背调整位置,并纾解压力及张力。

4. 转动头颈。工作间隙应休息一会儿,将手摆在桌面,旋转头部2分钟,向前及向后弯脖子,用头点两肩,扭一扭脖子,看左肩、看右肩。

5. 定时运动。每天运动及松弛所有酸痛肌肉是很重要的,即使你未感觉到疼痛。上面介绍的局部运动,每天至少应练习4次。

6. 服用止痛药。服用非类固醇的消炎药,例如阿司匹林及芬必得,以消炎止痛。但勿使用对乙酰氨基酚,此消炎药适用于头痛。

7. 冰敷。冰敷可消肿。切勿以热敷袋敷手腕,以免扩大发肿部位。

8. 将手抬高。当你休息时,避免使手低于肩膀。以桌面支撑手肘,或将手肘靠在椅把上,保持手朝上,这是有益的休息姿势。

9. 握拳练习。轻轻握起拳头,然后张开,将手指伸直。如此反复练习,有助于纾解刺痛。

10. 避免手臂下垂。睡觉时,保持手臂靠近身体,且手腕不弯曲。若使手垂在床边,将增加手的压力。

11. 小心使用工具。使用工具时,勿将压力集中于手腕基部,尽量使用手肘及肩膀。

12. 多吃水果、蔬菜及营养素。可以吃一些水果如橘子、苹果、生梨、山楂等,蔬菜如油菜、青菜、芹菜等,多食富含蛋白质及钙质食物如瘦肉、鸡肉、蛋、豆浆等,以补充维生素和均衡营养。如服维生素B_6,有助于缓解手腕痛。

13. 避免掌指关节过度屈伸和用力提硬重物品。

14. 注意对患部的休息。由于腱鞘炎是反复过度摩擦引起的炎症,因此,患过这种病的人,一定要避免过量的手工劳动的方式,加强劳动防护。对于较长时间做单一动作劳动的职业者,需劳逸结合,加强局部功能保护。腕部被动活动幅度应由小到大,不可骤然猛烈活动。治疗期间应减少手部的活动。在工作中宜变换姿势,以减轻桡骨茎突部的负担。

15. 预防和积极治疗局部急、慢性损伤及风湿病。

指屈肌腱腱鞘炎

57岁的王大妈,当玉米收获到家以后,赶快把穗大粒饱的玉米棒子挑出了一大筐,连夜不休息剥玉米,以便趁好天晒干。等她把玉米剥完,已是鸡叫三遍天要亮的时候,当时她感到右手拇指活动有些僵硬,次日上午又感到右手、 疼痛,右手第一掌指关节处轻微肿胀,不能随意屈伸,一个多月后,右拇指屈伸时会突然受阻,卡住在某一角度,需要再用力才能冲过障碍,并出现"咯噔"的弹响声,同时伴有钻心的疼痛。她找了许多偏方治疗,又用药物熏洗了几天,可是仍不见好转,这到底是什么病?

什么是指屈肌腱腱鞘炎？它是怎么产生的

王大妈患的是指屈肌腱腱鞘炎,又名"弹响指"、"扳机指"。本病以拇指发病最多,少数患者多个手指发病,极个别小儿患病者,为先天性原因所致。

掌骨颈与掌指关节的浅沟与鞘状韧带组成N 纤维管,鞘内层为滑膜,可使拇长屈肌大幅度来回滑动。其余每个手指的屈肌腱亦有腱鞘将其约束在掌骨头和指x 。

当局部过度劳累时容易致病。手指经常屈伸,使屈肌腱与N 纤维管道反复摩擦,或长期用力握持硬物,N 纤维管受硬物与掌骨头二者的挤压,局部充血、水肿,继之纤维管变性,管腔狭窄。屈指肌腱因之受压而变细,两端膨大呈葫芦状,阻碍肌腱的滑动(图14)。当肿大的肌腱通过狭窄的隧道时,发生弹跳动作和响声者,称弹响拇或弹响指;肿大的肌腱不能通过狭窄的隧道时,手指不能伸屈,称闭锁。

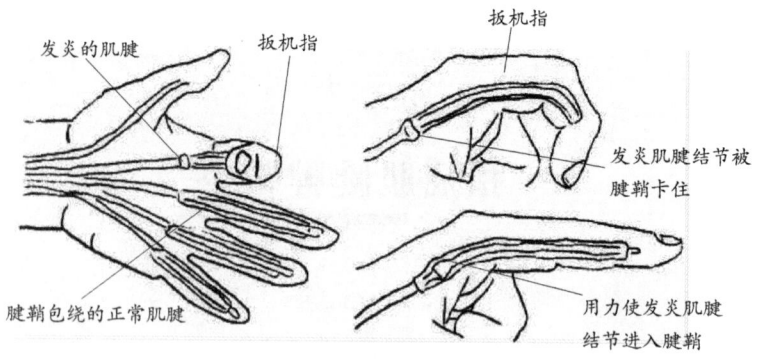

图 14　指屈肌腱腱鞘炎

本病起病缓慢,最初早晨醒来患指发僵、疼痛,伸屈困难,活动后即消。以后醒来时有弹响和疼痛,活动1~2小时后逐渐消失。最后晨起时患指疼痛、闭锁,终日有闭锁、弹响和疼痛。常诉疼痛在指间关节,而不在掌指关节。检查时在掌侧面、掌骨头部有压痛并可触及一黄豆大小的结节。压此结节,嘱患者伸屈患指,可感到在此结节下方另有一结节在移动,并感到弹响由此发出。由于伸屈受限,给患者工作和生活均带来不便,严重者患指屈曲后,因疼痛不能自行伸直,需健手帮助伸直。

指屈肌腱腱鞘炎应怎样治疗

一、按摩治疗

1. 先在患侧的前臂做2~4遍拿法,然后将腕部拔伸片刻,并做左、右环旋摇动各10次。再用两拇指在其手背和手掌交错地做来回推抹,力量适度,移动稍快,反复推抹各1分钟。

2. 在患指上下、左右反复做捻法5~10分钟,再在患病关节的压痛点和结节肿块处,用拇指逐渐用力按揉3~5分钟,以压痛明显减轻为佳。

3. 一手捏住患者的掌指关节处,另一手夹住手指端,逐渐用力对手指进行持续的拔伸,拔至最大限度后维持力量,并用一手拇指,顺结节肿块反复推挤1分钟,再用一手拇指、食指夹捏住手指端,做轻微的、小幅度的抖动半分钟。

二、小针刀治疗(或注射针头)

用小针刀(或注射针头)治疗指屈肌腱腱鞘炎,此法操作简单,疗效好,愈合快,如方法得当,一般一次即可治愈。

[患者姿势]坐姿,掌心向上,伸指,手背垫一小软枕,平放。

[治疗点]一般在掌指关节掌侧和拇指掌指关节掌侧。

[运针方法]在手掌侧患指掌指关节处找出压痛最明显点,此即为狭窄的腱鞘处,先消毒,以1~2毫升利多卡因局部浸润麻醉,将针刀沿狭窄腱鞘中部刺入,针刃方向与肌腱长轴一致,依次通过皮肤、皮下组织、腱鞘进行切开,当刺入增厚的腱鞘时,术者手下有硬韧感,通过腱鞘时可听到"咯咯"之响声,不可深入肌腱,要点是沿肌腱长轴,由远及近逐渐移动针刀,一点一点切开增厚狭窄的腱鞘,直至患指屈伸时无弹响声,屈伸自如为止。亦可用注射器接上较粗针头松解(图15)。

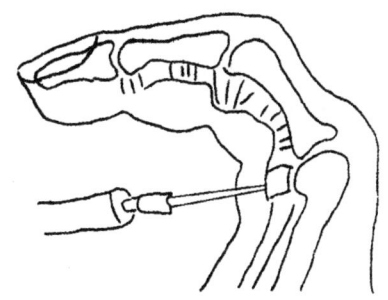

图 15 注射针头松解

三、药物治疗

1. 中药治疗。早期宜调养气血、舒筋活络为主,选用活络丸或葛根、桂枝、伸筋草、五加皮、当归、何首乌等舒筋活络汤药内服;中晚期用海桐皮、五加皮、桑白皮、透骨草、艾叶、鸡血藤、乳香、没药煎汤熏洗。亦可外敷消瘀膏或结合局部热敷。

2. 西医治疗。用封闭疗法局部注射醋酸可的松12.5毫克加利多卡因2毫升,可使炎症消散,疼痛减轻。结合阿米雷尔胶局部外搽,方法是每次搽至发热2~3分钟。亦可用透热疗法、石醋疗法、超短波疗法进行理疗。

四、手术治疗

手术治疗的指征是经保守治疗无效,且疼痛严重,患指屈伸明显受限者。

小钩刀闭合松解术的操作要领是:在患指指关节掌侧痛性结节远侧

1.5厘米处,用三棱刀刺破皮肤,刀尖朝近侧倾斜,深达皮下。并探查肌腱、腱鞘管口位置情况。然后用小钩刀侧身自针孔插入,达到狭窄腱鞘管口后,立起小钩刀,钩住坚韧的纤维狭窄腱鞘管口,顺肌腱平行方向钩拉切割,松解长度为0.5～1厘米。拔出钩刀后,让患者自主屈伸患指,如屈伸顺利,无弹跳及卡压感,说明狭窄腱鞘管已被松解,创口包扎3天即可。

指屈肌腱腱鞘炎应怎样进行预防

1. 一般认为本病与长期受寒冷刺激有一定关系,故要注意保暖,少用冷水洗东西,每晚睡前用热水浸洗10分钟。

2. 平时经常做手指的主动屈伸活动。做手工操作时,一个动作姿势不要保持太长时间,应避免手指过度劳累。

3. 预防和积极治疗局部急、慢性损伤及风湿病,加强劳动防护。

4. 患者可经常于手掌疼痛处或硬结处揉搓,活血祛瘀、消肿散结,利于炎症消散。

腕管综合征

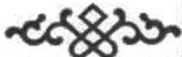

陈女士是一家网络公司的电脑操作员,平时工作很忙。半年前又添了个小宝宝,为了不影响工作,她产后仅休息了两个月就去上班了,晚上还要照顾小宝宝,很是辛苦。然而,陈女士觉得工作、家庭两不误,生活很充实。不料,两个月前陈女士开始出现手部、、食指、中指疼痛和阵发性麻木,并有加重的趋势,甚至晚上被痛醒。打字的动作也不如以前灵活,影响了工作。陈女士感到事态严重,赶紧到医院看医生,去了几家医院,医生都认为手麻是由"颈椎病"引起,并给予对症治疗,结果病情无任何好转。后来由朋友介绍来我院就诊,我们对她进行了详细检查,最后诊断为"腕管综合征"。

腕管综合征究竟是一种什么疾病?为什么陈女士会得这种病?

腕管综合征是怎样引起的

腕管综合征的发生与人的腕部解剖特点有关。我们的手腕部有8块小骨头,称为腕骨,在掌侧面呈轻度弧形排列,它们被手掌部的韧带包绕形成一条纤维N 鞘管,就像隧道一样,医学上称为"腕管"(图16)。在"隧道"内还有9条指屈肌腱和1条正中神经通过,其中,正中神经最为娇嫩,但又是一条极其重要的"信息高速公路"。这10条车道在"隧道"内排列十分拥挤,几乎没留空隙。如果"隧道"压力稍有增高,首当其冲的是正中神经受压,使这条"信息公路"不畅或处于瘫痪,患者就会出现相应的临床症状,医学上称为"腕管综合征"。

腕管综合征不可小觑，它是一种很常见的"文明病"，在经常使用电脑的人群中相当普遍，鼠标是主要的"腕管杀手"。此外，随着开车族的增多，方向盘也成为"杀手"之一。得了这种病会出现手部逐渐麻木、疼痛，因正中神经主要支配前臂的屈肌群及手部桡侧 2/3 区域的

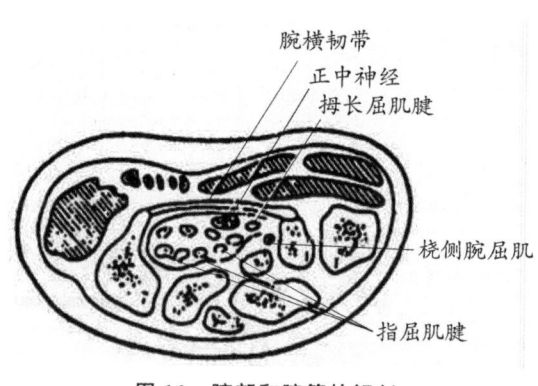

图 16　腕部和腕管的解剖

感觉，故临床表现上可出现患手握力减弱，手的活动笨拙，患手拇指、食指、中指感觉迟钝或麻木，将双肘搁在桌上，前臂与桌面垂直，双腕屈曲，可出现无力、麻木感明显加重。有人会有腕关节肿胀、手动作不灵活、无力等症状，轻者使人感到不适，重者可以导致手部一些功能的丧失，或者形成难看的"鼠标手"。

由于某些人职业或习惯的关系，要做手腕部位重复劳动，尤其是手腕需要过分弯曲和背伸的人，如电脑操作员、钢琴家、包装工人等，特别容易患腕管综合征。对青年女性来说，常见的原因还有妊娠、分娩、哺乳等，因为在妊娠、哺乳期的前后，体内发生了一系列代谢和内分泌变化，导致手腕部滑膜过度增生，腕管内内容物增多，使这条"隧道"更为拥挤不堪，继而压迫娇嫩的正中神经而产生腕管综合征。

其他频繁使用双手的职业如教师、编辑、记者、装配工、厨师、木工、挤奶工、书法家、画家、音乐指挥家以及提琴手、胡琴演奏师、雕刻师等，均易发生腕管综合征。除职业伤害外，肥胖、水肿、糖尿病、甲状腺功能低下、脂肪瘤、类风湿性关节炎、痛风关节炎等也容易导致此病发生。

该病也与腕骨骨折畸形愈合、月骨脱位、腕关节及手部劳损、腕部腱鞘囊肿、脂肪瘤压迫等有关。任何使腕管内容物增多、增大或使腕管容积缩小的因素，都会造成对正中神经的压迫与刺激。常见的病因有：①慢性劳损造成的腕横韧带增厚，或长期握拳姿势下工作造成的屈肌腱腱鞘炎、滑囊炎。②急性损伤所致的血肿及桡骨下段、腕骨、掌骨的骨折脱位。③腕管内的脂肪瘤、囊肿、血管瘤、类风湿性腱鞘炎及结核性腱鞘炎等。

怎样知道自己是否患了腕管综合征

腕管综合征有以下特征：

1. 桡侧三个半手指感觉异常,麻木、刺痛,夜间症状加剧,影响睡眠,手腕部温度增高时,疼痛更明显。手甩动后,手指麻木、刺痛减轻。
2. 患者劳动后症状常可加剧。
3. 桡侧三个半手指感觉减退,指端感觉消失。
4. 腕部在天冷时,患指发冷发绀,手指活动不灵活。
5. 拇指外展肌力差,严重时可有鱼际萎缩、皮肤发亮、指甲增厚、患指溃疡等神经营养障碍表现。
6. 屈腕试验阳性。当患腕屈 90°时,症状加剧者为阳性。
7. 叩诊试验阳性。在腕部叩击正中神经,手指有放射性触电样刺痛感。
8. 止血带试验阳性。应用血压计气囊充气至收缩压与舒张压之间,使手部充血 1 分钟后症状加剧者为阳性。
9. 肌电图检查异常。大鱼际肌出现神经变性。
10. X 线检查。某些病例可能存在有腕部骨质增生、桡骨下端陈旧性骨折、腕骨骨折脱位。

腕管综合征应与哪些病进行鉴别

有多种病可以出现手部疼痛、麻木的症状,很像腕管综合征,我们只要详细询问病史,认真检查,是可以进行鉴别的。

1. 神经根型颈椎病和颈椎间盘突出症。神经根受刺激或受压时,则麻木不仅在手指,而且在颈臂部均有放射性疼痛麻木。并且腱反射也出现某一种神经根受压的变化。
2. 颈肋。可有手部发麻或疼痛,但不局限于正中神经区,多在患手尺侧,患者往往伴有血管症状,如手指发凉、紫绀、桡动脉搏动较另一侧减弱等,X 线片显示存在颈肋。
3. 多发性神经炎。症状常为双侧性,且不局限在正中神经,尺、桡神经均受累,呈手套状之感觉麻木区。

常用电脑应注意哪些事项

1. 不宜一边操作电脑一边吃东西,否则易造成消化不良。因为电脑操作时的高度用脑,会使胃肠因缺血而影响消化功能。

2. 在屏幕前工作时间过长,眼睛视网膜上的视紫红质会被消耗掉而影响视力,因此,应多吃胡萝卜、豆芽、白菜、橘子以及牛奶、鸡蛋、动物肝脏、瘦肉等富含维生素 A 的食物。另外,茶叶中含有的茶多酚等活性物质,有助吸收放射性物质,对人体有益,可多喝茶。要保护好视力,还要注意用眼卫生,经常远眺和做眼保健操,同时要保证充足的睡眠。

3. 电脑室内光线要适宜,不可过亮或过暗,避免光线直接照射在屏幕上而产生干扰光线。光源最好来自电脑使用者的左边或右边。

4. 坐姿要正确舒适。电脑屏幕的中心位置宜与操作者胸部在同一水平线上,最好使用可以调节高低的椅子。在操作过程中应经常眨眨眼睛或闭目休息一会儿,以调节和改善视力,预防视力减退。

5. 电脑房要定期清除粉尘及微生物,清扫时最好用湿布,不要让尘埃随风飘。电脑房要合理调节风量,保持室内空气新鲜,减少电子辐射等对人体的危害。

6. 经常洗脸和洗手,保持皮肤的清洁。因为电脑屏幕表面存在大量的静电,其集聚的灰尘可转射到操作者的脸和手等皮肤裸露处,如不经常清洗,时间久了,易发生斑疹、色素沉着等皮肤疾患。在操作时,人体与电脑屏幕应保持一定的距离,不宜距屏幕太近。

为何女性腕管综合征发病率高

据了解,腕管综合征好发于 30～50 岁人群,女性为男性的 5 倍。两只手都发病者占患者总数的 1/3～1/2,而女性双侧发病者与男性之比提高到 9:1。其原因之一是女性较多从事烦琐、细碎、需要手部频繁劳动的工作;原因之二可能是因为女性对自己的身体感受比较在意,更容易觉察身体的疼痛,对疼痛倾向于"大惊小怪",而男性恰恰相反。

意大利腕管综合征研究小组的 L. 帕多瓦博士研究认为:事实上,男性和女性从事相同类型工作的数目差不多,但是男性难以被诊断为腕管综合征。"740名患者的研究表明,男人往往较少抱怨疼痛,常感觉手部功能好。但是,神经功能评估显示,他们的损害比女性更为严重。"L.帕多瓦博士呼吁:"男人可能仅仅在腕管综合征症状变得很严重时才去看医生。因此,许多不严重的病例就漏诊了。可以推测,男性腕管综合征的发病率是被低估了的。"

如何防止用电脑引发"鼠标手"

"鼠标手"常发于上网族、打字员或办公室人员,表现为在电脑前工作时,手掌常常断断续续地发麻,以后发麻的症状越来越严重,有时睡着了都会被"麻"醒过来,食指在拖曳鼠标时容易抽筋。因为每天重复着在键盘上打字和移动鼠标,手腕关节反复、过度活动,易导致周围神经损伤或受压迫,使神经传导被阻断,从而造成手掌的感觉与运动发生障碍。手指频繁地用力,还使手及相关部位的神经、肌肉因过度疲劳而受损,造成缺血缺氧而出现手部麻木、灼痛,腕关节肿胀、手部动作不灵活甚至无力等。

保持良好的操作姿态是避免相关损伤的最佳方法。

1. 键盘应放置在身体正前方中央位置,使用电脑时,电脑桌上的键盘和鼠标的高度,最好低于坐着时的肘部高度,这样有利于减少操作电脑时对腰背、颈部肌肉和手肌腱鞘等部位的损伤。以持平高度靠近键盘或使用鼠标,可以预防腕管受到伤害。

2. 肘部工作角度应大于90°,以避免肘内正中神经受压。前臂和肘部应尽量贴近身体,并尽可能放松,以免使用鼠标时身体向前倾。使用鼠标时,手臂不要悬空,以减轻手腕的压力,移动鼠标时不要用腕力而尽量靠臂力做,减少手腕受力。不要过于用力敲打键盘及鼠标的按键,用力轻松适中为好。另外,鼠标最好选用弧度大、接触面宽的,有助于力的分散。

3. 平时应养成良好的坐姿,不论工作或休息,都应该注意手和手腕的姿势。应尽量将工作环境搞得舒适些,使腕关节不要过分用力。使用鼠标时要尽量保持手腕平放姿势操作键盘,既不弯曲又不下垂,但也不要过度伸展。伏案工作人员应把椅子调整到最舒适的高度,坐姿挺直并最好使用优质背垫,坐下时双脚正好能平放在地面或脚垫上。

4. 显示屏放置在身体前面的高度以不使头部上下移动为宜,当坐正之后,双眼应与屏幕处于平行直线上,确保显示屏的亮度适中。应让屏幕处于视线水平或稍低,文件应放在文件夹上,必要时可用手腕托架。头部不要前倾,上身挺直,不要低头。

5. 工作期间经常伸展和松弛操作手,可缓慢弯曲手腕,每小时反复做 10 秒钟;也可每小时持续做 10 秒钟的握拳活动。每隔 0.5～1 小时,应该站起来休息一下,甩甩手、按摩和伸手指,做一做握拳和放松动作,使手部的各关节都能得到放松。

6. 电脑桌高度应适宜。电脑桌桌面过高、过低,都会导致使用鼠标姿势不正确。桌面过低,手腕的尺骨必须紧贴桌面,造成压迫,使骨骼变形;桌面过高,大臂必须抬起,腕部必然"内展",导致腕部僵硬。

"鼠标手"早期症状比较轻,比如只在使用鼠标时容易抽筋或手掌偶有发麻,这时需要休息。必要时可用木板等方法将手腕固定,使其伸直,通过让受压的神经放松,改善血液循环来改善症状。一旦出现了手麻、手痛,特别是出现夜间麻醒的情况,一定要找手外科专科医生诊治,以免耽误病情,造成严重的后果。

怎样治疗腕管综合征

一、休息及固定治疗

对于早期症状较轻的患者来说,休息是最重要的治疗手段,治疗初始要让手腕多休息,必要时可根据病情、病因,选用贴体的夹板或铝板将前臂与腕部固定于中立位,或用石膏夹板将手腕固定,使其伸直。可通过外固定,如用石膏托将腕关节固定于轻度背伸位 1～2 周,使腕部充分休息,减轻症状。有些患者只需在晚间使用夹板,有些患者则需要整天使用,直到病情好转。

二、功能锻炼

可行腕部屈伸及前臂旋转等运动,固定 24 小时后疼痛即可减轻,在有外固定情况下练习各指伸屈活动,3～5 天后练习腕伸屈及前臂旋转活动,使肌肉及肌腱在固定物中运动,防止废用性萎缩及粘连。

三、中药治疗

可选用活血祛瘀、舒筋活络的中成药,如大活络丸、筋骨痛消丸等内服药物,消肿镇痛。亦可配合舒筋通络的中药热敷熏洗,有很好的疗效。药用花椒 30 克,伸筋草 40 克,艾叶 30 克,红花 30 克,赤芍 15 克,桂枝 15 克,鸡血藤 30 克,乳香 12 克,没药 12 克。加水 1 000～1 500 毫升,文火煎,沸后,晾至 50℃左右,将患部浸于药液内,浸泡数分钟后,患部做屈伸活动数分钟。如此反复,30～60 分钟/次,2～3 次/日,5 日为 1 个疗程。

四、西药治疗

给予一些消炎镇痛非甾体类药物及促进神经恢复的维生素类药物内服,以帮助症状消退。

五、封闭治疗

醋酸强的松龙 0.25 毫升加 2%奴夫卡因 2 毫升混合后腕管内注射,每周 1 次,3～4 次为 1 个疗程,以控制疼痛和肿胀。

六、针灸治疗

取阳溪、合谷、内关、外关、劳宫等穴,得气后留针 15 分钟,每日或隔日 1 次。

七、按摩治疗

1. 自我按摩。

(1)按压外关穴。在 1 分钟内,用健侧的食指和中指,按顺时针方向按压患侧外关穴 36 圈,再按逆时针方向按压 36 圈。

(2)按压阳溪穴。在 1 分钟内,用健侧的食指和中指,按顺时针方向按压患侧阳溪穴 36 圈,再按逆时针方向按压 36 圈。

(3)按压合谷穴。在 1 分钟内,用健侧的拇指,按顺时针方向按压患侧合谷穴 36 圈,再按逆时针方向按压 36 圈。

(4)按压大陵穴。在 1 分钟内,用健侧的食指和中指,按顺时针方向按压患侧大陵穴 36 圈,再按逆时针方向按压 36 圈。

(5)按压阳池穴。在 1 分钟内,用健侧的食指和中指,按顺时针方向按压患侧阳池穴 36 圈,再按逆时针方向按压 36 圈。

(6)按压劳宫穴。在 1 分钟内,用健侧的食指和中指,按顺时针方向按压患侧劳宫穴 36 圈,再按逆时针方向按压 36 圈。

(7)按压鱼际穴。在 1 分钟内,用健侧的食指和中指,按顺时针方向按压患侧鱼际穴 36 圈,再按逆时针方向按压 36 圈。

2. 他人按摩。

(1)患者正坐,前臂放于旋前位,手背朝上。术者双手握患者掌部,右手在桡侧,左手在尺侧,而拇指平放于腕关节的背侧,一拇指之端按入腕关节背侧间隙内。在拔伸情况下摇晃腕关节,然后将手腕在拇指按压下背伸至最大限度,随即屈伸,并左右各旋转其手腕2～3次。

(2)由于扭伤引起的本病,术者可用拇指、食指腹或指尖按压、揉摩患者外关、阳溪、鱼际、合谷、劳宫等穴及痛点,然后将患手在轻度拔伸下,缓缓旋转、屈伸腕关节。后依次拔伸拇指、食指、中指、无名指,以能发生弹响为佳。

八、小针刀治疗

[患者姿势]坐姿或仰卧,上肢伸直,腕部垫小软枕,掌心向上,平放。

[治疗点]四点进针松解法:

(1)外上点。在远侧腕横纹与桡侧腕屈肌内缘交界点。

(2)外下点。在外上点下方2.5厘米。

(3)内上点。在远侧腕横纹与指浅屈肌尺侧缘交界点。

(4)内下点。在内上点下方2.5厘米。

[针刃方向]针刃与腕掌侧肌腱和血管、神经的长轴一致。

[层次结构]皮肤、皮下组织,腕横韧带附着点,肌间筋膜。

[运针法]针刃垂直刺入0.5厘米抵达治疗点,做纵行针切,横行推动加小幅刃剥。

[辅助治疗]施术完毕即可进行屈腕,镇定;腕过伸,牵拉。反复数次。

[注意事项]腕掌侧有桡动脉、正中神经、尺动脉、尺神经行走,防止施针时损伤。

九、手术治疗

采用上述方法无效或已出现了大鱼际肌萎缩,则需要手术治疗,目的在于解除对正中神经的压迫。手术的效果一般较好。手术的操作是将腕横韧带切断,进行腕管内减压治疗,同时清除腕管内增厚的滑膜、囊肿、肿瘤及骨突等病理组织,切开的腕横韧带不需缝合。

急性腰扭伤

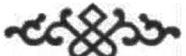

32岁的民工小万在工地上弯腰搬一重物时,听到腰部有一响声,随即感到腰部一侧剧烈疼痛,不能伸直,屈伸俯仰、转身起坐则疼痛加剧,整个腰部不能活动,呈强直状,深呼吸、咳嗽、喷嚏时疼痛更重,勉强活动时需用两手固定腰部。这是什么病呢?

急性腰扭伤是怎样引起的

小万患的是急性腰扭伤。急性腰扭伤由于腰部不同部位和组织损伤,其临床表现不尽相同。常见有急性腰肌及胸腰筋膜扭伤、急性腰部韧带扭伤、急性腰椎关节突关节扭伤。

一、急性腰肌及胸腰筋膜扭伤

本病多由腰部突然扭伤所致,受损组织以腰部肌群及胸腰筋膜为主,是一种较常见的损伤。在某种状态下,腰部肌肉强烈收缩,使肌肉和筋膜受到过度牵拉、扭曲,甚至撕裂,而致剧烈腰痛。损伤因受力的大小不同,组织损伤的程度也不一样。致伤原因很多,最常见的有以下几种:

1. 动作失调。数人抬物时动作不协调,或其中一人突然失足。患者瞬间处于姿势不当且毫无思想准备的状态下,身体为了保持平衡,反射性引起腰肌强烈收缩,导致腰肌及胸腰筋膜损伤。

2. 姿势不良。猛然搬提过重物体或搬物时姿势不正确,所提物体的重心离躯干的中轴线过远,使腰部肌肉负荷过大,或腰肌收缩运动不协调,常可使腰骶部肌肉、筋膜受到过度的牵拉或撕裂。

3. 重心失衡。不慎摔倒时,身体重心突然失去平衡,腰肌骤然收缩;或跌倒时腰部屈曲,下肢伸展,造成腰骶部肌肉及筋膜损伤。

4. 腰部活动准备不足。日常生活中,如泼水、弯腰、起立,甚至挂手巾、打喷嚏、打哈欠等,由于腰部突然活动准备不足,可造成腰肌及筋膜损伤,即所谓"闪腰"。

二、急性腰部韧带扭伤

腰部韧带具有限制腰椎过度活动、维持腰部稳定的作用。正常情况下由于有肌肉的协同保护作用,可使韧带免遭外力过度牵拉。当韧带处于紧张状态而肌肉收缩力不足时,韧带因受强大外力牵拉,会造成损伤,甚至断裂。

腰部韧带损伤常见于青壮年体力劳动者。损伤之后,若失治、误治,可转为慢性韧带损伤。

腰部韧带损伤与腰部肌肉损伤有密切关系。当腰部肌肉、筋膜损伤后,韧带失去保护,受力增加,易导致韧带损伤。反之,腰部韧带受损后,腰部支持、稳定能力降低,腰部肌肉、筋膜为之代偿,易产生腰肌、筋膜的损伤。常见的病因有:

1. 弯腰搬物。腰部有一系列韧带限制脊柱过度前屈,这些韧带在正常情况下,都能得到竖脊肌的保护,当人体过度弯腰、搬移重物时,竖脊肌处于松弛状态,臀、大腿部肌肉收缩,以腰椎为杠杆将重物搬起,支点位于腰骶部。此时韧带无竖脊肌保护,如搬物过重,且重心距躯干支点过远时,极易造成棘间韧带、棘上韧带损伤,以腰骶部位多见。

2. 突然摔倒。突然摔倒时,两腿伸直,臀部着地,躯干过伸,此时股后肌群紧张,两髂骨及骶骨相对固定,腰骶部的棘上韧带可发生部分或全部撕裂。若暴力强大时,在骶骨相对固定的情况下,髂骨亦可同时向前屈曲旋转,引起骶髂关节的韧带损伤。

3. 暴力撞击。暴力直接作用于腰背部,使腰背过度前屈,可造成腰部韧带损伤。这种损伤有时很重,可能合并骨折、脱位,甚至神经损伤。

三、急性腰椎关节突关节扭伤

在腰部过度的屈曲、过伸、牵拉或旋转外力的作用下,可导致腰椎关节突关节损伤,称为腰椎关节突关节紊乱症、腰椎关节突关节综合征或急性腰椎关节突关节滑膜嵌顿、关节突关节错缝,本病还包括腰骶关节和骶髂关节的损伤。本病常被误诊为急性腰肌筋膜扭伤或急性腰肌纤维组织炎等而延误治疗,转为慢性腰痛。在损伤时因腰椎间关节周围的韧带、关节囊及滑膜的扭伤或撕裂,或滑膜嵌顿于关节突关节内而发生本病,常伴有关节错缝移位。

1. 腰椎关节突关节扭伤。人体站立时,腰椎两侧关节突关节与椎间盘呈三角负重状态。脊柱前屈时椎间盘负重力增大,关节突关节略微张开;后伸时两侧关节突关节负重力增大。脊柱旋转、侧屈时,一侧关节突关节受压,关节间隙变窄,另一侧关节突关节张开。当运动姿势不正确、肌肉平衡失调时,易引起急性关节突关节扭伤。若腰椎前屈或旋转过度,关节突关节张开,使关节腔内负压增大,而吸入滑膜。此时,如腰椎又突然后伸,滑膜可能来不及退出而被嵌顿于关节面之间,形成腰椎关节突关节滑膜嵌顿,引起腰部剧烈疼痛。

2. 急性腰骶关节扭伤。腰骶关节位于腰椎最下部分,与骨盆间构成关节,负重量大、活动多,为躯干活动枢纽,经常处于运动状态,故易受损伤。如有第1骶椎隐裂或腰骶角过大等先天畸形类解剖上的弱点,极易造成腰骶关节损伤。当局部软组织肿胀刺激腰骶部神经根时,可引起反射性下肢疼痛。

急性腰扭伤怎样诊断

一、急性腰肌及胸腰筋膜扭伤

1. 临床表现。多有腰部扭伤史。腰部一侧或两侧疼痛剧烈,腰部活动、咳嗽、打喷嚏,甚至深呼吸时都可使疼痛加剧。轻者伤时疼痛不明显,数小时后或次日症状加重。严重者腰部当即呈撕裂样疼痛,不能坐立、行走,疼痛有时可牵涉至一侧或两侧臀部及大腿后侧。腰肌呈紧张状态,常见一侧肌肉高于另一侧。有时可见脊柱腰段生理性前曲消失,甚至出现侧曲。

2. 检查。①压痛点:损伤早期,绝大多数患者有明显的局限性压痛,多位于腰骶关节、髂嵴后部或第3腰椎横突处,同时可扪及腰部肌肉明显紧张。②腰部功能观察:腰部活动受限,特别是前屈受限,行走时常用手支撑腰部,卧位时难以翻身。③特殊检查:直腿抬高试验、拾物试验可呈阳性,但加强试验为阴性。

3. X线检查。一般无明显病理性改变,有时可有脊柱腰段生理性前曲消失或有轻度侧曲。

二、急性腰部韧带扭伤

1. 临床表现。有明显外伤史。常发生于弯腰工作或暴力突然迫使腰部屈曲时,损伤时可自觉腰部有一清脆响声或撕裂样感觉,常呈断裂样、刀割样或针刺样锐痛。有时可伴有下肢反射性疼痛,腰部活动时疼痛加剧。

2. 检查。局部可出现肿胀、淤斑,腰肌痉挛,棘突间有明显压痛,腰部活动明显受限,前屈受限尤其明显。直腿抬高试验和屈膝屈髋试验均可呈阳性。

若合并棘上韧带、棘间韧带断裂时,棘突间距离可加宽。如为髂腰韧带损伤,其压痛点在髂嵴后部与第5腰椎间三角区有深压痛,屈腰旋转脊柱可致腰痛加剧。

3. X线检查。一般无异常表现。若棘上、棘间韧带断裂者,可有棘突间距增大。X线片对诊断或排除骨折、脱位有十分重要的意义。

三、急性腰椎关节突关节扭伤

1. 临床表现。均有闪腰、屈腰、旋转等外伤史。疼痛突发,较为剧烈。关节损伤后,组织的炎症、水肿可影响神经根,故经常伴有不同程度的下肢放射性疼痛。腰部活动或打喷嚏、咳嗽等腹腔压力增高时,腰部疼痛加剧。

2. 检查。腰部肌肉紧张,有时局部肿胀,腰椎向一侧偏歪,腰部活动功能明显受限,压痛明显。确定压痛部位对诊断关节扭伤有十分重要的意义。

（1）急性腰椎关节突关节扭伤。压痛点位于棘突两侧或一侧稍下方,一般无放射痛。患者拒绝做腰部试验,直腿抬高试验为阳性,但加强试验为阴性。

（2）急性腰骶关节扭伤。多有腰骶部负重扭伤史。伤后感腰骶部剧痛,不敢直腰。直腰时多以一手或两手叉腰,或以手支撑膝部,以减少腰骶关节活动,步行迟缓,表情痛苦,腰$_5$与骶骨底之间有明显压痛和叩击痛。屈膝屈髋试验阳性。

3. X线检查。一般无异常改变,有的呈脊柱侧弯,或椎间隙变窄或变宽或模糊等。

急性腰扭伤怎样治疗

一、内服药物治疗

（一）辨证施治

本病之痛，有轻重之别，亦有兼虚、夹邪之异。视其脉证而选用行气通络、活血化瘀、补肾、祛风除湿及温经散寒诸法。如伤在外而瘀血内结，腹胀痛、便秘者，又当化瘀与通下并用。

1. 损伤初期。

● 扭伤轻证：经气闭阻，络脉不畅型

[主症] 腰部胀痛拘急，或刺痛拒按，转侧不利，伤处无青紫，无红肿，舌质正常或紫暗，脉涩。

[治法] 行气活血，通络止痛。

[方药] 顺气活血汤送服七厘散。苏梗12克，厚朴12克，枳壳10克，砂仁10克，当归尾12克，红花8克，木香10克，赤芍12克，桃仁10克，苏木10克，香附9克。

[加减] 若兼见腰痛重着者，加苍术9克、独活12克、桂枝9克、白术9克，以祛风除湿，温经散寒；若兼见腰膝酸软、神疲、怠惰乏力者，加熟地24克、续断12克、狗脊12克、杜仲10克，以补益肝肾，强筋健骨；若兼见腹胀、便秘者，加大黄10克、枳实10克，以通腑、化瘀。

● 扭伤重证：络脉损伤，瘀血内停型

[主症] 扭伤之后，腰部剧痛，如针刺刀割，或如撕如裂，痛处红肿或青紫，按之则痛甚，转侧不利，舌质紫暗或有瘀斑，脉弦涩。

[治法] 破血化瘀，通络止痛。

[方药] 桃红四物汤加减。当归10克，川芎10克，白芍10克，生地10克，桃仁6克，红花9克，制乳香10克，制没药10克，䗪虫10克，苏木10克，木香10克，枳壳10克。

[加减] 若伤处皮肤青紫、肿痛甚者，加穿山甲珠10克、血竭粉3克，以化瘀止痛；若腹胀、便秘者，加生大黄10克、枳实10克、厚朴10克，以化瘀消胀；若平素气虚，全身乏力、气短懒言者，加党参12克、黄芪15克，以补中益气。

2. 恢复期。

●扭伤兼肾虚证型

[主症]腰痛拘急,转侧不利,兼见腰膝酸软,神疲乏力,头晕目眩,遇劳则加重,舌淡红,苔薄白,脉沉细无力。

[治法]壮腰补肾,化瘀止痛。

[方药]补肾壮阳汤加减。熟地15克,生麻黄3克,白芥子3克,炮姜6克,杜仲12克,狗脊12克,肉桂6克,菟丝子12克,牛膝9克,续断9克,丝瓜络6克。

[加减]若加强强筋壮骨之功效,可加桑寄生15克、牛膝15克、五加皮12克;若偏肾阴虚者,加知母12克、黄柏9克,以滋阴降火;偏肾阳虚者,加制附子10克、肉桂10克,以温补肾阳。

●扭伤兼风寒湿痹证型

[主症]腰痛重着,拘急不舒,转侧不利,阴雨天加重,得热则舒,舌淡胖,苔薄白,脉沉迟或沉涩。

[治法]祛风除湿,温经散寒,通络止痛。

[方药]独活寄生汤加减。独活90克,桑寄生、杜仲、牛膝、细辛、秦艽、茯苓、桂心、防风、川芎、人参、甘草、当归、芍药、干地黄各60克。

[加减]亦可配服小活络丹。若腰部冷痛者,加制川乌6克、制附子10克,以增温经散寒之力;若腰部重痛者,加苍术10克、薏苡仁15克,以除湿;若痛而走窜者,加羌活12克、海风藤15克,以祛风定痛;若平素体虚,酌加党参15克、白术12克,以补气。

(二)验方治疗

地龙15克,苏木12克,官桂15克,黄柏15克,麻黄8克,桃仁15克,当归尾30克,红花10克,大黄30克,乳香6克,没药6克,甘草6克。体质强壮可重用大黄60克,体质虚弱可用黄柏10克、大黄15克,另加党参15克、白术30克、淫羊藿15克。上药煎1小时后再加入大黄煎10分钟,留300~400毫升汁顿服。将前药渣倒入铁锅内,加陈醋150毫升,将药渣炒热装入小布袋内外敷患处,凉了再加温,每次热敷30分钟。

二、外用药物治疗

1. 外敷法。外敷消瘀膏:大黄500克,白芷、姜黄、生乳香、生没药各150克,共研细末。每用100克药粉加凡士林50g,调匀敷于患处。

2. 熏洗法。桃仁、红花、乳香、没药、五倍子(打碎)、黑豆各20克,赤芍 15 克,甘草 15 克,白酒 30 克。每剂加水 3 000 毫升,煎到水减半时加入白酒,趁热熏洗患处,待药液温度稍减,便可用毛巾浸药液洗患处。每次熏洗 30 分钟,一剂药可熏洗 4 次。有皮肤化脓者禁用。

三、手法治疗

(一)急性腰肌及胸腰筋膜扭伤

1. 按揉法。患者俯卧位,尽量使肢体放松。先自大杼穴开始由上向下按揉。再点按环跳、承扶、委中、承山、昆仑等穴,以膀胱经腧穴为主。

2. 调理腰肌。滚揉两侧腰肌,着重于痉挛一侧,由周围逐步向痛点推理,再在痛点上方将竖脊肌向外下方推理直至髂骨后上棘,反复操作三四次。

3. 捏拿腰肌。以两手拇指和其余四指对合用力,捏拿腰肌。捏拿方向与肌腹垂直,从腰$_1$起至骶部臀肌。重点是两侧竖脊肌和压痛点处,反复 2~5 分钟。

4. 按腰扳腿。一手按住患者腰部,另一手前臂及肘部托住患者一侧小腿上段,并反手扣住大腿下段。双手配合,下按腰部及托提大腿相对用力,有节奏地使下肢起落数次,随后摇晃、拔伸,有时可闻及响声。两侧均做。

5. 揉摩舒筋。以掌根或小鱼际着力,在患者腰骶部行揉摩手法。以患侧及痛点处为主,边揉摩边滑动,使局部感到微热为宜。

(二)急性腰部韧带扭伤

手法治疗急性腰部韧带扭伤的目的,在于使撕裂分离后的韧带理顺归位,既可舒筋活络,又可改善局部血液循环,使韧带易于修复。

1. 理筋复位。适用于棘上韧带撕裂或从棘突上剥离者。患者站立或端坐位,医者坐于患者身后,以两手拇指触摸棘突,找到棘上韧带剥离处后,嘱患者略弯腰,医者一手拇指按于被剥离的棘上韧带上端,向上推按牵引;另一手拇指左右拨动已剥离的韧带,找到剥离面,然后顺脊柱纵轴方向由上向下顺势按压,使其复位。

2. 理筋通络。适用于韧带扭伤而未发生断裂者。患者俯卧位,医者先在脊柱两侧以按揉法调理,然后用拇指在棘上韧带方向垂直做弹拨,并沿棘上韧带方向做上抹法,再于腰背部督脉上做直擦,以透热为度。

(三)急性腰椎关节突关节扭伤

急性腰部及腰骶关节扭伤若能明确诊断,施行手法治疗后,往往能取得较为理想的效果。手法可分为两步。第一步采用一般的活血止痛、理筋解痉按摩松解手法,如点按穴位和揉、滚、擦等手法;第二步为复位手法,纠正关节紊乱,解除滑膜嵌顿,以迅速消除疼痛,恢复正常功能。常用复位手法有以下几种:

1. 斜扳法。患者侧卧位,患侧在上,髋、膝关节屈曲,健侧髋、膝关节伸直。医者可立于患者前侧或背侧,一手置于肩部,另一手置于臀部,两手相对用力,使上身和臀部做反向旋转(肩部旋后,臀部旋前,同时令患者腰部尽量放松),活动到最大程度时,用力做一稳定推扳动作。此刻往往可听到清脆的弹响声,腰痛一般可随之缓解。

2. 牵拉法。患者俯卧位,一助手抱拉住患者的腋下,或嘱患者两手拉住头侧床沿。医者握住患者两侧踝关节,做对抗牵引,持续1~2分钟,再慢慢松开,重复数次。最后用力将下肢快速地上下牵拉数次,使牵拉力量传递至腰部关节,使其复位。

亦可选用背法、坐位旋转复位法等,具体运用应根据具体条件,选用患者易于接受的方法。合适的体位可使患者腰部肌肉放松,消除恐惧心理。

四、针灸治疗

1. 毫针刺法。取人中、委中、昆仑等穴,用强刺激手法,并可在腰部、骶部、环跳等痛点针刺加拔火罐。亦可刺大椎(针尖向下方斜刺)、天柱(针尖向下椎体方刺入0.8寸)。

2. 灸法。取铜钱厚的生姜1片,穿刺多孔,置于压痛点上,将艾炷放在姜片上施灸,以局部出现潮红为度,一般需4~6壮。

3. 耳针疗法。取耳穴的神门、肾、腰痛点相应部位。常规消毒后,神门、肾两穴直刺至软骨,腰痛点斜刺(45°角),双耳同时进行,留针10~15分钟,同时嘱患者活动腰部。

4. 梅花针配拔罐疗法。常规消毒后,在压痛点由上而下叩刺(范围大于压痛点),以刺出稠密血点为宜,擦去血迹后,在压痛点拔罐,留罐5~10分钟,起罐后再擦干血迹。

5. 水针疗法。取当归注射液2~4毫升,注射于双侧承山穴,每穴每次1~2毫升,每日或隔日1次。

6. 验穴疗法。扭伤穴是治疗腰扭伤的奇穴,对急性腰扭伤有明显的疗效。在笔者偶然的一次治疗中,先针患者腰部阿是穴,而后针双侧扭伤穴(此穴在曲池穴下 2.5 寸,靠桡骨内缘处),双手行针,并嘱咐患者活动腰部,当即腰痛消失,活动自如,多年的腿痛、胸胁痛亦随之而愈。以后经多年的临床观察,发现扭伤穴不仅对急性腰扭伤有独特的疗效,而且对落枕、岔气、肩背痛、胸胁痛、肋间神经痛、腿痛、坐骨神经痛等均有明显的疗效。

五、小针刀治疗

[患者姿势]俯卧位。

[治疗点]腰背压痛点,或腰肌紧张痉挛处。

[运针法]针刀方向与竖脊肌纤维走向一致。针刀通过皮肤、皮下组织、胸腰筋膜、肌层。在竖脊肌做纵行、横行针切、推动和摆动,或至腰椎横突或关节突关节骨面做刃剥。

[辅助治疗]在腰部做滚法、一指禅、弹拨、理筋和斜扳法放松腰肌。

怎样预防急性腰扭伤

1. 重体力劳动及剧烈运动前,应先活动腰部,使肌肉、筋膜放松,可预防扭伤。

2. 重体力劳动时,可取前窄后宽的腰带围束腰部,可保护腰部,防止扭伤。

3. 扭伤早期不宜强行锻炼,应卧硬板床休息,以减轻疼痛,防止进一步损伤,并有利于组织修复。疼痛缓解后即可开始逐步进行腰背伸锻炼。损伤后期应加强腰部的各种功能锻炼,以防止粘连,并增强肌力和腰部抵抗能力。

4. 腰部注意保暖,有腰部劳损的患者天气寒凉时可在腰部加围自然材料护腰(如家畜皮毛或羽绒护腰)。不要使用中夹钢板的护腰,中夹钢板的护腰对人体运动系统的局部起应力遮挡作用,可以加速脊柱和脊周组织退变,造成骨质疏松、椎间盘变性或腰肌退化。

慢性腰肌劳损

> 42岁的陈大嫂在一家酒店做清洁工作已5年,繁重的工作之后,回家还要照顾卧床不起的婆婆,近两年来她经常反复出现腰痛,尤其是腰骶部两侧酸痛难受,劳累后加剧,遇天气变化则易复发。这是怎么回事呢?

慢性腰肌劳损是怎样引起的

陈大嫂的病属于慢性腰肌劳损。腰肌劳损,是指腰部肌肉、韧带等软组织,因积累性、机械性等慢性损伤或急性腰扭伤后,未获得及时有效的治疗,而转为慢性病变所引起的腰腿痛等一系列症状。临床以腰痛,时轻时重,反复发作为特点。同时,该症又是慢性腰腿痛中最常见的原因之一。有些患者往往无明显的外伤史,常在不知不觉中出现腰痛。本病多见于青壮年,常与职业和工作环境有一定关系。引起本病的病因主要有以下几个方面:

1. 劳逸不当。由于工作原因长期进行弯腰活动,造成长期腰部姿势不良,使筋骨活动不调,损伤腰背部肌肉、筋膜,使血液凝滞,造成本病。

2. 年老体衰。年事已高,肝肾亏虚,精髓不足,气血运行失调,脊柱出现退行性改变,引起本病。

3. 损伤失治,复感外邪。腰部急性损伤后,没有得到及时正确的治疗,迁延日久,若汗出当风,露卧贪凉,招致外邪浸淫,久而不散,筋骨损伤日重,因成本病。

4. 先天畸形。腰骶部骨骼先天畸形或下肢畸形等,使走路时姿势不平衡,久而久之,腰部筋骨劳损,遂成本病。

本病的特点是患者腰背部多为隐痛,时轻时重,经常反复发作,休息后减轻,劳累后加重,适当活动或变动体位时减轻,弯腰工作困难,若勉强弯腰则腰痛加剧,常喜用双手捶腰以减轻疼痛,少数患者大腿后上部(近臀部)胀痛。腰痛与天气变化有关,阴雨天腰痛加剧、重着乏力,受凉或劳累后可加重发作。临床检查时脊柱外观一般正常,腰部功能活动范围尚可,有的患者一侧或双侧腰部肌肉触之板滞,局部压痛。

慢性腰肌劳损如何诊断

1. 病史。多有长期劳累或不同程度的外伤史。

2. 临床表现。患者疼痛的部位在腰部或腰骶部的一侧或两侧,疼痛的特点是呈隐隐作痛,反复发作,劳累后加重,休息后缓解。常感弯腰困难,稍有持久弯腰或活动过度则使疼痛加剧;适当活动,或经常变换体位,做挺腰动作,用两手捶腰,热敷后,以及睡觉时用小枕垫于腰部,均能减轻腰痛症状。而劳累及气候变化是使腰痛复发的诱因。

3. 体征检查。腰部外观多无异常,有时可见生理性前凸变直。单纯性腰肌劳损的压痛点,常位于棘突两旁的骶棘肌处,或髂嵴后部,或骶骨后面的腰背肌止点处。若伴有棘间、棘上韧带损伤,压痛点则位于棘间、棘突上。腰部活动功能多无障碍,严重者可稍有受限。直腿抬高试验阴性,神经系统检查无异常。

4. X线片检查。多无异常,可有脊柱腰段的生理性弯曲改变,或有轻度侧弯。有时可发现先天性异常,如第5腰椎骶化、第1骶椎腰化、骶椎隐裂,或见有骨质增生现象等。

慢性腰肌劳损如何与其他疾病鉴别

本病易误诊为腰椎骨性关节炎及强直性脊柱炎。

1. 腰椎骨性关节炎。常伴有其他关节骨性关节炎表现,X线片显示腰椎广泛退行性改变及增生。

2. 强直性脊柱炎。常有腰部僵直,血沉快,HLA－B_{27}阳性,晚期脊柱X线片可见脊柱呈竹节样改变。

慢性腰肌劳损如何治疗

对腰肌劳损尚无特效的治疗方法,根治比较困难,且易复发。因此,本症也应属顽固性痛症之一。治疗的原则是采取综合治疗、行为治疗的方法,调动患者的主观能动性,积极配合,参与治疗,才能取得较好效果。

一、内服药物治疗

(一)中药辨证施治

本病疼痛之作,有内伤、外感之分,虚实之别。内伤之痛,其证多虚,起病缓慢,经久不愈,其痛隐隐而兼见腰膝酸软,劳则加重。外感之痛,其证多实,起病较急,有积劳损伤、血瘀气滞及感受风寒湿邪之不同。劳损血瘀气滞之痛,痛有定处,按之则痛剧,亦有痛如针刺刀割者;外感风寒湿邪之痛,冷痛重着,强硬拘急,阴雨天及夜卧则痛重,活动后痛减。

因此,痛有虚实,治分"通"、"补"。实证以"通"为主,重在祛邪通络;虚证以"补"为主,重在滋补肝肾,强筋壮骨。

●劳伤积损,气血瘀滞型

[主症]腰部刺痛或胀痛,痛有定处,或拘急板硬不舒,俯仰转侧不便,日轻夜重,痛处拒按,舌质紫暗或有瘀斑,脉涩。

[治法]舒筋活血,行气止痛。

[方药]调荣活络饮加减。当归15克,赤芍12克,桃仁9克,红花9克,大黄6克,独活9克,秦艽9克,川牛膝15克,桂枝6克,枳壳10克,青皮10克。每日1剂,水煎服。

[加减]若血瘀重者,加制乳香10克、制没药10克以增逐瘀通络之功;若筋脉拘急,僵硬不适,可加五加皮15克、伸筋草15克送服小活络丹,以舒筋活络,温化寒湿。

●风寒湿邪,痹阻经络型

[主症]腰部冷痛重着,拘急不舒,转侧不利,阴雨天及夜卧则痛重,得热或揉按则痛减,苔白腻,脉沉迟或缓。

[治法]温经散寒,祛风除湿,通络止痛。

[方药]独活寄生汤加减。独活6克,防风6克,川芎6克,牛膝6

克,桑寄生18克,秦艽12克,杜仲12克,当归12克,茯苓12克,党参12克,熟地15克,白芍10克,细辛3克,甘草3克,肉桂2克(冲)。每日1剂,水煎服。

[加减]若寒重痛剧者,加制川乌10克、麻黄6克以增温经散寒之力;若湿重者,加苍术10克、薏苡仁30克、防己10克以除湿;若寒湿郁久化热者,加苍术10克、黄柏10克以燥湿清热;若久治不愈者,加全蝎10克、地龙12克、蜈蚣10克、穿山甲10克以搜风通络。

● 肝肾亏虚,气血虚弱型

[主症]腰部酸痛,绵绵不已,喜揉喜按,腿膝无力,劳则加重,卧则痛减,常反复发作。偏阳虚者,伴有畏寒肢冷,少腹拘急,面色㿠白,舌淡,脉沉细。偏阴虚者,伴有心烦失眠,口干咽燥,手足心热,舌质红,脉细数。

[治法]补益肝肾,强筋壮骨。

[方药]补肾活血汤加减。熟地10克,杜仲3克,枸杞子3克,补骨脂10克,菟丝子10克,当归尾3克,没药3克,山萸肉3克,红花2克,独活3克,淡苁蓉3克。每日1剂,水煎内服。

[加减]若偏肾阳虚者,可加制附子10克、肉桂10克以温补肾阳;偏肾阴虚者,可加知母10克、黄柏10克,配服健步虎潜丸以滋阴降火,强筋壮骨。

(二)西药治疗

1. 一般服用镇痛剂,如阿司匹林、芬必得等。

2. 可同时辅用苯丙氨酯、地西泮等缓解肌肉痉挛。或用氯唑沙宗,可改善肌肉局部血液运行,松解痉挛,缓解症状,减轻疼痛。

二、外用药物治疗

1. 热敷疗法。用坎离砂加醋搅拌后局部热敷。适用于风寒湿邪痹阻型。

2. 外擦药。用万花油、正骨水、骨友灵等,在腰脊部两侧外擦。

3. 敷贴疗法。用温经通络膏外敷。制法:乳香、没药、麻黄、马钱子各等量,共为细末,备用。外敷时,根据要敷贴面积的大小,取上述药末适量,用蜂蜜调如膏状,敷于患处。适用于风寒湿邪痹阻型。

三、按摩治疗

方法一:

1. 患者取俯卧位,术者站立患者左侧。用拇指指腹按压肾俞、关元俞、膀胱俞、大肠俞、八髎、腰部压痛点,以患者有酸胀感为佳,每穴约1分钟。

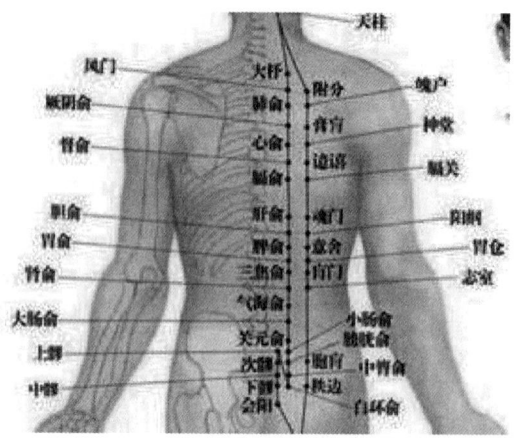

2.患者俯卧位,头向左或右侧旋转,并放松全身肌肉,术者站立于患者左侧,以左手掌根部,自脊柱右侧骶棘肌上端开始,按揉而下,至腰骶部,重点按揉肾俞、关元俞、膀胱俞、大肠俞、八髎、腰部压痛点。同法施于患者左侧,均反复5～8次。最后自上而下,按压脊柱各关节棘突。施术时旋转按揉,力量宜轻稳平均。

3.患者俯卧位,术者在腰三角处(相当于腰$_{4\sim5}$椎间隙,大肠俞穴)用双手拇指和中指端徐徐用力按压深处用力由轻而重(即由浅入深),再由重而轻(即由深而浅),大多数患者感觉酸痛舒适,一般操作1～2分钟。

4.患者取俯卧位,术者站于患者患侧。在患侧背部自上而下施行滚法,重点在肾俞、关元俞、膀胱俞、大肠俞、八髎、腰部压痛点,反复5～8次。

5.直擦腰骶部两侧,横擦腰骶部,以透热为度。最后拍腰背两侧骶棘肌,以皮肤微红为度,然后热敷患处。

方法二:

治疗的目的在于促进血液循环,理顺肌纤维,剥离粘连,加速炎症消退,缓解肌肉痉挛。可将点穴及按摩手法配合进行。先点按腰腿部腧穴,如肾俞、大肠俞、腰阳关、八髎和委中、承山、秩边以及阿是穴等。然后在患者两侧膀胱经用较重刺激的滚法上下往返治疗5～6遍。再直擦腰背部两侧膀胱经,横擦腰骶部,均以透热为度。随后,滚揉两侧骶棘肌,推理腰部肌肉,推拿或弹拨腰肌和韧带。最后,拍击腰部、背部骶棘肌,以皮肤微红为度。必要时施以过度屈伸腰部或扳腰手法。施术时手法应轻快、柔和、灵活、稳妥,切忌用强劲暴力,以免加重损伤。

四、针灸治疗

1. 毫针刺法。取肾俞、腰阳关、委中、承山、昆仑、夹脊、膈俞、次髎及阿是穴等穴位针刺,用平补平泻法。亦可在压痛点及委中穴,用梅花针重叩出血,再配合疼痛点拔罐。

2. 灸法。取命门、志室、气海俞、夹脊、阿是穴,用艾卷灸,或隔附子饼灸,每日1次,每次10～20分钟。

3. 水针疗法。常规消毒后,选用5号针头垂直刺入命门穴,进针0.8～1.2厘米,出现酸胀感后,抽吸无回血,注入维脑路通1～1.5毫升。

4. 刺血疗法。腰脊正中痛,取人中;腰脊两侧痛,取委中或至阴。一侧腰痛,刺同侧穴;两侧腰痛,刺两侧穴。常规消毒后,用三棱针对准穴位快速刺入3～5毫米,并立即出针,指压使血出尽(3～4滴)。一般1次多可愈合。若仍不愈合者,可隔2～3日再刺1次。多适用于实证。

5. 电针疗法。腰脊痛取夹脊穴之腰$_{1\sim2}$(同侧)。患者俯卧,用2～4寸针与皮肤成60°角捻转进针,得气后接电针治疗仪。每次留针30～40分钟。每日或隔日1次,10次为1个疗程。

五、物理治疗

用超短波、红外线、TDP(特定电磁波谱)等各种疗法,均可改善症状,有一定的治疗作用。临床常作为一种辅助治疗措施,能提高疗效。

六、休息与固定

病情重者,可适当地卧硬板床休息,平时可戴腰围保护固定。

七、其他特殊疗法

1. 经皮电刺激疗法。用各种经皮电刺激治疗仪,均有促进局部血液运行的功效,有利于病变的恢复。治疗时,可选用两侧骶棘肌痛点以及循经辨治取双侧肾俞、委中等穴。用高低频间动,疏密波交替进行刺激。

2. 神经阻滞疗法。一般采用局部痛点浸润阻滞术,每次可选疼痛明显的压痛点12个乃至十几个。进针深度以达到明显针感为度。一般均较肌筋膜炎痛点深,常需刺入肌腹或肌腱附着点。为达到满意效果,注药时应做立体分层浸润。每点注射0.25%～0.5%利多卡因或普鲁卡因10毫升、维生素B_{12} 5毫克、当归液2毫升之混合液1～2毫升。阻滞准确时可收到立竿见影的效果,但疗效维持时间最长为1～3天,故需反复阻滞。每隔1～3天阻滞1次,5次为1个疗程,可连续4～6个疗程。

腰肌劳损如何预防

　　消除病因、预防为主,"三分治,七分养",是治疗腰肌劳损和防止复发的基本原则。应对患者进行劳动卫生指导,注意劳动中的体位和姿势,注意纠正习惯性姿势不良。对劳动强度大的工种的作业环境,应避免汗后受凉、受潮湿。腰部要保暖,避风寒入侵。对慢性腰肌劳损者,尤其是体质瘦弱、肌肉不发达的患者,应通过体疗增强腰部骶棘肌、腰大肌的肌张力,指导其进行腰背肌锻炼,以"飞燕式"(俯卧位,头后仰,双上肢、双下肢向后翘起,身体如飞燕状)为佳,坚持每日锻炼3次,逐渐增加强度。并用腰围或宽腰带保护腰部。宜睡硬板床。对病情严重或反复发作的患者,建议其调换工种或改变劳动体位、姿势。

　　锻炼身体以浮力运动最佳,主要是游泳。水有浮力和阻力,游泳时人体呈水平位,脊柱轴向的压应力很小,由于松弛和蠕变的作用,椎间盘厚度增加;划水使身体向前牵引,但是水的阻力和人体重力对椎间盘起牵引作用;并且由于屈髋、屈膝关节和伸髋伸膝关节运动有带动脊柱前屈和后伸作用,反复进行,加强腰肌力量,使腰部对损伤因子的抗力增加,从而提高腰部的力量,防止腰部劳损的复发。

腰背肌筋膜炎

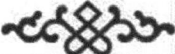

> 43岁的农民工宋师傅,不但庄稼活做得好,而且年轻时就心灵手巧,练就了一手泥瓦工的好手艺,家里只要农忙过后,就随乡亲们到外打工去。前年冬天天气寒冷,居住工棚中温度低,工程又赶得较紧,一个多月下来,宋师傅出现了腰背部疼痛,而且一年多来每遇天气变化就加重,好像天气预报一样。

腰背肌筋膜炎是怎么引起的

宋师傅患的是腰背肌筋膜炎,该病是指因寒冷、潮湿、慢性劳损而使腰背部肌筋膜及肌组织发生水肿、渗出及纤维性病变,而出现的一系列临床症状,也称腰背肌筋膜纤维织炎,是一种临床常见而又常被忽略或误诊的痛症。该症除多发生在腰背部之外,也可发生在四肢等活动频繁的肌肉群。

腰背肌筋膜炎多发于寒冷、潮湿地区的野外作业者或腰背部长期超负荷劳动的人群中。由于寒冷、潮湿这些不良因素的长期刺激,可使腰背部肌肉血管收缩、缺血、水肿,从而引起局部纤维浆液渗出,最终形成纤维织炎。而慢性劳损则会使腰背部肌肉、筋膜受损后发生纤维化改变,使软组织处于高张力状态,从而出现微小的撕裂性损伤,最后又使纤维样组织增多、收缩,挤压局部的毛细血管和末梢神经而出现症状。此外,如病毒感染、风湿症的肌肉变态反应等都可诱发本病。

腰背肌筋膜炎如何诊断

1. 病史。患者有长期居住寒冷、潮湿地区或腰背部慢性劳损史。

2. 临床表现。主要表现为腰背部（有时包括臀部）弥漫性钝痛，尤以两侧腰肌及髂嵴上方更为明显。疼痛的特点是：晨起痛，日间轻傍晚复重。长时间不活动或活动过度均可诱发疼痛。且病程长，常因劳累及气候变化而发作。

3. 检查。患者常能在广泛的痛区明确指出最痛点（即末梢神经卡压征）。按压该痛点时，疼痛向邻近部位扩散，有时可在其深部触及大小不等（5～10毫米）的硬结，或"脂肪瘤"样结节（此结节又称筋膜脂肪疝），此处加压时常伴有放射痛。

根据病史、病程、症状及体征，对本症做出诊断并不困难。一般不需做影像学检查。

腰背肌筋膜炎怎样治疗

对本症的治疗方法很多，但以非手术疗法为主，综合采用下述各种治疗措施。

一、内服药物治疗

（一）中药辨证施治

本病实证治以祛邪为主，予疏风散寒、祛湿清热、活血化瘀等法。虚证则以扶正为主，兼补肾强筋。若虚实相兼，又当分清主次，相辅为用。

●风寒湿邪外袭型

［主症］腰背部拘急疼痛，或走注，痛无定处，时轻时重；或痛处固定，遇寒冷阴湿则重，得温则减，腰背部难以俯仰转动，形寒肢冷；或腰背部感酸楚疼痛，重着不移，遇阴雨冷湿加重。苔薄白，脉浮紧。

［治法］疏风散寒，祛风除湿。

［方药］三痹汤加减。独活6克，秦艽12克，防风6克，细辛3克，川芎6克，当归12克，生地15克，白芍10克，茯苓12克，肉桂1克（焗冲），杜仲12克，牛膝6克，党参12克，甘草6克，黄芪12克，续断12克。水煎服，每日1剂。

[加减]若疼痛走窜，可加姜黄10克、乳香6克、没药6克，以增活血止痛之功；若遇寒痛剧，可加制附子10克，或制川乌10克、制草乌10克，以温经散寒；若腰背部酸楚重着，可加防己12克、萆薢15克、木通10克，以祛湿通络。

● 湿热蕴结，阻滞经脉型

[主症]腰背部感灼热疼痛，热天或雨天加重，得冷稍减或活动后减轻。或见发热、身重、口渴、不喜饮，舌红，苔黄腻，脉濡数或滑数。

[治法]清热除湿，舒筋止痛，兼祛风散寒。

[方药]四妙丸合薏苡仁汤加减。苍术9克，黄柏12克，牛膝12克，薏苡仁15克，川芎6克，当归9克，麻黄6克，桂枝9克，羌活10克，独活10克，防风9克，制川乌6克，苍术10克，甘草6克，生姜3片。水煎服。

[加减]本方四妙丸为苦寒与苦温并用，于清利之中寓通利之功。合以薏苡仁汤更增除湿之效。若舌红，口渴，小便短赤，脉弦数，为热象偏重，可加栀子12克、泽泻10克、木通10克，以清热利湿；疼痛剧烈，得冷稍舒，入夜尤甚，可加丹皮12克、赤芍9克，以清热凉血止痛；若腰背部酸痛，咽干，手足心热，可加女贞子10克、旱莲草12克。

● 瘀血内停，闭塞经脉型

[主症]腰背部疼痛剧烈，状如锥刺，痛处固定，拒按，难以俯仰转侧，动则痛甚，日轻夜重，舌紫暗，或有瘀斑，脉涩。

[治法]行气活血，通络止痛。

[方药]身痛逐瘀汤加减。秦艽9克，川芎9克，红花6克，桃仁6克，甘草3克，羌活9克，没药9克，五灵脂9克，香附9克，牛膝9克，当归15克。水煎服。

[加减]若因外伤所致，可加乳香9克、蒲黄9克，以增行气活血之功；若兼风湿，可改秦艽为12克、羌活为12克，以祛风除湿；若兼有肾虚，腰部酸软无力，头晕耳鸣，可加杜仲10克、续断10克、金毛狗脊10克，以补肾强腰。

● 肾气亏虚，筋脉失养型

[主症]腰背部疼痛绵绵，休息后稍减，劳累后加重，腰膝酸软无力；或见头晕、短气、耳鸣、脱发，牙齿松动，遗精、阳痿，妇女月经不调，或畏寒、肢冷、喜暖，舌淡或胖嫩，脉沉细。

[治法]补肾强筋，兼以通络。

[方药]金匮肾气丸加减。熟地24克,山药12克,山萸肉12克,茯苓9克,泽泻9克,丹皮9克,炮附子3克,桂枝3克。

[用法]上药为末,炼蜜为小丸,每服9克,每日1~2次,开水或淡盐水送服。或水煎服。

[加减]若兼风湿者,可加桑寄生12克、狗脊12克、杜仲9克、续断9克,以扶正祛邪;若手足不温,少气乏力,舌淡,脉沉迟者,为偏于肾阳不足,可改用右归丸加减;若见面色潮红,口干咽燥,舌红少苔,脉细数,为偏于肾阴不足,可改用左归丸加减。

(二)西药治疗

常用抗炎镇痛剂、水杨酸制剂,如消炎痛、阿司匹林、芬必得、氯唑沙宗等。

二、外用药物治疗

(一)敷药疗法

1. 棉花子、石菖蒲各一撮,捣烂,炒热,以白酒洒上,趁热敷于痛处,用绷带束好。每日1次。

2. 韭菜根适量,洗净捣烂,和醋,敷于痛处。每日1次。

3. 芥子末适量,酒调,敷于痛处。每日1次。

(二)贴药疗法

1. 生川乌头3个,去皮脐为散,醋调涂于棉布上,贴于痛处。

2. 皂角500克,去皮弦,捣碎,白酒500毫升,熬至一半,滤去渣,再用前汁熬为膏状,随痛处贴之。

(三)涂擦疗法

1. 肉桂末适量,和酒涂痛处,待干后再涂。

2. 香附150克、生姜60克,取自然汁浸一宿,炒黄为末,入青盐6克,擦腰数次。

(四)淋洗疗法

葡萄根及藤叶适量,煎汤淋洗痛处。

三、手法治疗

1. 按压太溪穴。医者拇指放在患者足外踝前侧,中指压在食指上,食指放在内踝平面的后侧太溪穴处,并沿内踝后缘向前推捺,同时用力压太溪穴,以患者感到足趾及足背麻木为度。

2. 屈肘按压环跳穴。患者侧卧,背向医者。以右侧(患侧)为例:嘱患者左侧屈髋屈膝,伸直右下肢,使右臀朝上。医者屈曲右肘关节,右手握住左上臂作支撑力,左手向后拉髂前上棘,将屈曲的右肘鹰嘴尖放于患侧的环跳穴,与拉右髂前上棘的左手对抗用力,使右肘鹰嘴尖以适当的力度压环跳,以患者感到右下肢麻木为度。

3. 按压承山穴。医者以拇指按压患者承山穴1分钟。

4. 按压委中穴。医者以拇指按压患者委中穴1分钟。

5. 揉按推捺法。

(1)医者以左手掌根部沿患者右侧背伸肌自上而下旋转按揉至骶髂关节上缘,同时用右手掌根部施于对侧,反复3次。

(2)医者两手拇指放在患者两侧背伸肌外缘上端与背伸肌呈垂直,两拇指轻轻向中线挤压,同时向前推捺,并向上向外旋转,沿两侧背伸肌顺擦而下,至骶髂关节上缘为止,反复3次。

(3)医者右手手掌放在腰椎$_{4\sim5}$平面的背侧,左手掌搭于右手背之上,两手掌在患者腰部做左右摇摆推按,反复4~5次。

上述这套简易按摩疗法可每日或隔日1次。

四、针灸治疗

(一)毫针疗法

[主穴]肾俞、委中。

[随证配穴]风湿型腰痛,配阳陵泉、地机、阿是穴;风寒型腰痛,配腰阳关、委阳、阿是穴;湿热型腰痛,配承山、志室、阳陵泉、长强、膀胱俞、京门;血瘀型腰痛,配肝俞、上髎、血海、人中、大椎、支沟、阳陵泉;肾阳虚腰痛,配太溪、命门、次髎;肾阴虚腰痛,配太溪、志室、承山。

(二)刺络拔罐疗法

[取穴]腰部阿是穴、委中或肾俞。

[方法]患者俯卧位,医者持三棱针在患者痛点先散刺(豹纹刺),在委中或肾俞点刺出血数滴,然后在痛点及有关穴位施行拔罐疗法,每次拔罐15~20分钟,每日1次,5次为1个疗程。

(三)耳针疗法

[取穴]肾、腰椎、神门、交感、皮质下、内分泌。

[方法]每次选用2~3穴,留针10~30分钟,每日或隔日1次。或埋线3~5穴。

(四)灸疗法

[取穴]肾俞、腰阳关、阿是穴。

[灸法]取蓖麻子适量,去壳,放入草乌酒内浸泡7天,备用。使用灸法时,用一坚硬细铁丝将蓖麻子仁串在一起,点燃一端,迅速在穴位上5厘米处左右灸之。当患者有灼痛感时,调整灸火高度或换另一穴位,再灸。每日1次。

(五)穴位注射疗法

可按毫针疗法的取穴方法,每次选1~2穴,选用当归注射液或其他抗风湿注射液,每次每穴注入药液0.5~2毫升,隔日1次。

五、小针刀治疗

[患者姿势]患者俯卧位。

[治疗点]腰背压痛点,痛性结节或条索处。

[运针法]针刃方向与竖脊肌纤维走向一致,通过皮肤、皮下组织、胸腰筋膜、肌层,纵行、横行针切,推动,摆动,或至骨面做刃剥。

[辅助治疗]针毕用推拿滚、揉、一指禅等手法,或用红花油、青鹏软膏、正骨水等掌擦。

[注意事项]脊柱两侧针尖落空后,不宜深刺,以免损伤腹后壁脏器。

腰背肌筋膜炎如何预防

1. 重体力劳动及剧烈运动前,应先活动腰部,使肌肉、筋膜放松,可预防扭伤。

2. 重体力劳动时,可取前窄后宽的腰带围束腰部,可保护腰部,防止扭伤。

3. 扭伤早期不宜强行锻炼,应卧硬板床休息,以减轻疼痛,防止进一步损伤,并有利于组织修复。疼痛缓解后即可开始逐步进行腰背伸锻炼。损伤后期应加强腰部的各种功能锻炼,以防止粘连,并增强肌力和腰部抵抗能力。

4. 腰部注意保暖,有腰部劳损的患者天气寒凉时可在腰部加围自然材料护腰(如家畜皮毛或羽绒护腰)。

第三腰椎横突综合征

司机蔡师傅有一次从车上搬东西时感到腰部扭了一下,当时也没在意,可之后老是不定时出现右侧腰部疼痛,有时臀部也酸楚不适,有人说他是得了腰椎间盘突出症,他到医院去做CT检查也没查出来,有时他自己揉揉腰部也会感到好些,这到底是什么病呢?

什么是第三腰椎横突综合征

蔡师傅患的是第三腰椎横突综合征,这是由于第三腰椎横突周围组织的损伤,造成慢性腰痛,出现以第三腰椎横突处压痛为主要特征的疾病,称为第三腰椎横突炎,也称第三腰椎横突滑膜囊炎或第三腰椎横突周围炎。因其可影响邻近的神经纤维,常伴有下肢疼痛,故又称为第三腰椎横突综合征。本病多见于青壮年,尤以体力劳动者常见。

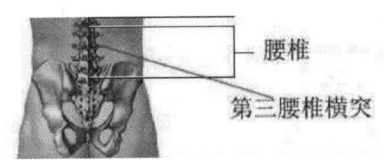

第三腰椎横突

第三腰椎位于各腰椎的中点,处于脊柱腰曲前凸顶点,为5个腰椎体的活动中心,其活动度较大。其两侧的横突较长,横突是腰肌和腰方肌的起点,并有腹横肌、背阔肌的深部筋膜附着其上,故腰腹部肌肉弹力收缩时,此处受力最大,易使附着点处撕裂致伤。第三腰椎横突部的组织损伤,缘于急性损伤处理不当或慢性劳损,伤后局部发生炎性肿胀、充血、液体渗出等病理变化,以后可产生骨膜、纤维组织、纤维软骨等增生,而引起横突周围瘢痕粘连、筋膜增厚、肌腱挛缩等病理改变。

臀上皮神经发自腰$_{1\sim3}$脊神经后支的外侧支,穿横突间隙向后,再经过附着于腰$_{1\sim4}$横突的腰背筋膜深层,分布于臀部及大腿后侧皮肤。故第三腰椎横突处周围组织损伤可刺激该神经纤维,日久神经纤维可发生变性,导致臀部及腿部疼痛。

第三腰椎横突综合征怎么诊断

1. 临床表现。常有腰背扭伤史,也可无任何明显诱因。腰背疼痛多表现为腰背及臀部弥漫性疼痛,有时可向大腿后侧乃至腘窝处扩散,一般不超过膝关节。腰部活动时或活动后疼痛加重,有时患者翻身及行走均感困难,晨起或弯腰时疼痛加重。

2. 检查。早期可见患侧腰部及臀部肌肉痉挛,表现为局部隆起、紧张,晚期则病侧肌肉萎缩。触诊可触到第三腰椎横突较长,可伸到骶棘肌外缘,该处第三腰椎横突尖端可有局限性压痛(有时可在腰$_2$或腰$_4$横突尖端处),有时压迫该处可引起同侧下肢反射痛,反射痛的范围多不过膝,仅有少数涉及小腿。腰部功能多无明显受限,直腿抬高试验可呈阳性,但多超过50°,加强试验阴性。

3. X线检查。一般无异常表现,有时可见脊柱腰部生理前曲变浅或稍侧曲。

4. 鉴别诊断。应注意与腰椎间盘突出症、急性腰骶关节扭伤及臀上皮神经损伤等进行鉴别。压痛点位置的差异具有鉴别诊断意义。

第三腰椎横突综合征如何治疗

一、药物治疗

本病的治疗,应以"实则泻之,虚则补之"而立法。实证治宜祛邪通络为主,分别采用疏风、散寒、除湿、清热、活血通络之法;虚证则以补益肝肾为要;对病久正虚邪恋者,又当攻补兼施,方不致误。

●**肝肾亏虚型**

[主症]腰背酸痛,喜揉喜按,遇劳加重,卧则痛减,时发时止,经久不

愈。或胫酸足跟痛,头晕耳鸣。偏于肝肾阴虚者,伴心烦失眠,口燥咽干,面色潮红,五心烦热,舌红,少苔,脉细数;偏于肾阳不足者,伴少腹拘急疼痛,下肢浮肿,畏寒肢冷,舌淡,苔润,脉沉弱。

[治法] 滋补肝肾,强壮筋骨。

[方药] 补肾壮筋汤加减。熟地12克,当归12克,牛膝10克,山萸肉12克,茯苓12克,续断12克,杜仲10克,白芍10克,青皮5克,五加皮10克。水煎服,每日1剂。或制成丸剂内服。

●气滞血瘀型

[主症] 腰背疼痛如锥刺刀割,痛处固定不移,难以转侧,舌淡紫或有瘀斑,脉沉涩。

[治法] 活血逐瘀,通络止痛。

[方药] 桃红四物汤加减。当归12克,川芎12克,白芍15克,生地8克,桃仁10克,红花10克,五灵脂9克,蒲黄9克,枳壳6克。水煎服。

[加减] 腰痛剧烈,加制乳香10克、制没药10克;兼风寒者,加桂枝10克、独活10克、羌活12克;瘀血化热,加丹皮12克、知母9克;兼肾虚,加续断15克、杜仲15克。

●风寒闭阻型

[主症] 腰腿重着而痛,痛处局限,遇寒加重,得温则减,患侧下肢冷凉麻木,苔白腻,脉沉而迟缓。

[治法] 疏风散寒,通络止痛。

[方药] 独活寄生汤加减。独活6克,防风6克,川芎6克,牛膝6克,桑寄生18克,秦艽12克,杜仲12克,当归12克,茯苓12克,党参12克,熟地15克,白芍10克,细辛3克,甘草3克,肉桂2克(冲)。水煎服。

[加减] 腰腿冷痛,加桂枝10克、制草乌10克;兼血瘀,加赤芍12克、红花12克、乳香10克、没药10克;下肢麻木,加鸡血藤15克、桑枝12克。

●湿热壅滞型

[主症] 腰腿沉重困痛,痛有热感,遇热或潮湿加重,患侧下肢麻木,舌红,苔黄腻,脉濡数。

[治法] 清热利湿,通络止痛。

[方药] 四妙丸加减。苍术9克,黄柏12克,薏苡仁18克,牛膝12克。水煎服。

[加减]热邪偏重,加栀子15克、泽泻10克、木通10克;湿邪偏盛,见腰腿困重、小便不利,加泽泻10克、茯苓15克、防己12克、车前子15克;湿热伤阴,加女贞子12克、旱莲草12克。

二、手法治疗

1. 放松手法。患者俯卧位,双下肢伸直。医者以推、按、滚等手法作用于脊柱两侧的竖脊肌,直至骶骨或臀及大腿后侧,并按揉腰腿部的膀胱经腧穴,施术以患部为主。达到理顺腰、臀、腿部肌肉,解除痉挛,缓解疼痛的目的。

2. 双指封腰法。用拇指及中指分别挤压、弹拨腰₃横突尖端两侧,以剥离粘连,活血散瘀,消肿止痛。手法应由浅入深,由轻到重。

3. 肘揉环跳法。患者侧卧,患侧在上,患肢屈曲,健肢伸直。医者以肘尖压揉环跳及臀部条索状结节。

4. 扳法。必要时可扳腿使腰部反复后伸或斜扳腰部,或采用晃腰手法使腰部肌肉进一步放松。

三、针灸治疗

取阿是穴,进针深度4~8厘米,留针10~15分钟。每日1次,10次为1个疗程。

四、小针刀治疗

[患者姿势]患者俯卧位。

[治疗点]第三腰椎横突尖病灶处,以及腰臀部附近有粘连增生病灶处。

[针刃方向]与竖脊肌纤维走向一致进针至病灶处,根据病情调节针刃方向。

[层次结构]皮肤、皮下组织、腰肌筋膜、竖脊肌、第三腰椎横突尖。

[运针法]针刀抵至第三腰椎横突尖,在横突尖部、横突尖上缘、下缘、前面和后面做铲切和和刃剥。

[辅助治疗]推拿手法主要用腰臀部滚法、一指禅推法、揉法和下肢抖法。可以做骨盆矫正压揉法,还可以结合在第三腰椎横突处封闭治疗。

[注意事项]操作中针刃不要离开第三腰椎横突骨面,针刃突入第三腰椎横突深部,进入腹膜后腔可能损伤腹后壁或腹腔脏器。

五、手术治疗

经非手术疗法反复治疗无效,且腰部长期疼痛无法正常工作和生活者,可考虑行手术治疗。在局麻或连续硬膜外麻醉下,行胸腰筋膜松解加横突部软组织剥离术。必要时,可行腰$_3$横突切除术。

六、其他特殊疗法

1. 局部封闭疗法。用强的松龙 25 毫克加 1% 普鲁卡因 4 毫升,于压痛明显的腰$_3$横突处做骨膜及周围组织的浸润注射。每 5～7 日进行 1 次,可做 2～3 次。

2. 功能锻炼。患者应配合进行适当的功能锻炼。患者身体直立,两足分开,与肩同宽,两手叉腰,两手拇指向后按腰$_3$横突,揉按局部,然后旋转、后伸和前屈腰部,以利于舒通筋脉、放松腰肌、解除粘连、消除炎症。但应避免过度或过久的腰部活动,以免加重损伤。

腰椎间盘突出症

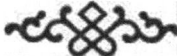

刘女士，43岁，家庭主妇，近5年来经常出现腰痛，时轻时重，有时下腰部及臀部有困胀感。10天前，洗完衣服后将一大盆水端起倒掉，猛一扭腰，感到腰部疼痛难忍，卧床休息5天后，腰痛稍减轻，而又出现从右臀部开始，向右大腿后侧、小腿外侧、足背放射性疼痛，不敢站立和行走，咳嗽、喷嚏时疼痛加剧，前天又出现了麻木。到几家诊所去看医生，有人说是坐骨神经痛，有人说是急性腰部扭伤，还有人说是腰椎间盘突出症，这到底是什么病？又该怎样治疗呢？

什么是腰椎间盘突出症

刘女士患的是腰椎间盘突出症，又称腰椎间盘纤维环破裂髓核突出症，简称"腰突症"。是临床常见的腰腿痛疾患，好发于20～40岁的青壮年，男性多于女性，其发病部位以腰$_{4\sim5}$为最多，腰$_5$骶$_1$次之，腰$_{3\sim4}$较少见。体力劳动者多发。近年来，本病的发病率逐年增高，致使越来越多的人遭受此病的折磨。那么究竟什么是腰椎间盘突出症呢？

顾名思义，腰椎间盘突出症就是因腰椎间盘突出而引起腰腿痛的一种病症。人体脊柱由26块椎骨构成，椎间盘是连接上下两个椎体的重要装置。它由两部分构成，即周围的纤维环和中央的髓核。椎间盘上下面借软骨板与椎体相连。腰椎间盘突出症是腰椎间盘发生退行性变之后，在外力的作用下，纤维环破裂，髓核突出，刺激或压迫神经根、血管或脊髓等组织，引起腰痛，并且以伴有坐骨神经放射性疼痛等症状为特征的一种病变。所以，更确切地讲，腰椎间盘突出症就是纤维环破裂和髓核突出，而纤维环破裂是首要的（图17）。

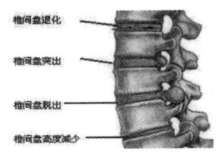

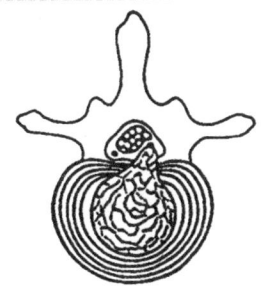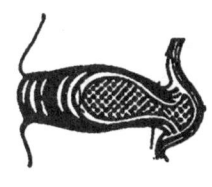

图17　腰椎间盘突出示意图

哪些原因可造成腰椎间盘突出症

腰椎间盘突出症的原因很复杂。长期以来，两种意见争论最多，一是损伤，一是退变。可是单独用哪一个观点都不能完全解释。实际上，二者是相互联系、互为因果的，都是腰椎间盘突出症的重要原因，只不过因人而异，或是损伤占主导地位，或是退变占主导地位而已。而退变除了与年龄有关外，还与损伤有密切关系，也就是说，损伤可导致退变，而退变又易发生损伤，二者互为因果。

1. 损伤。腰部支持人体上半部的重量，在日常生活中，以腰部负重最大，活动最多，如用力不当或姿势不正确，就很容易发生损伤。腰部受到一次较重的外伤或反复多次的下腰部损伤（习惯性腰扭伤），就有可能引起椎间盘的损伤，主要表现在纤维环发生破裂，髓核从破裂处突出。

2. 退变。人体的椎间盘到了20岁发育成熟，以后逐渐开始退变，30岁以后更为明显。这时髓核的胶冻样的成分逐渐被纤维组织和软骨代替，液体的含量逐渐减少，承重越大的部位改变越明显。纤维环则表现为纤维变粗，透明变性，使弹性大大减低，脆性增大，易发生断裂。

姿势对腰部负重有何影响

人们从事的每种职业都有它特定的劳动姿势、体位，不同的姿势和体位对椎间盘的作用也不同。但对椎间盘最不利的体位主要有二，即脊柱前屈和旋转。

当脊柱前屈时，髓核的前半部因受压而变扁，其后部则相应地扩张，髓核向后部移位，给纤维环后部一个侧压。故脊柱前屈时应力主要集中在纤维环后部（拉力和侧压），此时纤维环后部可发生断裂。

当脊柱旋转时，纤维环受到的作用力是一种剪切应力，纤维环抗剪切力的能力与抗拉力的能力相近，也是较薄弱的。所以，此体位下也同样可发生纤维环的损伤。

当脊柱负重兼屈曲、旋转时，各种不同作用力同时作用于纤维环后部，此时对纤维环的威胁就更大了。

当人体处于坐位时，腰椎负担比直立时大得多。因为坐位时，骨盆向后倾斜，使得腰部本来应有的正常生理性前凸消失，而腰椎间盘后部仍受到拉力的作用，前部受到压力的作用，这与脊柱前屈时的原理是一致的。所以说，即便是坐位，久而久之，也会导致腰椎间盘后部负担较直立位时重。可见，"站着不如坐着"的说法是不全正确的，至少对腰椎间盘来说是这样的。

由此可见，弯腰、旋转（转身动作）对腰部负重的影响最大，最易发生腰部外伤。如果脊柱负重弯腰兼旋转时，不注意劳动保护，或姿势不正确，很容易发生急性腰扭伤及椎间盘受损。

根据生物力学原理，在提重物时，物体离身体越近，椎间盘的负荷就越小。弯腰提物时，若保持腰部平直也能减小椎间盘的负荷。所以提重物时应离身体近些，腰部尽量保持平直，以下蹲的方式提取低方位的重物，尽可能避免增加腰椎间盘的负荷。

哪些人易患腰椎间盘突出症

从临床上看，腰椎间盘突出症患者各行各业都有。根据体位对腰部负重影响的原理可以推断，腰突症的发生主要与长期从事固定性姿势劳动有关，如弯腰工作的人，长期从事体力劳动的人，长期采取坐姿工作的人等。另外还与年龄有关，一般青壮年多见，与临床所见是相符合的。

长期从事弯腰工作的人，腰部体位单一，使椎间盘某一部位（一般是后部）负担过重，天长日久，致使腰椎间盘因劳损而退变。

长期从事重体力劳动的人,如搬运工人,腰部负担过重,腰椎及椎间盘的退变常常提前发生。另外,这些人也易患急、慢性腰扭伤及习惯性腰扭伤。反复多次的腰部外伤,会导致腰部组织的损害,如腰肌劳损、韧带损伤、脊柱不稳、椎间盘变性等,原有的姿势会发生变化,打破脊柱原有的平衡,使椎间盘受到的压力不均匀,当某一方向压力过大时,此处的纤维环就容易断裂,髓核便随之而突出。

长期采取坐姿工作的人,诸如司机、会计、办公室人员、教师等,腰突症的发病率也占有很大的比例。体位会对椎间盘造成影响,日积月累,遇到适合的外因(也有并无外因者)即可发病。

怎样知道得了腰椎间盘突出症

腰椎间盘突出症患者,最初的腰痛症状多是由扭伤、劳损或着凉引起的,也可无任何诱因而出现腰痛。腰痛症状有突然发生者,也有逐渐产生者。腰痛的性质可为钝痛、绞痛、剧痛、针刺样疼痛。部分患者表现为腰痛逐渐减轻并出现下肢放射性疼痛,但大多数患者表现为腰痛的同时伴有下肢放射性疼痛。放射性疼痛多为麻痛、针刺样痛、过电样痛、抽筋样痛。疼痛先从臀部(相当于环跳穴处)开始,逐渐向大腿后侧腘窝、小腿后侧或小腿后外侧、足背外侧缘或足跟、足跖部或足𧿹趾方向放射。实际上也是沿着相当于坐骨神经走行部位出现放射性疼痛。每当行走、站立或腹压增加(如咳嗽、打喷嚏、用力大小便)时疼痛症状加重。其疼痛可以是一侧下肢,也可以是双侧下肢。据临床资料报道,先腰痛后腿痛者最多,占53.3%;先腿痛后腰痛者占20.8%;腰腿痛同时发生者占8.3%;只有腿痛者占15.1%;只有腰痛占2.5%。

其体征检查表现为:

1. 腰椎脊柱侧弯。80%以上的患者腰椎脊柱有功能性侧弯,其轻重不一。侧弯大多数固定于一个方向,一般多向患侧弯曲,也有向健侧弯曲的。主要由突出的髓核是在神经根的"肩上"还是"腋下"而定。患侧椎间隙加宽,以减轻突出的间盘对神经根的压迫,因此,它又是一种代偿性表现。有的患者不但表现有侧弯,同时腰椎的生理前凸减小或消失,甚至向后呈拱桥状。这些表现都是人体的一种自我保护性机制,作用在于减轻对神经根的压迫而缓解疼痛、麻木等症状。

2. 腰段脊柱活动功能受限。大多数患者腰部各方向活动均有不同程度的受限，后伸受限有时更为明显。因为当后伸（即向后仰）时，腰椎间隙后部变窄，前部变宽，椎间盘突出又多在后部，所以此时后部压力增加。加之腰椎体后方的后纵韧带、黄韧带等发生屈曲皱褶，而纤维环与软骨板及后纵韧带紧密相连，此时有更多的纤维环被挤出，神经根受到压迫。也有少数患者纤维环已完全破裂，后伸时不影响突出物的形态，反有松弛神经根的作用。这样的患者脊柱后伸较好，前屈反而受限。

3. 压痛点。一般患者在有腰部压痛点的同时都有向下肢放射性疼痛的出现。如神经痛症状轻或椎间盘突出压迫神经根时间很久时，压痛点就不清楚。可让患者站立，腰部向后伸，背部肌肉处在松弛状态下，一手按患者的髂前上棘处，一手在腰部找压痛点，以便定位。绝大部分腰突症患者的压痛点在腰椎$_{4\sim5}$、腰椎$_{3\sim4}$或腰$_5$骶$_1$椎体之间，压痛点多在脊柱旁一侧2.5～3厘米处明显。

4. 直腿抬高试验。一般腰椎间盘突出症患者直腿抬高试验阳性。但是疼痛缓解后可呈现阴性。

5. 腱反射有70％～80％的患者有膝腱反射异常或跟腱反射异常。反射可减弱、消失或亢进。腰椎$_{4\sim5}$间盘突出，膝腱反射发生改变；腰$_5$骶$_1$间盘突出，则跟腱反射改变。

6. 姆趾背伸运动试验。腰椎$_{4\sim5}$间盘突出则表现为病侧姆趾背伸无力。

7. 肌肉萎缩。患者病程较长时，患肢大腿股四头肌和小腿肌肉萎缩。

8. CT、磁共振、X线检查可清楚地看到腰椎间盘突出的情况。

腰椎间盘突出症为什么会导致腰腿痛

近年来腰腿痛患者逐年增多，约占骨科门诊的1/3。属于骨科疾病的腰腿痛病症有50多种，其中腰椎间盘突出症占有较大的比例。所以，腰腿痛是腰椎间盘突出症的主要症状之一。若有外伤史的话，则腰痛可能是突发的；若无外伤史，腰痛可能逐渐发生。其腰痛特点是局限于腰骶部（下腰部）附近。患椎棘突旁一侧或棘突间有深在压痛，腰肌痉挛时，触腰脊柱两侧时有僵硬感，腰部活动受限，尤以前屈时为明显。少数患者腰部着凉后引起肌张力增高而加重腰痛,这样的患者应注意腰部保暖。

只有腰痛表现的腰突症患者,说明髓核尚未压迫神经根,只是后纵韧带刺激症状。当突出物冲破后纵韧带,压迫邻近的神经根时,即累及了腿,产生腿痛,主要是沿坐骨神经走行疼痛或放散痛。疼痛部位一般在患侧大腿后侧、小腿外侧、足跟或足背外侧,或者是按压、叩击腰部时上述部位产生放散痛。临床所见多为单侧下肢痛,少数突出物压迫双侧神经根可产生双侧性下肢痛。少数中央型(脊髓型)腰突症,也可有双侧下肢痛或伴有马鞍区(骑马时臀部与马鞍接触区)麻痹,或大小便异常,或下肢瘫痪。

上述情况所产生的腰腿痛,在咳嗽、喷嚏、用力排便时均可使神经根更加紧张而加重疼痛,步行、弯腰、伸膝、抬腿等动作也能牵拉神经根而加重症状;反之,屈膝、屈髋、卧床休息时则神经根放松,使腰腿痛减轻。若突出的髓核与神经根发生粘连,腰腿痛可由间歇性转为持续性,夜间加重,休息后也不缓解。较轻者疼痛不明显或呈间歇性,经卧床休息后可缓解,但容易在轻微的损伤后复发,每年可复发2~3次,也可于数年后复发。复发后再经非手术疗法又可好转,不发作时可无任何症状。另外,突出物被吸收消散,腰腿痛随之而消失;若吸收不完全,可引起明显的、长久的疼痛。

腰椎间盘突出症为什么会使脊柱发生侧弯

腰突症患者在临床检查时多有不同程度的脊柱侧弯,多数患者突向患侧,少数突向健侧。这主要是因为髓核突出的位置不同,神经根为躲避髓核的压迫,减轻疼痛症状,保护性地使腰部脊柱发生不同方向的侧弯。

当人体直立时,从前后方位看脊柱应该是正直而无侧弯的,一旦髓核突出破坏脊柱的内在平衡,就会使内、外在平衡失去协调统一,导致两个椎体相对位置的改变。而椎体后正中线的棘突和关节突与椎体是一个整体,所以椎体位置的改变必然导致棘突和关节突的相对位置的改变,表现为棘突偏歪和关节突错缝,使脊柱在外观上(后面观)发生侧弯。

临床上腰椎间盘髓核的突出,最多见的是压迫腰$_5$或骶$_1$神经根,反应最敏感的是坐骨神经,出现不同程度的下肢痛。当髓核突出压迫神经根内侧时(这种情况最多见),为躲避压迫,脊柱只有向患侧弯曲;反之,突出的髓核压迫神经根外侧时,则脊柱只有突向健侧才能减轻或躲避压迫。所以,可根据脊柱侧弯的方向来判断髓核是压在神经根的内侧还是外侧。

另外,髓核突出后,腰肌为了保护敏感的棘间韧带、减轻疼痛而发生保护性痉挛,往往以患侧为主,腰部患侧脊柱旁肌肉触摸时多感到僵硬。腰肌痉挛若是单侧的,则对侧腰肌相对松弛,故发生侧弯;若双侧腰肌痉挛,则可使腰部的生理性前凸加深或变直,或向后弓腰。所以腰肌痉挛不但可改变腰部的生理弯曲,还可造成侧弯。与此同时,腰肌痉挛也起着维持受伤后脊柱的椎体之间新的平衡状态的作用。可以说这些变化都是保护性的,有利也有弊。

腰椎间盘突出症为什么会出现腿脚麻木感

中晚期的腰突症患者,多数人都有不同程度的小腿外侧及足背外侧或足趾麻木。主要是因脊神经根受压,使其支配区受压造成神经损害,产生感觉和运动障碍,即皮肤感觉异常、肌肉运动障碍。

坐骨神经由腰$_{4\sim5}$和骶$_{1\sim3}$五条神经的前支组成,是全身最粗大的神经,髓核突出后主要产生坐骨神经痛。坐骨神经走行部位皮肤可出现麻木或感觉异常,神经根受压也可在支配区内有皮肤感觉障碍。神经根受压早期表现为缺血、水肿。如腰$_5$神经根受压时,患侧小腿后外侧及足背痛觉敏感,中晚期这些部位的皮肤感觉减退、麻木;骶$_1$神经根受压时,足跟或足底外侧感觉异常。

腰椎间盘突出症患者可在身体哪些部位找到压痛点

腰椎间盘突出症主要表现是:腰痛和坐骨神经性腿痛。腰痛可在腰部找到敏感的压痛点,腿痛可在坐骨神经走行部位找到压痛点。

腰部压痛点通常在患椎旁和椎间盘所在间隙。其压痛敏感且向下肢放散。

腿部压痛点沿坐骨神经走行,可在下列穴位上找到:

居髎:髂前上棘与股骨大转子连线中点。
环跳:股骨大转子与骶管裂口连线外1/3处。
委中:腿弯腘窝横纹中央。
承山:小腿最粗处中间腓肠肌两肌腹间。
飞扬:外踝与跟腱之间向上7寸处。

临床上对腰突症患者常针刺这些穴位,以辅助治疗腰突症。也可在这些位置上进行按摩、理疗、热敷等治疗,以减轻坐骨神经痛,促进水肿及炎症的吸收,使病情得到缓解。

为什么有些腰椎间盘突出症患者腰部反而不痛

腰椎间盘突出症患者可以说绝大多数都有长短不同的腰痛病史,且腰痛是腰椎间盘突出症的主要症状之一。尽管如此,并非百分之百的腰突症患者都有腰痛症状,其原因可能有以下几方面:

1. 退变引起的腰椎间盘突出。这种类型的腰突症一般发病迟缓,病程较长,髓核突出逐渐形成,对腰椎周围的组织刺激很小,无明显的炎症产生,故可能无腰痛或腰痛不明显。有时突出的髓核可能被吸收、消散。若不能完全被吸收,久而久之逐渐与神经根发生粘连,此时患者主要以腿痛为主。若突出早期无炎性反应时脊柱无侧弯,腰肌无痉挛,此时也可能无腰痛发生。

2. 高位腰椎间盘突出症。据临床一些资料统计,高位置的腰椎间盘突出症(腰$_3$以上),尤其是中央型患者,腰痛患者的比例不是很大。有人统计69例高位腰突症,只有14.5%的患者有腰痛病史,可见的确并不是所有的腰突症患者都有腰痛症状。可能是高位腰突症症状较重,突发截瘫而腰部失去知觉,或突出物压迫神经根较重,主要表现出神经根刺激症状而掩盖了腰痛。还有可能突出物对韧带损伤较轻,或者因腰部姿势无改变而不引起腰痛。确切原因目前还不甚明了。

3. 腰椎间盘突出症恢复期。绝大多数腰突症患者经休养和治疗以后,经过一个漫长的过程,突出的髓核可能有部分或完全的吸收与还纳,或经推拿、理疗等治疗使韧带、腰肌等软组织的炎症得以消除,腰部的侧弯得以纠正,神经根粘连逐渐被松解。上述改变均可使腰突症的症状基本消除,此时可完全无腰痛症状。

腰椎间盘突出症患者为何𧿹趾背伸无力

腰椎间盘突出症患者早期可能出现小腿外侧或足底、足外侧疼痛感觉敏锐，如针刺感、烧灼感、怕碰怕摸。神经根受压较久之后，上述部位的感觉迟钝、麻木，同时伴有小腿部肌肉萎缩、𧿹趾背伸（上跷）无力。这是因为腰$_{4\sim5}$间盘突出后压迫腰$_5$神经根，使该神经支配的𧿹长伸肌（主要作用是伸足𧿹趾）肌力减弱所致。又因为𧿹长伸肌还有使足尖上抬的功能，故该肌肌力减弱时，非但𧿹趾背伸无力，还可出现走路时脚尖抬不起来，使鞋尖与地面摩擦，形成"拖拉步"。

如果椎间盘突出的位置是腰$_5$骶$_1$之间，压迫骶$_1$神经时，情况与上相反，足尖向下弯和足跟上抬无力。

压迫解除后，上述症状可逐渐消失，但消失的快慢则与神经根受压迫的程度和时间的长短有关：压迫时间越长、程度越重，则恢复越难，需要的时间越长；反之，则恢复的时间较短。若神经受压迫较重，症状明显，经长期的保守疗法无效，症状持续6个月以上，或多次反复发作，可考虑手术治疗，否则，可导致神经受压变性，造成恢复不全。

腰椎间盘突出症会引起瘫痪吗

腰突症是否会瘫痪，这是众多腰突症患者普遍关注和担心的问题，这种担心并不多余，是有一定道理的，但也应因病而论。得了腰突症就担心能否瘫痪是不必要的，因为腰突症患者由于各种原因造成瘫痪者毕竟是少数，只要对本病及早诊断、正确及时治疗，是完全以可避免瘫痪的。那么，什么类型的腰突症可引起瘫痪呢？

1. 中央型腰突症。此类型的腰突症如治疗不当常合并下肢截瘫，造成截瘫的原因是突出的髓核压迫脊髓。因为腰$_2$以下的椎管内走行的不是脊髓，而是马尾神经，一般腰椎间盘突出（中央型）压迫马尾神经才会引起下肢截瘫。马尾神经是腰$_{2\sim5}$及骶神经、尾神经的终丝，这些神经负责传导下肢肌肉的运动，所以当这些神经受压时引起截瘫。

2. 高位腰突症。高位腰突症虽然只占腰突症总数的10%，但由于高位腰突症中中央型占多数，故发生截瘫的比例相对要高得多，应引起注意。青岛某医院曾统计,20年来共做8例高位腰突症的手术,其中5例属中央型,均因突发截瘫而手术。所以高位中央型腰突症最好及时手术,到发生截瘫再手术往往因神经受急性挤压损伤而致恢复困难。

为避免截瘫的发生,患病后应及早到医院诊断治疗。现在多采用非手术疗法,如按摩、理疗等,效果很好,多数患者可获满意疗效。若患病后胡乱投医,采用一些不正规的、粗暴的按摩手法,常常诱发截瘫,造成极大的痛苦。另外,一经确诊为中央型腰突症,经卧床休息及保守治疗效果不佳者,应尽早手术治疗。

腰椎间盘突出症为什么会引起大小便异常

腰椎间盘突出症之所以会引起大小便的异常,主要是马尾受压所致。什么是马尾神经?它有什么作用呢?这要从脊髓说起。我们知道,脊柱是由椎体相互连接而成的,每个椎体的后面与椎弓围成一类似圆形的椎孔,每个椎孔罗列在一起构成椎管,椎管中走行着人体的中枢神经——脊髓。脊髓具有重要的传导和反射功能,全身的感觉、运动都是通过脊髓传到大脑的。所以脊髓损伤后,人的运动、感觉及反射功能全部丧失。由于人出生后在发育过程中,脊髓长度的生长比脊椎生长得慢,这样就形成了脊髓短、椎管长这种情况。脊髓的末端只到第1腰椎水平,那么脊髓发出的神经节段与椎体不相符合,自腰$_2$椎体平面以下走行的是腰$_{2\sim5}$骶神经、马尾神经的终丝,这些神经终丝形似马尾,故称马尾神经。在椎管内下行一段后由相对应的椎间孔穿出,如腰$_5$神经从腰$_{4\sim5}$之间的椎间孔穿出,骶$_1$神经从腰$_5$骶$_1$椎间孔穿出。所以腰突症很少伤及脊髓而多伤及马尾神经。马尾神经有阴部神经、盆神经等分支,支配会阴部位各种肌肉(肛门及膀胱肌肉)。因此马尾神经损伤后,膀胱失去神经支配,会出现不能自主排尿,满溢性尿失禁,膀胱中有大量尿液潴留;肛门失去神经支配,收缩无力,则大便干燥,排便困难。

马尾神经的另一分支——皮支,支配会阴部皮肤。受伤后,可出现马鞍区麻木。

所以,马尾神经受压损伤后,由于损伤的轻重不同,可出现不同程度的马鞍区麻木、二便失常,严重者可突发截瘫。

直腿抬高试验有何意义

直腿抬高试验主要用于坐骨神经痛的检查,临床常用于诊断腰椎间盘突出症、梨状肌综合征、马尾神经瘤及其他椎管内占位性病变。

具体检查方法是:令患者仰卧于床上,双下肢放平,在保持膝关节伸直的情况下让患者抬高患腿到最高度数(抬高肢体与床面形成的夹角),一般成年人抬高下肢至 30°～70°时,神经根可在椎间孔里拉长 2～5 毫米,并无疼痛和不适感,故抬高 70°

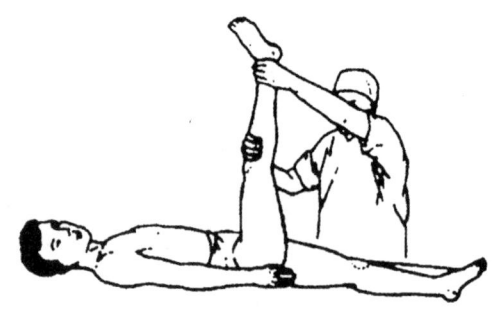

图 18　直腿抬高试验

以上即为正常(图 18)。腰椎间盘突出症患者由于神经根受压,做直腿抬高试验时由于牵动神经根必然会引起腰及坐骨神经痛症状加重,所以直腿抬高往往达不到正常范围。例如,下肢抬高 40°时,腰腿痛突然加重,即直腿抬高 40°阳性,一般 70°以内都算作阳性,临床医生常用"＋"号表示,直腿抬高呈现阳性,说明患者有坐骨神经牵拉痛,多见于腰椎间盘突出症、梨状肌综合征、马尾神经瘤等疾病。对于腰椎间盘突出症来说,在急性期或压迫严重及神经根粘连严重者,直腿抬高不到 30°即可出现腰腿痛加重。所以,做直腿抬高试验时,必须记录肢体抬高离床的度数,以区别不同性质的坐骨神经痛。

直腿抬高试验在临床诊断上具有一定的意义,但并非所有的腰椎间盘突出症都可呈阳性,也并非所有的直腿抬高试验阳性者都是腰椎间盘突出症。例如,上腰椎的腰椎间盘突出症患者该试验可能阴性。坐骨神经炎、髋关节炎、骶髂关节和腰骶关节的病变也可使直腿抬高试验阳性。此外,有时可能由于患者的原因造成假阳性。对于这些情况,可附加其他特殊体征检查进行综合分析。例如:弯腰试验对于上腰椎的腰椎间盘突出症有较高的诊断价值。而其他的坐骨神经特殊检查,如床边试验、屈颈试验、梨状肌紧张试验、"4"字试验等对鉴别诊断均有帮助。在对某些有意夸大症状的患者或是神经较紧张的患者做直抬高试验时,有时会因患者的因素而影响结果。此时,可采用坐位等方式进行改进的直腿抬高试验,以提高诊断的准确性。

由此可见,根据四诊取得的资料,要经过去粗取精、去伪存真的分析加工过程,绝不能单凭某一症状或某一体征而妄下断言。

足背屈试验是怎么回事

足背屈试验又名拉氏(Lasegue)试验。方法是患者仰卧,两下肢放平,在保持膝关节伸直的情况下,让患者患侧下肢直腿抬高。当患者开始腰腿痛时将腿稍放低,使疼痛减轻,在该位置上将下肢固定,再行足背屈试验(医生握足尖部向上用力快速推动)。若腰腿痛再次加重,则

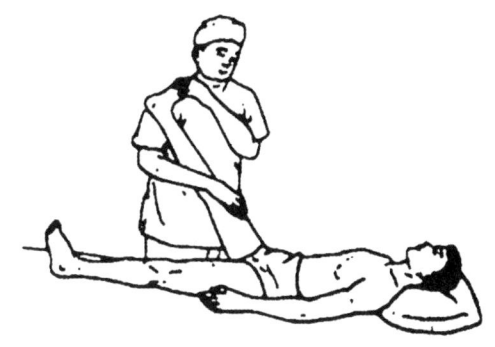

图19 足背屈试验

说明足背屈试验(图19)阳性,说明患者可能有腰突症之神经根受压。其原理是坐骨神经走行经过足跟及小腿外侧,做足背屈动作时,可拉长坐骨神经,同时牵动神经根产生症状。

该试验有什么鉴别作用呢?有多种疾病症状与腰突症相似,容易混淆,如神经根炎、臀大肌扭伤、腘绳肌扭伤、梨状肌综合征等。这些病症在做直腿抬高试验时皆因牵动神经根和臀大肌、腘绳肌而引起疼痛,因此直腿抬高试验阳性。在此基础上再行足背屈试验,臀大肌扭伤和腘绳肌损伤患者则足背屈试验阴性,神经根炎和腰突症则该试验阳性。神经根炎直腿抬高的度数要比腰突症大些,而梨状肌综合征直腿抬高超过60°时疼痛反而减轻。所以,足背屈试验对于诊断腰突症之坐骨神经痛比直腿抬高试验更为实用。因此临床医生常将两种试验结合起来,既能诊断腰突症,又能将腰突症与其他有类似症状的疾病区别开来。

屈颈试验有何意义

屈颈试验也常被作为诊断腰突症的检查方法,具有较重要意义。本试验有3种形式:

1. 仰卧位屈颈试验。患者取仰卧位,两腿伸直,检查者一手按住胸部,使脊柱胸、腰段紧贴床面而不参与运动。另一手托起患者头部慢慢向前屈,直到下颌抵住胸部,停留1~2分钟,或突然向前一屈,如出现腰腿痛或使原有腰腿痛症状加重,即为阳性(图20)。

2. 站立位屈颈试验。患者站立,双下肢伸直,检查者按头顶部使其前屈,若患者感到腰痛或下肢放射痛即为阳性。

3. 坐位屈颈试验。患者坐位,双下肢伸直,此时坐骨神经已处于紧张状态,然后做头部前屈动作,引起腰腿痛者为阳性。

屈颈试验阳性有以下两方面的意义:①脊椎外伤。如椎体骨折时,该试验可呈阳性反应。由于屈颈时牵动脊椎的韧带,使受伤的椎体部位产生疼痛,患者常能指出疼痛部位。②神经根病变。腰椎间盘突出症即属于神经根病变,所以

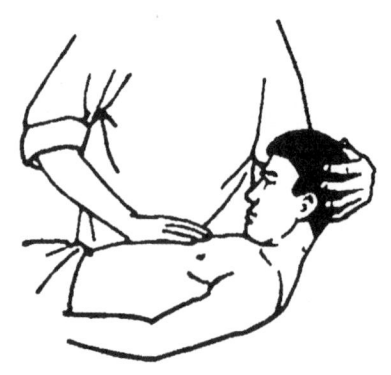

图20 屈颈试验

腰突症患者呈典型的屈颈试验阳性。其机制是颈部竭力前屈时,脊髓可上升1~2厘米,同时神经根也随之移动,若有粘连,移动时可因受牵拉而疼痛。所以,当患者疑有腰椎间盘突出症时,可应用此试验协助诊断。

应用此试验时有一点需注意:颈椎外伤(骨折、脱位)者禁用此法,以防颈部前屈时骨折脱位发生错位,损伤脊髓,危及生命。

什么是膝腱反射? 腰椎间盘突出症患者的膝腱反射有何变化

膝腱反射是一种深反射,主要检查股神经、腰$_{2\sim4}$神经根及脊髓有无损伤。

方法:患者坐于诊察床边,双腿自然下垂,或坐在椅子上。一腿横放于另一腿的膝部(俗称跷二郎腿)。如患者是卧床则稍弯曲膝关节,使髌韧带拉紧。髌韧带在膝关节两膝眼正中,医生用叩诊锤轻轻叩击拉紧的髌韧带,正常情况下可引起小腿向前轻轻踢腿的动作(图21)。

膝腱反射属于一种深肌腱反射,主要检查腰$_{2\sim4}$神经的功能,但主要是腰$_4$神经的反射。在临床实践中,膝腱反射往往被误认为是腰$_4$神经

的反射。但是即使是腰$_4$神经被病变累及,此反射可能仍然存在,因为它受几个神经支配,腰$_4$神经病变可能使膝腱反射明显减弱,但很少完全消失。

临床上一些高位腰椎间盘突出症(腰$_{2\sim3}$和腰$_{3\sim4}$)主要压迫腰$_4$神经根时,可使膝腱反射明显减弱,严重者或腰$_{2\sim4}$普遍受累时此反射可能消失。

注意:检查反射一定要双侧对比,若双侧对称性地反射减弱、消失或增强,未必是神经损害的表现,而反射的不对称性才是神经损害的指征。

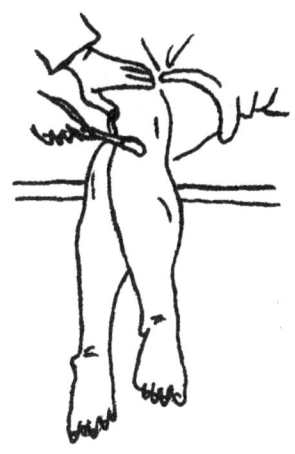

图 21 膝腱反射

什么是跟腱反射? 腰椎间盘突出症患者的跟腱反射有何变化

跟腱反射也是一种深肌腱反射,是刺激跟腱引起足跖屈的反射,主要用于检查骶$_1$神经或脊髓损伤及坐骨神经病变。

方法:患者坐于床边或平卧床上,双腿自然悬垂,医生握足尖部使之上跷,以便拉紧跟腱,然后用叩诊锤叩击跟腱(足跟后上方相当于踝关节水平)。正常者足部突然不自主地跖屈(足尖向下弯)。如图22所示。

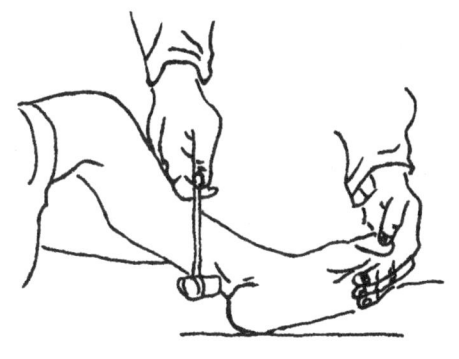

图 22 跟腱反射

跟腱反射减弱、消失或增强,说明有骶$_1$神经及坐骨神经损伤、受压,或有脊髓的损伤。腰$_5$骶$_1$间盘突出压迫骶$_1$神经根时跟腱反射减弱或消失。

该反射与膝腱反射一样,应注意双侧对比才能确定诊断。

什么是高位腰椎间盘突出症？表现如何

临床上通常把腰$_3$以上位置的腰椎间盘突出症称为高位腰椎间盘突出症。多年来虽然有许多学者对腰突症进行了大量的研究和报道,但主要是针对两个低位(腰$_{4\sim5}$和腰$_5$骶$_1$)腰椎间盘病变,对腰$_3$以上腰突症报道不多,讨论更少。迄今,其发病机制及诊断、治疗等方面仍存在许多问题。

现将高位腰突症的典型临床表现分述如下:

1. 多数患者有外伤史及长短不同的腰痛症状,腰痛反复发作。
2. 大腿前方疼痛、麻木,病程长者大腿肌肉萎缩,伸膝力量减弱。主要是股神经受累病变所致。
3. 部分患者有坐骨神经痛,直腿抬高试验阳性。如腰$_{3\sim4}$椎间盘突出症压迫腰$_4$神经根时,因腰$_4$神经参与坐骨神经的组成,故可有坐骨神经痛症状,使直腿抬高试验阳性。还可因为腰$_{3\sim4}$椎间盘突出偏向中央,隔硬膜囊压迫了即将发出的腰$_5$神经的马尾部分,也使坐骨神经的敏感度增高而疼痛。
4. 突发截瘫。下肢截瘫是高位中央型腰突症最常见的症状之一,一般由腰$_{2\sim4}$节段马尾神经受压所致,膝腱反射减弱或引不出。
5. 股神经牵拉试验阳性。患者俯卧于床上,患腿屈膝90°,检查者握足踝部向上提拉,若大腿前方疼痛者为阳性,说明股神经有牵拉痛。

上述症状的显现只是部分的,不是每个高位腰突症患者都具备的。主要是由于高位腰突症与低位腰突症对神经根的压迫机制不同,所产生的神经根受压症状较模糊,并不像上述症状那么典型,所以有很多患者被误诊、漏诊。

根据上述临床表现,疑有高位腰突症者,应尽早采用先进的医疗检测手段,如CT断层摄影、磁共振、椎管造影等协助诊断。

为什么腰椎间盘突出症的表现多种多样

同样患的都是腰椎间盘突出症,但是临床表现却是多种多样的:有的人站立时疼痛、麻木加重;有的人行走、坐、卧症状反应不一样;有人骑车时无症状,但做其他活动时明显受限,等等。那么,为什么患的是同一种病,表现却不一样呢?

1. 不同的人之间存在个体差异,疼痛的敏感性也不一样,故反应也不一样。

2. 由于髓核突出对神经根压迫的位置不同,所以引起的症状及程度也不同,有些患者以疼痛为主,有些患者则以麻木为主。

3. 有的患者在患病前就有风湿病,故患腰椎间盘突出症之后腰腿痛症状可能明显加重。

4. 由于腰椎间盘突出症类型的不同,可产生一侧或双侧下肢的症状。

腰椎间盘突出症的诊断标准是什么

1. 症状。

(1)多数患者有腰部外伤史。

(2)腰痛,沿下肢后侧及小腿外侧放射痛,多为单侧,少数突出的髓核位于椎管中央或压迫双侧神经根时可出现双侧下肢痛,病程长者下肢末端(小腿、足)麻木。

(3)咳嗽、打喷嚏、用力排便时上述症状加重,休息后可缓解。

(4)腰部有不同程度的侧弯,生理前凸减少、变平或后凸。

(5)小腿外侧、足背、足底外缘皮肤感觉异常;初起感觉可能敏感,后感觉迟钝,甚至痛觉消失。踇趾背伸无力。

2. 体征。腰突症的体征需临床医生来检查,主要阳性体征如:

(1)直腿抬高及足背屈试验阳性。一般抬腿 20°～30°时即有坐骨神经牵拉痛。

(2)屈颈试验阳性。

(3)膝、跟腱反射有不同程度的减弱甚至消失。

(4)腰部患椎旁压痛及放散痛。

具备以上要点诊断腰突症是不难的,但实际生活中并非每位腰突症患者都有这么典型的症状和体征,有的患者只具备一两点,有些患者的表现似是而非。因此,必须注意与其他腰腿痛疾患鉴别,必要时选用CT扫描、磁共振检查等协助诊断。

腰腿痛就一定是腰椎间盘突出症吗

腰腿痛的原因很复杂,腰突症只是其中之一。哪些原因可致腰腿痛呢?主要有以下几方面:

1. 急性扭挫伤或慢性劳损。腰部的肌肉、筋膜、韧带、椎间小关节急性扭挫伤,如急性腰扭伤等;脊柱损伤,如骨折、脱位、椎间盘损伤;慢性劳损,如慢性腰肌劳损、劳累性腰痛、韧带劳损等。

2. 感染性疾患。脊柱结核、脊柱骨髓炎、椎间盘感染等。

3. 非化脓性炎症。风湿及类风湿性关节炎、筋膜炎、强直性脊柱炎等。

4. 退行性变。脊柱腰椎骨质增生、老年性骨质疏松症、椎间盘退行性变、椎管狭窄等。

5. 功能性缺陷。姿势不良、妊娠、扁平足、下肢不等长以及腰部、臀部肌肉无力等。

6. 结构性缺陷。先天性脊柱隐裂、脊柱滑脱、脊柱侧弯、腰椎骶化或骶椎腰化、横突过长或其他脊柱先天畸形。

7. 肿瘤。原发性骨肿瘤、转移性骨肿瘤、神经肿瘤等。

8. 内脏疾病。泌尿、生殖系统疾病如肾炎、妇科炎症,肝炎等内脏疾患。

9. 其他。血管疾病、内分泌失调、精神因素等。

因此,对于有腰腿痛的患者,要详细询问病史和劳动、生活等情况,认真细致分析,必要时结合化验、X 线片、CT 扫描、磁共振等协助诊断,还需注意几种疾病同时存在的可能性。

有腰痛症状的常见疾病如何鉴别

临床上有腰痛症状的疾病种类繁多,除多数属于骨科疾病外,其他科常见疾病中亦多有腰痛表现,有的甚至主要以腰痛为主,临床上容易混淆。下面将各种与腰痛有关的疾病的特征逐一介绍如下:

1. 腰椎间盘突出症。

(1)症状。腰椎间盘突出症的腰痛特征是腰痛的同时伴有放射性下肢痛,咳嗽、打喷嚏、用力排便等增加腹压动作时腰腿痛的症状加剧,卧床休息时症状减轻。

(2)体征。大部分患者有不同程度的脊柱侧弯,表现为脊柱腰段的生理前凸减小或消失,即腰部变直,甚者向后凸呈拱桥状;直腿抬高试验阳性,伴有下肢神经系统症状,如患侧下肢可出现皮肤浅感觉迟钝或消失,踇趾背伸无力等。

(3)X线片。脊柱侧弯,腰椎生理弯曲消失,椎间隙变窄,左右不对称,或前后不对称。

(4)CT及磁共振片。腰椎间盘有结构上的变化,并可清晰地看到椎间盘的脱出情况。

2. 腰部扭伤。

(1)症状。腰部疼痛剧烈,腰部各方向活动障碍,疼痛有时也可放散到臀部和下肢。

(2)体征。骶棘肌痉挛,脊柱运动受限,腰部有局限性压痛。

(3)X线片。腰椎骨质无异常,腰椎无侧弯畸形。

3. 慢性腰肌劳损。

主要表现为腰部钝痛,劳累后疼痛加剧,休息后减轻。无特殊体征。

4. 腰椎结核。

(1)症状。腰痛,有时晚上痛醒,活动时加重。全身乏力,体重减轻,伴有低热、盗汗等。

(2)体征。腰肌呈板样痉挛,脊柱活动受限,并可有后凸畸形和寒性脓肿。

(3)X线片。椎间隙变窄,椎体边缘模糊不清,有骨质破坏现象。有寒性脓肿时,可见腰肌影像增宽。

5. 增生性脊柱炎(或称肥大性脊柱炎)。

(1)症状。腰部钝痛,劳累或阴雨天加重,早晨起床时腰部僵硬,活动后减轻。

(2)体征。脊柱前屈、背伸活动受限。

(3)X线片。大多数椎体边缘有唇样增生,椎间隙稍变狭窄。严重者可有骨桥形成。

6. 强直性脊柱炎。

(1)症状。腰部酸痛,疼痛不因休息减轻,脊柱僵硬不灵活。

(2)体征。脊柱各方向运动均受限,甚至强直,还可表现驼背畸形。

(3)X线片。早期骶髂关节和小关节模糊,后期脊柱可呈竹节状。

7. 先天性变异(隐性脊柱裂、腰椎骶化和骶椎腰化)。

(1)症状。腰部有钝痛,活动后加剧,轻微外力会引起急性扭伤。腰部易疲劳。前屈弯腰时间稍长,腰部钝痛或酸痛,伸腰后疼痛即缓解。

(2)体征。一般无明显体征。

(3)X线片。隐性裂,腰$_5$或骶$_1$椎板部分缺损,或棘突缺如。骶椎腰化,骶$_1$椎板和其他骶椎分离。腰椎骶化,腰$_5$的一侧或两侧横突肥大,与髂骨或骶骨接触,或形成假关节。

8. 老年性骨质疏松症。

(1)症状。腰部钝痛或剧痛。

(2)体征。脊柱运动受限,可出现圆背畸形。

(3)X线片。骨质疏松,椎体变为楔形或腰椎呈双凹形。

9. 脊柱转移性肿瘤。

(1)症状。腰部疼痛剧烈,夜间尤甚。

(2)体征。根据肿瘤转移的情况而异。

(3)X线片。腰椎破坏,椎体压扁,椎间隙尚完整。

10. 妇科疾患。

其症状为腰骶部疼痛,常与下腹部疼痛同时存在,并与月经周期有明显关系,体征不明显。

11. 泌尿系统疾患。

(1)症状。腰痛,伴有尿频、尿急、血尿、脓尿或发热等。

(2)体征。腰部无明显体征。

(3)X线片。如果是泌尿系统结石,有时也可从腰部X线片上发现。

12. 癔病。

癔病是没有器质性病变的一种精神方面的疾病。发作往往与精神状态有关,通常患者主诉特别多,似意念在起作用。但临床检查往往没有什么阳性体征。比如,所检查的疼痛与麻木区的分布情况,常常与神经解剖位置不符。对本病经常采取暗示疗法、诱导疗法治疗。

以上各种疾患鉴别的关键在于掌握各种病症的主要特征,其次是注意运用现代医学的各种检测手段达到鉴别目的。

腰椎间盘突出症中医如何辨证治疗

本病的治疗,应以"实则泻之,虚则补之"而立法。实证治宜祛邪通络为主,分别采用疏风、散寒、除湿、清热、活血通络之法;虚证则以补益肝肾为要;对病久正虚邪恋者,又当攻补兼施,方不致误。

●肝肾亏损型

[主症]腰背酸痛,喜揉喜按,遇劳加重,卧则减轻,时发时止,经久不愈。或胫酸足跟痛,头晕耳鸣。偏于肝肾阴虚者,伴心烦失眠,口燥咽干,面色潮红,五心烦热,舌红,少苔,脉细数。偏于肾阳不足者,伴少腹拘急疼痛,下肢浮肿,畏寒肢冷,舌淡,苔润白,脉沉弱。

[治法]滋补肝肾,强壮筋骨。

[方药]补肾壮筋汤加减。熟地12克,当归12克,牛膝10克,山萸肉12克,茯苓12克,续断12克,杜仲10克,白芍10克,青皮5克,五加皮10克。水煎服,每日1剂。或制成丸剂内服。

[加减]偏阴虚者加六味地黄丸,偏阳虚加金匮肾气丸。

●气滞血瘀型

[主症]腰背疼痛如锥刺刀割,痛处固定不移,难以转侧,舌淡紫或有瘀斑,脉沉涩。

[治法]活血逐瘀,通络止痛。

[方药]桃红四物汤加减。当归12克,川芎12克,白芍30克,生地10克,桃仁10克,红花10克,五灵脂9克,蒲黄9克,枳壳6克。水煎服,每日1剂。

[加减]腰痛剧烈者,加制乳香10克、制没药10克;兼风寒者,加桂枝10克、独活10克、羌活10克;瘀血化热,加丹皮12克、知母12克;兼肾虚,加续断15克、杜仲15克。

●风寒闭阻型

[主症]腰腿重着而痛,痛处局限,遇寒加重,得温则减,患侧下肢冷凉麻木,苔白腻,脉沉而迟缓。

[治法]疏风散寒,通络止痛。

[方药]独活寄生汤加减。独活6克,防风6克,川芎6克,牛膝6

克,桑寄生18克,秦艽12克,杜仲12克,当归12克,茯苓12克,党参12克,熟地15克,白芍10克,细辛3克,甘草3克,肉桂2克(冲)。水煎服,每日1剂。

[加减]腰腿冷痛,加桂枝10克、制草乌10克;兼血瘀,加赤芍12克、红花12克、乳香10克、没药10克;下肢麻木,加鸡血藤15克、桑枝10克。

● 湿热壅滞型

[主症]腰腿沉重困痛,痛有热感,遇热或潮湿加重,患侧下肢麻木,舌红,苔黄腻,脉濡数。

[治法]清热利湿,通络止痛。

[方药]四妙丸加减。苍术9克,黄柏12克,薏苡仁18克,牛膝12克,木瓜9克,络石藤12克。水煎服,每日1剂。

[加减]热邪偏重,加栀子15克、泽泻10克、木通10克;湿邪偏盛,见腰腿困重、小便不利,加泽泻10克、茯苓15克、防己12克、车前子15克;湿热伤阴,加女贞子15克、旱莲草15克。

腰椎间盘突出症常用的西药治疗有哪些

可配合口服镇静剂、止痛剂、肌肉松弛药,急性期可应用激素或静脉滴注极化液。维生素B_1、复合维生素B可作为常规口服药物。疼痛严重者可舌下含服双氢埃托啡(20微克)或止痛片(阿司匹林、芬必得、地塞米松)短期服用。

腰椎间盘突出症常用的外用药物有哪些

腰骶部可外擦红花油、万花油、樟脑酊等以活血化瘀,缓解腰部肌肉痉挛,松解神经根粘连,促进局部炎症消退。同时可配合外贴狗皮膏、伤湿止痛膏、奇正消痛贴、骨刺消痛膏。药物熏蒸、药物洗浴、药物离子透入等治疗,也都有很好的临床疗效。

腰椎间盘突出症如何按摩治疗

手法亦能缓解腰臀部肌肉痉挛,消肿祛瘀,松解神经根粘连,促进局部炎症消退,或使突出的椎间盘回纳。腰椎间盘突出症的手法治疗常用的有常规手法和麻醉推拿手法。

一、他人按摩法

1. 准备阶段手法。

(1) 按摩法。患者俯卧。医者用两拇指或掌部自患者肩部向下按摩脊柱两侧膀胱经,至患肢承扶处改用揉捏,下抵殷门、委中、承山,反复数次。

(2) 推压法。医者两手交叉,右手在上,左手在下,手掌向下推压脊柱,从胸椎至骶椎,反复数次。

(3) 滚法。医者以滚法作用于背、腰及臀腿部,着重于患者腰部,调理、松解肌肉。

2. 治疗阶段手法。治疗手法主要以调理关节,回纳突出的椎间盘为主。以下几种手法可供选择:

(1) 俯卧拔腿法。医者一手按患者腰部,另一手托住患者两腿或单腿,使其下肢尽量后伸。两手相对用力,可听到一声弹响。可做1～2次。

(2) 侧卧斜扳法。患者侧卧,在上的下肢屈曲,贴床的下肢伸直。医者一手扶患者肩部,另一手同时推髂部向前,两手反向用力使腰部扭转,可闻及或感觉到"咔嗒"声(图23)。

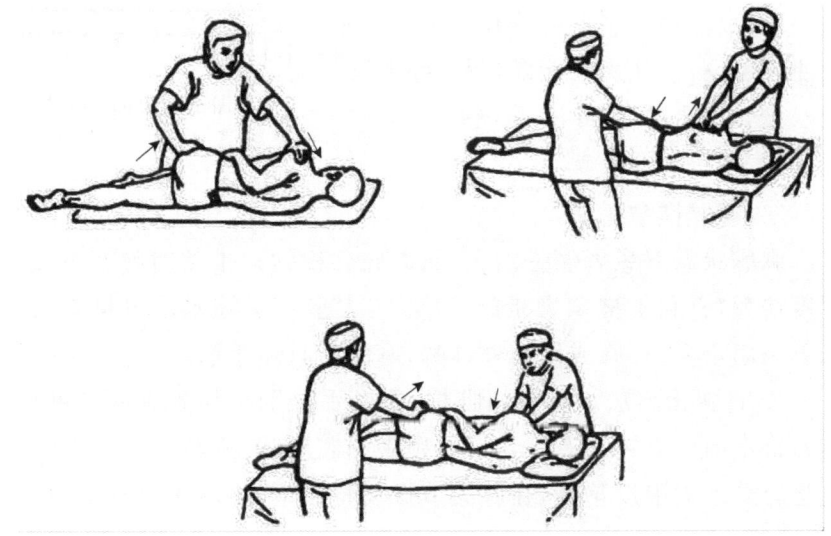

图23 侧卧位脊柱斜扳法

(3)牵引按压法。患者俯卧。一助手于床头抱住患者肩部,另一助手拉患者两踝,做对抗牵引数分钟。

(4)旋转复位法。患者坐于方凳上,两足分开与肩同宽。以患侧是右侧为例。助手面对患者,两腿挟持固定患者左腿。医者立于患者身后,右手经患者腋下绕至颈部,左拇指推顶患者偏歪的腰椎棘突右侧,右手压患者颈部,使其腰部前屈60°～90°,再向右旋转。左拇指发力向左顶推,可闻及或感觉椎体轻微错动弹响(图24)。

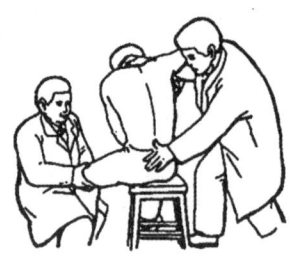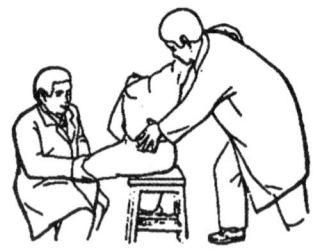

图24 坐位腰椎旋转复位法

3. 结束阶段手法。

(1)牵抖法。患者俯卧位,两手抓住床头。医者双手握住患者两踝,用力牵抖并上下抖动下肢,带动腰部(图25),再行按摩下腰部。

(2)滚摇法。患者仰卧位,双髋双膝屈曲,医者一手扶患者两踝,另一手扶患者双膝,将腰部旋转滚动,持续1～2分钟。

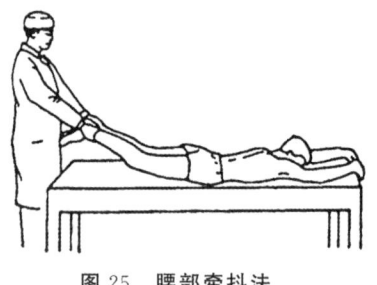

图25 腰部牵抖法

二、麻醉推拿手法

麻醉状态下患者痛觉消失,肌肉充分松弛。推拿时腰及下肢关节活动度增大,有利于推拿力量施于病灶,大多一次施术便可见效。麻醉方法可采用全麻、腰麻或硬膜外麻醉,麻醉后具体手法:

1. 直腿抬高法。患者仰卧位,两助手分别拉住患者两腋部和两踝,行对抗牵引1分钟左右。然后将患者屈髋屈膝、旋转髋关节3～4圈后,再将患肢最大限度抬高,在膝关节极度背伸下,将踝关节充分背屈3次,健侧同法也做3次。

2. 俯卧位运腰法。患者俯卧位,医者一手臂托住患者两腿,另一手压住患者腰部,将两下肢摇动数次,然后过伸腰部 2～3 次(图 26①)。

3. 侧卧位扳腿法。患者侧卧位,患侧在上。医者立于患者身后,以一侧手臂托起患侧大腿,另一手压住患侧腰部,先转动髋关节 2～3 圈,然后在髋关节外展 30°位置下做过伸动作 3 次,同时将患者腰部顺势推向前,再转体 180°(图 26②)。同法做另一侧。

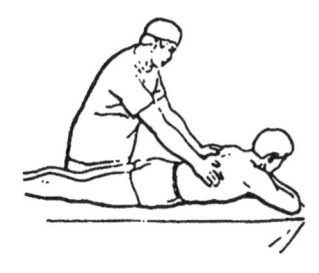
①俯卧位运腰

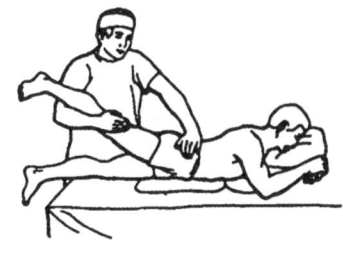
②侧卧位扳腿

图 26　脊柱推板法

4. 俯卧对抗牵引按压法。患者俯卧,两助手再次对抗牵引,同时医者以掌根部按压病变椎体棘突部,共做 3 次,每次约 1 分钟。

在麻醉下行手法治疗应密切观察患者的麻醉反应,手法结束后严格按麻醉术后护理。患者术后仰卧,腰部可垫一薄枕以保持脊柱腰段的生理前曲。麻醉效果消失后部分患者可能仍有腰痛、腹胀反应,但以后腰痛可逐渐减轻。一般患者应卧硬板床 2～3 周。

三、自我按摩指压法

可选用阿是穴、腰阳关、肾俞、环跳、大肠俞、承扶、殷门、委中、承山、阳陵泉、昆仑等穴,在 1 分钟内,按顺时针、逆时针方向各按压 36 圈。

腰椎间盘突出症如何进行针灸治疗

急性期腰痛、下肢放射痛等症状及体征较重时,还可采用针刺疗法。取阿是穴、肾俞、志室、大肠俞、阳关、委中及耳针腰骶区。有腿痛者配环跳、秩边、承山,用平补平泻法。亦可用梅花针叩打压痛点再拔罐,留罐 10～15 分钟。

腰椎间盘突出症常用哪些物理疗法

1. 一般性疗法。卧硬板床和制动。因卧位时椎间盘内压最低,而且肌肉松弛,有利于突出物的还纳和椎间盘的修复,疼痛通常也能缓解。而本病在初期或急性期,腰痛、下肢放射痛等症状及体征较明显,发病时应绝对卧床休息2~3周。以睡硬板床、仰卧屈髋屈膝位最佳;或取侧卧位卧床,以不加重疼痛为宜。

2. 中频电疗立体动态干扰电治疗。中频电疗立体动态干扰电治疗对缓解肌肉痉挛,改善局部血液循环,促进水肿、炎症消退,止痛效果较好。

3. 中药离子导入法。用威灵仙15克、川乌10克、草乌10克、乳香10克、没药10克、海桐皮30克、透骨草30克、牛膝12克、老鹳草30克,上药制成酊剂或水剂,使用DZY-B型电脑骨质增生治疗仪进行治疗。每日1次,每次25分钟,12次为1个疗程。

腰椎间盘突出症常用哪些牵引疗法

1. 骨盆牵引。患者仰卧于治疗床上,床脚垫高20°~30°,即头低脚高位;用骨盆固定带双侧悬挂重量进行牵引,每侧重量7~10千克,每日牵引1~2次,每次1~2小时。或患者俯卧于治疗床上进行牵引,同时配合手法推拿。孕妇、经期、高血压、心脏病及脊柱有先天畸形者禁用。

2. 头高脚低位自身重力牵引。患者仰卧于治疗床上,床头垫高20°~30°,即头高脚低,用布制套环套在患者两腋下,并固定在床头两侧栏杆上,以患者自身重力为牵引力,每次牵引1~2小时,每日3次,每次牵引之间休息半小时。2周为1个疗程。

3. 电动机械自动牵引。系特制的电动机械自动牵引治疗床,患者平卧在治疗床上,上身固定在床头,用骨盆固定带固定骨盆,以电动机械为牵引动力,并自动控制重力大小。一般采用短时间、大重力进行牵引。牵引结束后,患者仍需平卧休息1~2小时才可起床。

注意:在进行牵引或手法推拿等治疗后,不能即刻起床,而应卧床休息。在离床时,还需戴腰围保护,使疗效得以巩固。

腰椎间盘突出症有哪些特殊疗法

常用的治疗腰椎间盘突出症特殊疗法有神经阻滞疗法、输液疗法、溶核疗法、微创治疗等多种。

一、神经阻滞疗法

1. 椎间孔阻滞术。治疗前必须确定诊断,并要确定椎间盘突出的位置是在椎间孔,方可保证疗效。每周2～3次,5次为1个疗程。平均需连续治疗4个疗程。在治疗过程中大多出现如下规律:在最初一两次治疗后就有明显的疼痛减轻,但此后疼痛逐渐转移至臀部及下肢腓神经支配区并渐渐消失,且疼痛早于麻木消失。如果治疗4个疗程效果不佳,应进一步检查、定位,并注意排除其他疾患。

2. 骶管阻滞术。此术对下腰椎间盘突出症即腰$_5$骶$_1$、腰$_{4～5}$椎间盘突出症患者最为适宜。每周2～3次,5次为1个疗程,平均4个疗程,能受到良好效果。骶管阻滞术也可与椎间孔阻滞术按疗程交替使用。

3. 局部疼点阻滞术。在临床上常有腰椎间盘突出症的患者,不仅在病变椎旁有压痛点,而且在同侧梨状肌投影处、臀上皮神经处、腓总神经处(相当于阳陵泉穴处)、承山穴等下肢屈侧肌群处的软组织出现压痛点。可同时对上述痛点,有选择性的、或各点交替、或各点同时用药液注入予以阻滞。

4. 硬膜外留置导管连续阻滞术。若病情严重或有条件住院治疗的患者,可采用硬膜外留置导管连续阻滞术。但该术有一定危险性,因此在置管前应做血、尿常规检查及必要的全身检查。

二、输液疗法

对急性期住院患者,在硬膜外阻滞的同时,静脉输入能量合剂500毫升,每日1次,连续15次为1个疗程。可加速病变部位水肿消退,增强神经阻滞术的疗效。

三、溶核疗法

1981年开始国内外相继使用胶原酶治疗腰椎间盘突出症,将此酶注入脱出的椎间盘,可促进脱出的髓核溶解、吸收,且只溶解髓核和纤维环而不损伤邻近组织。但若直接接触神经根可引起神经根损伤。

四、微创治疗

近些年来,微创手术应用于腰椎间盘突出症的治疗日趋普及并取得了很好的效果,常用的有射频镇痛术、激光治疗、臭氧治疗、椎间盘镜治疗及小针刀治疗等,每种治疗方法都有其适应证和禁忌证。其疗效和操作者的娴熟程度有很大关系。

腰椎间盘突出症常用哪些手术治疗

1. 传统手术疗法。经系统的非手术治疗无效者,而且病程较长或反复发作;或因脱出的髓核粘连严重,不能缓解神经根受压症状;影响正常生活、劳动的年轻患者,又无其他手术禁忌证时,应动员其接受手术治疗。据国内资料统计手术疗法的远期治愈率可达80%。

2. 经皮腰椎间盘切除术。我国近几年来开始应用此项技术。据报道其优良率在80%～97.5%。与传统手术式相比,其具有创伤小、恢复快、不干扰椎管内结构、不影响脊柱稳定性、并发症少、操作简单等优点。

腰椎间盘突出症患者如何预防及锻炼

1. 加强卫生指导。注意自我保健。有些患者经治疗后,多在3个月之内复发。究其原因多为腰部突然做旋转、侧屈活动(如水壶在炉火上煮沸,急忙去提壶时),或腰部过劳、扭伤和着凉所致。然而,随着治愈后时间的延长,复发率逐渐下降。因此在愈后3个月至半年之间,应特别注意避免各种诱发原因,要使患者懂得如何在工作、生活和睡眠中,注意避免各种好发因素,保持正确姿势,以防旧病复发。

2. 体育疗法。对慢性腰腿痛患者,应鼓励和指导其参加体育锻炼。如打太极拳、练健身功;或坚持"倒行",每日2次,每次500～1 000步。尤以中老年以上者最为适宜。也可作为病愈初期过渡的体力适应性锻炼。通过体育锻炼,可增强背部肌肉的张力,调节机体内外平衡,改善局部血液循环,活血化瘀,促进病灶部的组织修复。

3. 腰背肌功能锻炼法。坚持背伸肌肉的锻炼,由于防止了肌肉萎缩和骨质疏松,避免了晚期脊柱关节僵硬和慢性腰背疼痛的发生。该方法简便易行,安全可靠,功能恢复快,合并症少。要让患者理解功能锻炼的重要性并根据自身具体情况采用不同的功能锻炼方法。

具体操作是:先于仰卧位用头部、双肘及双足作为支撑点,使腰、背、臀部及下肢呈拱形撑起(五点支撑法),一般在第一周进行此练功要求;逐步过渡到仅用头顶及双足支撑,全身呈拱形撑起(三点支撑法),练习2~3周后,逐步改用双手及双足支撑,全身后伸腾空如拱桥状(四点支撑法),此时练功难度较大,应注意练功安全,防止意外受伤。也可于俯卧位进行锻炼。方法是:第一步,患者俯卧,两上肢置于体侧,抬头挺胸,两臂后伸,使头胸离开床面;第二步,伸直双膝关节,后伸并尽量向上跷起下肢;第三步,头颈、胸及双下肢同时抬高,两臂后伸,仅使腹部着床,整个身体呈反弓形,即为飞燕点水练功法(图27)。

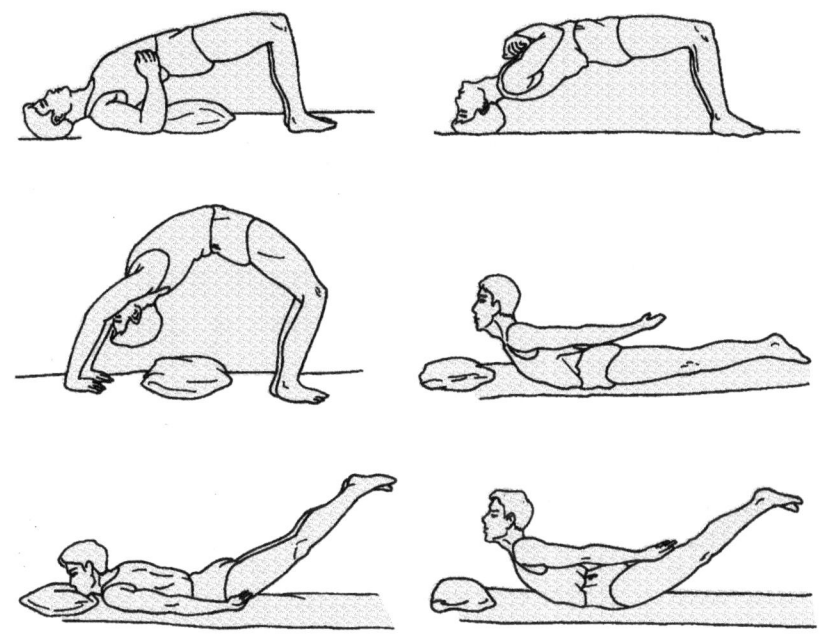

图 27 腰背部肌肉锻炼

4. 治疗期间患者卧硬板床休息,需用宽皮带固定腰部,注意腰部保暖。

5. 腰椎间盘突出中央型,不宜进行推拿治疗。推拿治疗前要排除骨质病变。

腰椎椎管狭窄症

68岁的黄师傅有个钓鱼的爱好，退休以来闲暇无事，经常隔三差五地约上几位老同事到郊外的河沟、水库去钓鱼散心，但从3个月前起，不明原因出现腰部酸痛，行走不远就出现左下肢沉困、麻木，不得不坐下来休息，休息后又能行走，但走不远又走不动，被迫还得休息，而且每M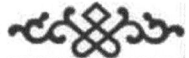行走的距离越来越短，可是他来医院看病，骑自行车走了十多里路也无任何症状，只上了门诊楼的1　　就又走不动了。这病又不影响吃喝，眼看这身体逐渐发福，腿麻又不能外出活动，黄师傅非常焦急。

什么是腰椎椎管狭窄症

黄师傅患的病叫腰椎椎管狭窄症，凡造成腰椎椎管、神经根通道及椎间孔隧道的变形或狭窄而引起马尾神经或神经根受压，并产生相应的临床症状者称为腰椎椎管狭窄症。本病又称为腰椎椎管狭窄综合征。多见于中老年人，约80%发生于40～60岁，男性较女性多见，体力劳动者多见。

本病病因主要分为原发性和继发性两种，原发性多为先天性所致，继发性多为后天性所致。其中退行性变是本病的主要发病原因，先天性发育原因较少见。

先天性腰椎椎管狭窄是指椎管本身由于先天性或发育性因素而致的腰椎椎管狭窄，表现为腰椎管的前后径和横径均匀一致性狭窄，可见于侏儒症、椎弓根短缩等患者。此类型临床较为少见。

后天性腰椎椎管狭窄主要由于椎间盘退变,腰椎椎体间失稳,椎间关节突关节松动,导致腰椎退行性变。腰椎骨质增生,黄韧带松弛、肥厚或内陷,关节突关节松动、增生或肥大,椎板肥厚等,均可使腰椎椎管内径缩小,椎管内有效容量减少,达到一定程度后可引起脊神经根或马尾神经受挤压而发病。

原发性和继发性两种因素常常相互联系,互相影响。临床上常可见到两种因素相结合,即在先天发育不良基础上再发生各种退变性病变而导致本病。这种混合型腰椎椎管狭窄症比较多见。

此外,还有其他因素导致的椎管狭窄,如外伤致椎体粉碎性骨折后,碎片后移,脊椎骨融合后椎管骨质增生等。

腰椎椎管狭窄症诊断要点有哪些

1. 临床表现。主要症状是长期腰痛,腿痛,间歇性跛行。①腰痛仅表现为下腰及骶部痛,多于站立或行走过久时发生,若躺下、蹲下或骑自行车时疼痛多可自行消失。局部有明显酸胀痛感,无固定压痛点。常处于强迫屈曲位,后伸时因腰骶神经根受压使腰痛加剧。②腿痛常累及两侧,亦可单侧或左右交替出现。③间歇性跛行是本病的主要特征,80%以上的患者多有间歇性跛行,常在行走和锻炼以后出现单侧或两下肢麻木、沉重、疼痛、无力,越走症状越严重,常被迫停下休息。下蹲后症状马上缓解,若继续行走则出现同样症状。病情严重者可引起尿急或排尿困难,两下肢不完全瘫痪,马鞍区麻木,肢体感觉减退及二便障碍。

2. 检查。腰椎椎管狭窄症其症状和体征的不一致是本病的特点之一。在患者伸腰运动或活动后立即检查,体征可明显些。有的表现类似腰椎间盘突出症,有脊柱腰段生理性前曲减弱或侧屈,但多较轻。直腿抬高试验阳性者少,常为两侧性或一侧轻一侧重,部分患者可出现下肢肌肉萎缩,以胫前肌和𧿹长伸肌最明显,小腿外侧痛觉减退或消失为常见,跟腱反射消失,膝反射无变化。如有马尾神经受压者可出现马鞍区麻木,肛门括约肌松弛、无力或男性阳痿。

3. X 线检查。

(1)腰椎正侧位片。

正位片:椎体骨质增生。两侧关节突关节增生、肥大,关节面的方向接近矢状位。椎弓根增粗,椎弓根间距变窄,椎板增厚,密度增高。

侧位片:椎间隙狭窄,椎弓根变短,椎弓及关节突关节骨质增生,密度增高,椎体滑脱。

(2)椎管造影。

正位片:碘柱呈节段性腰椎狭窄,甚至部分或全部受阻。完全梗阻时,断面呈梳齿状。

侧位片:碘柱较细。当前后径≤8毫米时即可诊断为腰椎椎管狭窄症。

4. CT 检查。CT 检查可显示椎体后缘骨质增生呈骨唇或骨嵴,椎管矢径变小;关节突关节增生肥大向椎管内突出,椎管呈三叶形,中央椎管、侧隐窝部狭窄,黄韧带肥厚等征象。

腰椎椎管狭窄症如何与其他病鉴别

本病应与血栓闭塞性脉管炎、腰椎间盘突出症相鉴别。

1. 血栓闭塞性脉管炎。血栓闭塞性脉管炎是属于缓慢性进行性动脉、静脉同时受累的全身性疾病,表现为下肢麻木、酸胀、疼痛和间歇性跛行,足背动脉和胫后动脉搏动减弱或消失,后期可产生肢体的远端溃疡或坏死。腰椎椎管狭窄症的患者,其足背、胫后动脉搏动是良好的,不会发生坏死。

2. 腰椎间盘突出症。腰椎间盘突出症多见于青壮年,起病较急,有反复发作病史,腰痛合并有放射性腿痛。体征上多有脊柱侧屈,脊柱腰段生理性前曲减弱或消失。在下腰部棘突旁 1~2 厘米处有压痛,并向一侧下肢放射,直腿抬高试验和加强试验阳性。腰椎椎管狭窄症多见于 40 岁以上中年人,起病缓慢,与中央型腰椎间盘突出症常为突然发病不同。主要症状是腰痛、腿痛和间歇性跛行。腰痛主要在下腰部及骶部,站立、行走时加重,坐位及侧卧位屈髋时减轻。腿痛主要因骶神经根受压所致,常累及两侧,咳嗽时多不加重,但步行时加重,或伴有下肢感觉异常、运动乏力,特称为马尾性间歇性跛行。

腰椎椎管狭窄症怎样用中药治疗

一、内服药物

本病主要由于肾气亏虚,真阴不足,劳损久伤,或外邪侵袭,以致风寒湿邪淤积不散所致。肾气亏虚者治宜补肾益精,复感风寒湿三邪者治宜祛邪通络,但两者均治宜益肾养血。

● 肾虚精亏型

(1)肾阳虚腰痛。

[主症]腰痛隐隐,腰膝酸软,喜按喜揉,遇劳加重,面色㿠白,手足不温,少腹拘急,尿有余沥,舌淡苔薄白,脉沉细。

[治法]温补肾阳。

[方药]苁蓉河车丸。肉苁蓉 15 克,熟地 15 克,砂仁 9 克,茯神 12 克,党参 15 克,菟丝子 15 克,紫河车 15 克,淫羊藿 15 克,桑寄生 15 克,龟板胶 12 克,续断 12 克,鹿茸 9 克。

(2)肾阴虚腰痛。

[主症]腰痛绵绵,腰腿乏力,劳则见甚,卧则痛减,心烦失眠,口燥咽干,手足心热,面色潮红,小便黄赤,舌红少津,脉弦细数。

[治法]滋养肾阴。

[方药]左归丸(汤)加减。熟地 4 份,山药 2 份,山萸肉 2 份,枸杞子 2 份,菟丝子 2 份,鹿角胶 2 份,龟板 2 份,川牛膝 1 份半,蜜糖适量。共为细末,炼蜜为小丸。每服 10 克,每日 1~2 次,饭前服。

[加减]或用大补阴丸,或用六味地黄丸,或用三才封髓丹。若肝肾阴虚者,可用煨肾丸。

● 劳伤积损型

[主症]腰部酸楚疼痛,劳则加重,休息或揉按减轻,伴肢倦乏力,短气懒言,苔薄白,脉细缓。

[治法]益气温经。

[方药]黄芪桂枝五物汤加减。黄芪 30 克,桂枝 8 克,芍药 20 克,生姜 3 片,大枣 3 枚,杜仲 15 克,桑寄生 15 克,续断 15 克。水煎服。

●感受外邪型

(1)风湿腰痛。

[主症]腰背酸重疼痛,转侧不利,阴雨天加重,并有发热恶风,自汗身重,苔薄白腻,脉浮弦。

[治法]祛风除湿。

[方药]羌活胜湿汤加减。羌活15克,独活15克,藁本15克,防风15克,甘草6克,川芎10克,蔓荆子10克,桑寄生15克,桂枝12克,细辛3克,薏苡仁15克。水煎服。药渣可煎水热洗患处。

[加减]或用独活寄生汤或牛蒡丸加减。

(2)寒湿腰痛。

[主症]腰部冷痛重着,转侧不利,虽静卧亦不减或反而加重,阴雨天尤剧,得热则舒,小便利,大便溏,苔白腻,脉沉紧。

[治法]祛寒行湿。

[方药]肾着汤加减。茯苓12克,干姜9克,白术9克,炙甘草6克,川乌10克,细辛3克,桑寄生15克,牛膝12克,薏苡仁15克。

(3)湿热腰痛。

[主症]腰腿重着而痛,痛处伴有热感,遇热或潮湿加重,烦热口渴,小便短赤,苔黄腻,脉濡数。

[治法]清利湿热。

[方药]加味二妙散加减。苍术12克,黄柏10克,薏苡仁30克,茯苓15克,狗脊12克。

[加减]若腰痛甚者,加杜仲15克、续断12克、桑寄生12克、牛膝12克。

二、外用药物

热熨疗法:附子尖、乌头尖各8克,干姜3克,麝香5粒,硇砂、雄黄、樟脑、丁香各4克。共为细末,蜂蜜调和,火上烘热,放手掌上熨摩腰部,而后贴腰上,外用棉布覆盖包扎。

腰椎椎管狭窄症怎样用手法治疗

手法治疗腰椎椎管狭窄症可以舒筋活络,疏散瘀血,松解粘连,使症状得以缓解或消失。

1. 掌按揉法。

(1)患者俯卧位。医者立于患者一侧,在腰骶部采用掌根部按揉法,沿督脉、膀胱经向下,经臀部、大腿后部、腘窝部直至小腿后部上下往返2～3次;然后点按腰阳关、肾俞、大肠俞、次髎、环跳、承扶、殷门、委中、承山等穴。弹拨腰骶部两侧的竖脊肌及揉拿腰腿部。

(2)患者仰卧位。医者用掌揉法自大腿前、小腿外侧直至足背上下往返2～3次,再点按髀关、伏兔、血海、风市、阳陵泉、足三里、悬钟、解溪等穴,拿委中、昆仑。

2. 腰部按抖法。一助手握住患者腋下,一助手握住患者两踝部,两人对抗牵引。医者两手交叉叠在一起置于第4～5腰椎处行按压抖动。一般要求抖动20～30次。

3. 直腿屈腰法。患者仰卧位或两腿伸直端坐于床上,两足朝向床头端。医者面对患者站立于床头一端,尽量用两大腿前侧抵住患者两足底部,然后以两手握住患者的两手或前臂,用力将患者拉向自己面前,再放松回到原位。一拉一松,迅速操作,重复8～12次最后屈伸和搓动下肢,结束手法。

4. 蹬腿牵引法。患者仰卧位,术者立于患侧,以右下肢为例:术者一手托住患肢踝关节前方,另一手握住小腿后方,使髋、膝关节呈屈曲位,双手配合,使髋关节做被动的顺时针或逆时针方向的旋转活动,各3～5圈,然后嘱患者配合用力,迅速向上牵引患肢,操作3～5次。必要时依同法治疗另一侧。

腰椎椎管狭窄症其他治疗方法有哪些

1. 物理疗法。各种物理因子(电、光、热、磁)等的应用,均可改善局部血液循环,放松肌肉,消除炎性水肿和局部硬结,缓解疼痛。如直流电药物离子导入治疗、中频电疗、红外线光疗、磁疗等。

2. 针灸治疗。取肾俞、志室、气海俞、命门、腰阳关等,每日或隔日1次,10次为1个疗程。

3. 外固定治疗。

(1)急性期应卧床休息,一般2～3周。症状严重者可采用屈曲型石膏背心或支架固定,减少腰骶后伸。

（2）牵引疗法。采用有效且患者能够耐受的牵引方法。每日1~2次，每次15~30分钟，1个疗程2~3周。

4. 小针刀治疗。

［患者姿势］患者俯卧位。

［治疗点］局部椎旁有压痛点。

［运针方法］针刀方向与脊柱长轴一致。通过皮肤、皮下组织、竖脊肌、关节突关节或椎间孔外口。在进针点进行纵行针切，横行摆动或椎间孔外口松解。

［注意事项］在椎间孔周围松解不宜过深，过深容易进入椎管。椎管内损伤出血或脑脊液外漏是穿刺或针刀治疗的常见并发症。因椎间孔狭窄病因不能消除，数次治疗后，未见症状改善，应换治疗方法或行手术开放减压治疗。

5. 硬膜外腔注射疗法。

腰椎椎管狭窄症怎样用手术治疗

［适应证］确诊为腰椎管狭窄症，经过上述非手术治疗无效及症状严重者。如出现剧烈的疼痛，影响日常生活，行走或站立时间不断缩短，有明显的神经根传导功能障碍，尤其是某些肌肉无力和萎缩的患者。

［手术目的］解除椎管内、神经根管内或椎间孔内的神经组织和血管所受的压迫。

［手术方法］常用的手术方式为椎板切除术（全椎板切除术、半椎板切除术），椎板间扩大开窗术，神经根减压术等，可根据患者病情及术者经验选择应用。手术时应根据临床表现、脊髓造影、X线征象和CT检查，确定术中探查减压范围。一般应切除2~3椎板，直至被压迫的脊髓完全膨起或见到硬脊膜搏动时为止。

［术后康复］一般应卧床1~2周。随后的主要任务即是腰背肌的功能锻炼。先采用仰卧挺腰法，或"飞燕式"伸腰法，每日坚持锻炼100次以上。在腰肌未恢复正常前，易发生脊椎的关节扭伤甚至脱位。因此，应注意在患者能下地时，先戴一腰围，同时辅以理疗等。半年内避免做弯腰动作。

腰椎椎管狭窄症如何进行调护

1. 卧姿。本病患者应采取侧卧姿势睡觉,使腰椎段后凸,借以增加椎管容量。

2. 功能锻炼。病情缓解后应加强腰背肌及腹肌锻炼,还可练习行走、下坐、蹲空、侧卧外摆等动作以增强腿部肌力。

3. 心理调护。应主动了解患者思想及心理活动,进行有关知识的教育及解释,消除患者的恐惧心理,增强康复的信心,积极配合治疗。

腰椎退行性滑脱

> 64岁的王大妈年轻时就比同龄的姐妹们长得富态，为此真伤透了脑筋，虽三餐素食，可身体就是瘦不下来，真是喝碗水也会发胖。现在年龄大了，年轻时就有的腰痛病又加重了，而且一年来坐久后还出现臀部和下肢麻痛。到医院拍X线片，诊断为第5腰椎滑脱。

腰椎退行性滑脱是怎么发生的

腰椎退行性滑脱是指腰椎自发性移位，又称腰椎假性滑脱。本病因退行性骨关节病而造成一个椎体或数个椎体向前或向后移位，移位距离一般不超过椎体的4/5，多发生于45岁以上的女性，主要表现为腰腿痛、下肢运动及感觉障碍，其病程可长达数年至数十年。

腰椎退行性滑脱好发于腰$_5$及腰$_4$椎体，约占95%。其中腰$_5$椎体的发生率为82%～90%，其他腰椎亦可发生。腰椎滑脱的主要原因，是由于椎间盘的退行性改变，以及腰椎的关节突关节的退行性改变，导致关节突关节紊乱，周围韧带松弛，椎间隙不稳，小关节增生变大及软组织、黄韧带肥厚并向中线靠近，棘突根部变宽向椎管内突。椎板增厚变硬而不规则，椎板间隙变小，有时相互重叠呈瓦状改变。由于腰椎的滑脱使椎管扭曲，管径变小，黄韧带增生肥厚，造成椎管狭窄。再加上关节周围组织增厚和骨赘形成，卡压神经根，易造成腰部疼痛，并牵涉至臀、腿部，出现感觉障碍或肌肉无力，亦可能出现椎管狭窄压迫马尾神经的症状。

本病与怀孕、生产或月经期韧带松弛有关，绝经期后骨质疏松也可使关节突关节损伤退变。此外,退变滑脱者常伴有髋关节骨关节炎,髋关节活动受限。

腰椎退行性滑脱诊断要点有哪些

1. 临床表现。主要有慢性腰痛病史,常为酸胀、沉重、乏力感,时轻时重,同一姿势不能持久。有时可伴有臀和大腿部疼痛。若伴有神经根受压时,疼痛可放射至小腿和足部,出现酸痛、刺痛、牵拉痛,有麻木或烧灼感,并伴行走无力。与天气变化无关,开始时症状多不严重,而不被注意,可延续数月数年之久。可有缓解期。有的行走劳累时症状明显,站立或下蹲可缓解,少数可有会阴部麻木感,小便潴留或失禁。

2. 检查。局部压痛,股后肌群松弛,患者弯腰时不需弯腰至90°即可手尖触地,但行走时不能用足跟着地。若有坐骨神经受压者直腿抬高试验阳性。症状较重者,可有单侧或两侧小腿外侧触、痛觉减退,腱反射减弱,肌肉萎缩等。

3. X线检查。本病诊断主要依据腰椎X线片检查,尤以侧位片最重要。一般椎体向后移位约在10毫米以内,椎体后缘连线失去正常自然屈度,重者棘突向后方突出,椎体后下缘与下面的上关节突之间距离变短,椎间孔径缩小,大多数患者椎间盘退行性改变,椎间隙可变窄,相邻上下椎体边缘增生硬化,椎体前缘可见有平行骨唇形成(牵拉性骨唇),此为椎体间不稳的一个重要征象。无椎弓根的峡部裂。

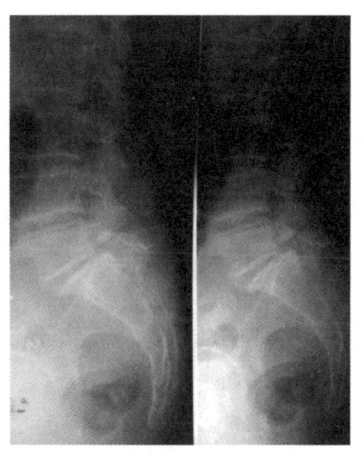

腰5滑脱

腰椎退行性滑脱怎样用中药治疗

本病有虚实之分。凡腰酸痛绵绵不已,兼见下肢酸软无力,劳则加重者,多为肝肾亏虚;凡腰部冷痛重者,随天气变化而加重者,多为风寒湿邪偏重;凡腰部痛剧如针刺刀割,按之则痛甚,日轻夜重者,多为血瘀气滞。

●肝肾亏虚型

[主症]腰酸痛,绵绵不休,下肢酸软无力,不耐久行久立,劳则加重,夜卧痛减,喜按喜揉。偏阳虚者畏寒喜暖,少腹拘急,手足不温,舌淡,脉沉细;偏阴虚者心烦失眠,口干咽燥,手足心热,舌质红,脉细数。

[治法]补益肝肾,强壮筋骨。

[方药]补肾壮筋汤加减。熟地12克,当归12克,牛膝10克,山萸肉12克,茯苓12克,续断12克,杜仲10克,白芍10克,青皮5克,五加皮10克。水煎服,每日1剂。或制成丸剂内服。

[加减]本方有补精填髓,补肝强筋之功。偏阳虚者,可加骨碎补10克、巴戟天10克、肉苁蓉12克、补骨脂12克等以助阳;偏阴虚者,可加鹿角胶10克、何首乌15克、枸杞子15克等以填精补髓;兼风寒湿者,可加桂枝10克、威灵仙15克、桑寄生12克等以祛风除湿,温经散寒;兼瘀血阻络者,可加制乳香10克、制没药10克、䗪虫10克、鸡血藤12克等以化瘀通络。

●风寒湿邪痹阻型

[主症]腰部冷痛重着,强硬拘急,俯仰转侧不便,时轻时重,夜卧及阴雨天则痛重,活动后痛减,舌淡红,苔薄白,脉沉迟或浮紧。

[治法]祛风散寒,除湿止痛。

[方药]独活寄生汤加减。独活6克,防风6克,川芎6克,牛膝6克,桑寄生18克,秦艽12克,杜仲12克,当归12克,茯苓12克,党参12克,熟地15克,白芍10克,细辛3克,甘草3克,肉桂2克(冲)。水煎服。

[加减]本方温经散寒,祛风除湿,通络止痛兼有补肾之功。若腰部冷痛甚者,加制川乌10克以温经散寒;若腰痛而牵及腿痛、麻木者,加制乳香10克、制没药10克、伸筋草15克以舒筋通络;若兼腰膝酸软、头晕目眩者,可加鹿角胶10克、菟丝子15克、肉苁蓉10克、巴戟天12克等以补益肾气。

●血瘀气滞型

[主症]腰部剧痛如针刺刀割,痛有定处,按之则痛甚,昼轻夜重,甚则痛引下肢兼有麻木,舌质紫暗或有瘀斑,脉涩。

[治法]活血化瘀,通络止痛。

[方药]身痛逐瘀汤加减。秦艽9克,川芎9克,红花6克,桃仁6克,甘草3克,羌活9克,没药9克,五灵脂9克,香附9克,牛膝9克,当

归 15 克。水煎服。

[加减]若腰部冷痛重着者,可加**蛰**虫 12 克、乌梢蛇 10 克、蜈蚣 10 克等以搜风通络。

腰椎退行性滑脱如何用手法治疗

1. 推理竖脊肌。患者俯卧位,两下肢伸直。医者用两手或鱼际肌自上而下地反复推理椎旁竖脊肌,直至骶骨背面或股骨大转子附近,并以两拇指分别点按两侧志室穴和腰眼穴。

2. 拔伸牵引。患者俯卧位。助手拉住患者腋下,医者握住患者两踝,沿纵轴方向进行对抗牵引 2~5 分钟。

3. 侧卧斜扳法。参见腰椎间盘突出症手法。

4. 腰部屈曲滚摇。患者仰卧位,两髋膝屈曲。医者一手扶膝,一手持踝,使患者腰部滚摇数分钟。再将其膝部尽量贴近腹部,然后将两下肢用力牵拉伸直。

手法施术时,要刚柔相济,和缓轻快,稳妥适度,切忌强力按压以免扭伤腰部,造成严重损害。

腰椎退行性滑脱的其他疗法有哪些

1. 手术治疗。保守治疗无效者可行手术治疗,如椎板切除椎管减压术和脊椎融合术。

2. 外固定治疗。①石膏背心或腰围。可配合使用石膏背心或腰围,以防止病情发展或症状加重,起到保护的作用。②牵引。依据影像检查,针对性地对患者进行牵引治疗,必要时在牵引下行手法复位。

腰椎退行性滑脱如何进行自我保健

1. 卧床休息。减少腰部旋转、弯曲、下蹲站起等活动,以减少对不稳定椎体段的剪切应力。

2. 减轻体重。对体胖的患者,应节制其饮食量及饮食类型,通过锻炼或减少腹部堆积的脂肪,从而减少使腰前凸的拉力。

3. 腰背肌锻炼。应指导患者科学、循序渐进地进行腰背肌、腹肌的功能锻炼。适当进行腰腹肌功能锻炼活动可减轻骨质疏松,减慢退变进程。

4. 心理调护。大部分患者在患病后,都会精神紧张,心理负担过重。可通过说劝、开导及进行医学常识的教育,使患者消除顾虑,主动配合治疗。

腰椎退行性滑脱如何进行自我锻炼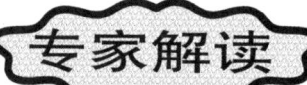

腰椎退行性滑脱的锻炼方法是不倒翁式锻炼法:患者仰卧位于硬板床上,屈膝屈髋,双手抱于膝关节下方,这时脊椎已成C形,然后抬起头颈部使上半身离开床面,骶尾部着床,用力使上身前屈,令臀部接触床面,再使头颈部后仰,上半身着床,骶尾部离开床面,像不倒翁一样来回往复滚动运动,每次做10~20个,每日数次。开始时少做几个,以后循序渐进,逐渐增加锻炼时间和次数,总之,以身体能以耐受为度。此法简单易行,其原理是利用身体的重力作用于床面,利用身体向下的重力和床面的反作用力,使滑脱的椎体趋于复位,就像一摞不整齐的书籍,我们用双手将其抱起,在桌面上用力由上向下磕几下就整齐了的道理一样,使滑脱的椎体复位。

增生性脊柱炎

> 70岁的侯大爷年轻时过于劳累后常出现腰痛,但一休息就什么事都没有了。现在年龄大了,什么重活家里人也不让他做,可是晨起时腰部却僵硬疼痛。这1个月来更怪了,到后半夜腰痛得睡不着觉,到医院拍X线片,医生说脊椎骨的大、小关节都有骨质增生。这是怎么回事呢?

增生性脊柱炎是怎么发生的

侯大爷的病是增生性脊柱炎,是脊柱发生退行性改变的一种疾病,是脊椎骨、椎间盘以及周围软组织发生的一系列退行性和增生性变化的结果,临床上较常见。本病有原发性和继发性两类。继发者常继发于脊柱先天性畸形、侧弯、骨折和结核之后;原发者则多见于颈椎及腰椎等活动度较大的脊柱节段。发病年龄晚,病情进展慢,症状表现轻而X线片显示H 增生现象严重是本病的三个临床特征。事实上,由增生性脊柱炎发展到严重脊髓压迫的情况临床上并不多见。

临床上表现为椎体前后缘有唇状骨质增生,有时骨质增生可扩大到椎间关节周围,后 形成一个环行的骨嵴。这种骨嵴可在一个椎间隙中发生,也可在几个椎间隙中同时发生(开始为单发,以后为多发)。H 增生甚至可突入脊椎管和椎间孔,椎板和椎弓根也可有骨赘形成,使椎间孔变小,椎间隙变窄和椎管狭窄,甚或能产生脊髓压迫症

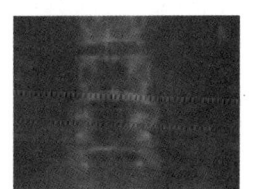

状。X线片上以椎体边缘骨质增生和椎间小关节肥大性改变为主要特征,故又称为肥大性脊柱炎、脊柱骨性关节炎。

1. 椎间盘的退变。椎间盘的变性从20岁即可开始,30岁以后则大多数都已发生变性。变性首先是椎间盘发生脱水、干燥,并出现松弛、裂隙、碎裂、褐色素沉着,以致椎间隙变窄,上下椎体间发生异常运动,出现脊柱的不稳定或脊柱弯曲异常。组织学上可见到髓核的黏液样物质减少,中心部出现空隙,纤维变粗,而周围部软骨细胞增多,以致和纤维环的界限变得模糊不清。继续退化时,出现纤维化增强,发生钙化等。纤维环的纤维软骨细胞因变性而减少,纤维不规整,出现玻璃化、钙化和裂隙等,以致带小血管的肉芽组织开始侵入,软骨板容易发生裂隙。

椎间盘的水分特别是髓核的水分,随年龄增长而减少,青年人约含80%,70岁时约为30%。由于椎间盘含水量减少而从椎体吸收水分,即吸水功能也降低。这种吸水功能是由髓核的凝胶构造来维护的,构成凝胶的酸性黏多糖因年龄增加而减少,但胶原却增加。

椎间盘物理特性的退化现象是:对压缩、牵拉、扭捩等外力的抵抗力以20~80岁时最强,随退化而逐渐减弱。老年人的椎间盘大体上也有黏弹性物质的性质,但对负重所致变形的抵抗力较弱,吸收冲击的功能也降低。

2. 骨刺的发生。由于椎间盘尤其是髓核的褐色软化与耗损,致使弹性降低,并使附着于椎体边缘的韧带断裂和耗损,反应性地形成骨刺。但也有人认为骨刺的形成原因不在于髓核的耗损,而是从纤维环最外层的断裂开始,当椎体和椎间盘的正常连接出现破绽时,由于体重负荷或运动的作用,纤维环向外膨隆,压迫前、后纵韧带,使韧带和椎体附着部的骨膜受到持续的牵拉,从而产生骨刺。若有髓核耗损或椎间盘产生裂隙时,由于内压减少,前、后纵韧带也少受牵拉,骨刺的形成反而不显著。

3. 椎间关节的变化。椎间盘变性的结果导致椎间隙失稳,椎间盘间隙狭窄,椎体间的异常运动以及脊柱生理弯曲异常,可致后方关节——椎间关节歪斜,从而引起关节面对合不良,关节囊肥厚或陷入、滑膜增生、骨刺形成等退行性变化。同时,在退行性变化的多发部位,棘间、棘上和黄韧带多发生肥厚、断裂、空泡和钙化等。

增生性脊柱炎的诊断要点有哪些

脊柱退行性疾病的症状十分复杂,体征也因其病变部位而异,其共同之处是疼痛、麻木等神经反射或神经根受压征象,或椎间关节失稳、僵硬所致的功能紊乱。因临床上发生在颈椎和腰椎的增生性脊柱炎最为多见。故按其病变部位分而述之:

一、颈椎骨性关节炎

1. 颈项疼痛、僵硬不适。

2. 病变侧上臂放射性疼痛。通过上臂疼痛的部位及区域的分布,可对神经根的受压部位进行定位诊断。典型的放射性疼痛还可伴有麻木。

3. 严重的病例可出现肩手综合征,即交感神经反射性营养不良,出现手肿胀、出汗以及交感神经系统紊乱的其他征象。

4. 若脊髓受压,常会出现一腿或双腿肌肉无力,伴上肢麻痹。

5. 若椎动脉受压,则可能只有眩晕症状。如发生局部脑缺血,还可发生耳鸣、复视、构音障碍或吞咽困难。有时患者可能会突然丧失定位能力或跌倒而不伴意识丧失。

6. 颈椎因退变而发生增生性骨性关节炎常出现以下几种情况:因椎间盘、小关节退变松弛,导致颈椎节段间位移过度,称退变性腰椎失稳症;原有椎管发育性狭窄,因退变促成脊髓受压,称退变性颈椎狭窄症;因椎间盘纤维环破裂突出,压迫脊髓及神经根而出现症状者,称为颈椎间盘突出症;因后纵韧带钙化增生,占据椎管空隙,导致脊髓受压者,称为后纵韧带骨化症;因钩椎关节增生,而导致颈神经根受压或椎动脉受压者,为钩椎关节病。

二、腰椎骨性关节炎

腰椎骨性关节炎是造成腰背部疼痛的主要原因之一。形态有腰椎间盘退变狭窄、腰椎椎体边缘退变增生及腰椎小关节增生性肥大。严重退变者可致腰椎管和神经根管狭窄及韧带肥厚、增生、钙化,而引发一系列症状,故本病亦称为肥大性脊柱炎。

1. 单纯椎间盘退变狭窄。椎间盘退变狭窄可多发或单发。单发者常发生在腰$_5$骶$_1$,但也可发生在其他间隙。当整个椎间盘均匀退变时,椎体边缘硬化，纤维环均匀膨出，两关节突重叠半脱位，下椎骨上关节突可向上突入椎弓下切迹，压迫神经根。患者有下腰痛，痛为慢性、广泛，可扩散到一侧或两侧臀部，甚至膝下，但不如椎间盘突出症皮节分布清楚。常持续多年，走路时疼痛加重，半数可有下肢麻木。牵引常可使症状缓解。受累部位可有压痛。如退变的椎间盘刺激神经根，直腿抬高试验也可出现阳性，或出现腱反射障碍，但不如椎间盘突出症明显。

2. 椎体前外侧唇状增生。椎体前外侧由脊神经的前支分支、交感神经分支支配，椎体增生可产生局部及相应节段的疼痛，腰段增生，疼痛可出现在臀部及大腿，但疼痛一般不重。

3. 椎体后方及后外侧唇样增生。此处虽因力学关系增生较少，但因相邻结构为硬膜及神经根，故出现症状较多。椎体后方增生可造成中央椎管（主椎管）狭窄，后外侧增生可造成侧椎管（侧隐窝）狭窄，两者兼有则可造成全椎管狭窄，造成硬膜囊和神经根嵌压，并引发一系列临床症状。

4. 椎间关节退变增生。退变的椎间关节软骨面磨损，边缘增生肥大，关节囊增生钙化，成为构成椎管狭窄的主要因素，特别是当神经根自上关节突内缘走行受到嵌压时，可产生症状。另外，关节面粗糙和软骨落于关节腔内，以及关节突与椎板冲撞，可导致疼痛和不适，使活动受限，还可因游离体的存在而产生交锁。

5. 韧带增生钙化。腰椎退变的患者可出现后纵韧带和黄韧带肥厚增生钙化，这亦成为椎管狭窄的因素。韧带钙化过程还会出现类似纤维组织炎的表现，以局部腰痛为主。

上述退变和引发症状不仅限于一个节段狭窄，尚可出现两个、三个甚至更多节段狭窄，而导致椎管内组织血液循环降低，静脉淤滞，引发炎症粘连，纤维增生，可进一步加重椎管狭窄。有资料报道单一节段狭窄，一般不造成静脉回流受阻，两个以上节段狭窄则可造成静脉淤滞，影响硬膜和神经根上的静脉回流，加重狭窄症状。

发生于脊柱的增生性骨性关节炎，与下列疾病有着较为密切的关系：颈椎病、腰椎间盘突出症、椎管狭窄症、脊柱失稳症、脊柱滑脱症等，在临床诊疗时应注意相互参考。

增生性脊柱炎怎样治疗

一、药物治疗

（一）辨证施治

在辨证施治的基础上，贯彻"同病异治，异病同治"的原则，一般可分三期治疗：

● 初期：瘀血阻络型

[主症]患处疼痛剧烈，呈针刺、刀割样疼痛，痛处固定，常在夜间加剧，关节活动不利，舌紫暗或见瘀斑，脉细涩。

[治法]活血化瘀，祛风散寒，理气止痛。

[方药]身痛逐瘀汤加减。秦艽9克，川芎9克，红花6克，桃仁6克，甘草3克，羌活9克，没药9克，五灵脂9克，香附9克，牛膝9克，当归15克。水煎服。

● 中期：肝肾亏虚型

[主症]患处疼痛已缓解，但仍绵绵不绝、腰膝疼痛、酸软，肢节屈伸不利。偏阳虚者，则有畏寒肢冷，遇寒痛剧，得温痛减，舌淡苔薄，脉沉细；偏阴虚者，则见五心烦热，失眠多梦，咽干口燥，舌红少苔，脉细数。

[治法]补益肝肾，祛风通络，除湿止痛。

[方药]独活寄生汤加减。独活6克，防风6克，川芎6克，牛膝6克，桑寄生18克，秦艽12克，杜仲12克，当归12克，茯苓12克，党参12克，熟地15克，白芍10克，细辛3克，甘草3克，肉桂2克（冲）。水煎服。

[加减]肝肾阴虚者，去肉桂、细辛，加女贞子15克，熟地增至30克，党参增至15克，独活增至12克；偏寒湿者，加威灵仙12克、千年健12克；脾虚食少者，加砂仁10克（后下）、炒白术12克、山楂15克；寒湿化热者，去细辛、肉桂、熟地，加金银花12克、连翘15克、生地20克、黄柏10克；瘀血阻滞者，加丹参15克、桃仁10克、红花10克。

● 后期：气阴两虚型

[主症]患处疼痛已大减，仅觉绵绵隐痛，以肝肾亏虚之象为主，腰膝酸软疼痛，肢体乏力，关节不利，舌淡胖嫩，脉细弱。

[治法]培补肝肾，益气活血，佐以通络。

[方药]十全大补汤。党参10克，白术12克，茯苓12克，炙甘草5

克,当归10克,川芎6克,熟地12克,白芍12克,黄芪10克,肉桂0.6克(焗冲服)。水煎服,每日1剂。

(二)中成药治疗

独活寄生丸、寒痹停片、风湿骨痛胶囊、骨刺片、骨质增生丸、威灵骨刺膏、通痹片、塞隆风湿酒、豨莶丸、二妙丸、三妙丸、小柴胡散、滑膜炎冲剂、东方活血膏、逍遥散、华佗风痛宝、健骨注射液、追风活络胶囊、益肾蠲痹丸、骨风宁胶囊、壮骨关节丸、正清风痛宁胶囊、六味地黄丸、强力天麻杜仲胶囊等。

二、手法治疗

用推拿手法治疗腰椎骨质增生,可起到缓解筋挛、活血止痛的功效。嘱患者俯卧位,医者站于其旁。用手掌揉拿腰部、臀部和揉拿下肢后外侧30次。用拇指或肘部在腰部两侧做拨筋法20次。痛点部位多施手法。点肾俞、志室、阳关、大肠俞、环跳、悬钟、腰眼等穴。同时配合腰部侧扳法、腰椎扳法。做拨筋法和点按穴位前在腰部用滚法5分钟。

三、针灸治疗

(一)毫针

[取穴]风池、风门、大椎、肾俞、华佗夹脊穴。若脾虚可选用足三里、中脘、脾俞;如关节屈伸不利可取支沟、悬钟、陷谷、阳陵泉,并结合局部取穴。

[用法]风寒湿痹者,或痰瘀痹痛而未化热者,用温针,留针10分钟,加艾条灸。而平补平泻或泻法旨在活血通络,祛痰除湿,适用于痰瘀痹痛,一般留针15~20分钟,每日或隔日治疗1次。

(二)三棱针

取阿是穴,多在局部寻找显见络脉和阳性反应点刺血,配用大杼刺血,各1~2毫升。每周2~3次,10次为1个疗程,疗程间休息7天,连续3~4个疗程。

三棱针疗法对已形成骨刺的增生性骨关节炎,较难消除其器质改变,但是可以减轻因关节增生导致局部组织炎症以及充血水肿,在一定程度上有缓解症状的作用。

(三)拔罐

[取穴]膈俞、脾俞、血海、身柱、腰阳关等穴。

[用法]操作时,先根据受累部位选择适当体位,后再以针点刺诸穴

3～5下,后用中口径玻璃罐以闪火法吸拔诸穴,以出血1～2滴为度。每日1次。

(四)水针刀

先配制松解液(利多卡因5毫升、磁化骨钙液10毫升、炙马钱子注射液4毫升、雪莲注射液4毫升,混合后备用)。结合X线片或CT所示,令患者俯卧位,在腰骶骨质增生突起部位及酸、沉、胀部位寻找阳性压痛点,每次取3～6个治疗点。然后取1号扁圆刃水针刀,刀口方向与脊柱纵轴方向一致,按水针刀斜行进针刀法刺入。当患者有酸胀感,抽无回血时,注入松解液3～5毫升,然后给予纵横摇摆松解2～3下。对于增生明显者,采用推铲刮平法直到针刀下有松动感时抽出水针刀。每隔3～5日1次,3～5次为1个疗程。

四、物理疗法

1. 直流电药物离子导入法。本法是在直流电疗法的基础上,利用电学上同性相斥的原理,导入能分解为正负离子的中西药物的治疗方法,兼有直流电和药物的双重作用,常用的药物有普鲁卡因、碘化钾、氯化钾、威灵仙、草乌、陈醋等。按直流电药物离子导入法操作技术进行,电流剂量以 0.05 毫安/厘米^2 计算,每日1次,每次20～30分钟,15～20次为1个疗程。

2. 超声波疗法。超声波在两种不同组织交界处产热较多,如皮下组织与肌肉组织交界处、肌肉组织与骨组织交界处,所以对关节、韧带部位病变的治疗有很大意义。超声波的剂量,根据治疗方法而定,移动法声强一般为 $0.8～1.2$ 瓦/厘米^2,固定法声强剂量可略小于移动法,每日1次,每次10～20分钟,1个疗程约12次。

3. 其他。如超短波、中频电疗法、TDP、红外线光疗法、磁疗法、中药电熨疗法等,均可选用。

五、外固定治疗

1. 牵引疗法。牵引的作用是调整和恢复被破坏的脊椎内外平衡,恢复脊椎正常功能。主要适用于颈、腰椎骨质增生病神经根受压型。参见颈椎病及腰椎间盘突出症。

2. 器械矫治矫形器治疗。颈托、颈围、腰围等支具的应用有助于维持脊柱的稳定性和缓解症状,但不宜长期使用,以免发生颈背及腰部肌肉萎缩或关节僵硬等不良后果。

增生性脊柱炎如何进行功能锻炼

在急性期症状减轻后即可进行功能锻炼,这也是提高和巩固疗效的重要手段。

一、颈部运动操

1. 与颈争力。两腿分开与肩同宽,两手叉腰,抬头望天,还原;低头看地,还原。上身腰部不动,呼吸自然。

2. 往后观瞧。两腿分开与肩同宽,两手叉腰,头颈向右后转,目视右方,还原;头颈向左后转,目视左方,还原。

3. 前伸探海。两腿分开与肩同宽,两手叉腰,头颈前伸并转向右前下方,双目前下视,似向海底窥探一样,还原;头颈前伸并转向左前下方,双目下视,还原。

4. 回头望月。两腿分开与肩同宽,两手叉腰,头颈向右后上方尽力转,双目转视向右后上方,似向天空望月一样,还原;头颈转向左后上方,双目转视向左后上方,还原。

5. 金狮摇头。两腿分开与肩同宽,两手叉腰,头颈向左右环绕数周。

二、腰部运动操

1. 仰卧位,双手叉腰,吸气时挺胸,呼气时还原。

2. 仰卧位,双手叉腰,交替上抬伸直的下肢。

3. 仰卧位,两膝屈曲,双足踩于床面,吸气时挺胸挺腰使臀部离开床面,吸气时还原。

4. 仰卧位,双手叉腰,吸气时将并拢的两下肢抬到60°~70°,呼气时还原。

5. 仰卧位,双上肢置于体侧,两下肢伸直位,吸气时抬起臀部并做挺胸挺腰动作(拱桥状),呼气时还原。

6. 仰卧位,双手置于头枕后,做仰卧起坐动作,坐起时两手尽量触足尖,然后还原。

7. 左侧卧位,右手扶持于胸前床面,吸气时将右下肢伸直位外展,呼气时还原。完成数次后,再转为右侧卧位,做左腿动作。

8. 俯卧位,屈肘关节,两手掌扶于床面,伸直肘关节时以撑起上身,头做后仰动作而骨盆不离开床面。

9. 俯卧位,轮流将伸直的下肢抬起放下。

10. 俯卧位,两上肢呈外展位,抬头抬胸,上肢亦抬起离开床面,同时双下肢伸直,拉向后抬起,呈"飞燕状"。

注意:在做运动操时,应坚持系统性、经常性、循序渐进、持之以恒,具体情况个别对待等原则进行。

增生性脊柱炎如何进行自我保健

1. 心理康复。对部分症状较重,有焦虑和精神不安的患者进行有关专业知识的普及教育,消除其恐惧心理,增强信心,鼓励其主动配合治疗,争取早日康复。

2. 睡眠体位。让患者建立良好的睡眠体位和注意局部的保暖,对防止发病或症状进一步加重是非常必要的。颈椎骨质增生患者,最好采用质地柔软的元宝形枕头,以保持颈部的自然屈伸位;腰椎骨质增生的患者,最好睡木板床,在双膝下垫一枕头,以保持腰椎的自然生理曲度。

梨状肌综合征

18岁的学生小柳从小就看邻居秦大爷练武术,有时也装模作样地跟着比画几下。自看电影《少林寺》后,真的喜爱上了武术,常年练武不辍,一个月前在练习一个劈腿动作时闪伤了左腿,以后经常出现左臀部疼痛,有时左大腿后外侧亦疼痛。做X线、CT检查,未发现骨与关节出现明显异常。医生诊断小柳患的是梨状肌综合征。

什么是梨状肌综合征

梨状肌综合征为临床上常见的腰腿痛病症之一。本病由梨状肌损伤引起,是以患侧臀后部疼痛并向下腹部及大腿后外侧扩散疼痛、麻痹为特征的综合病症。

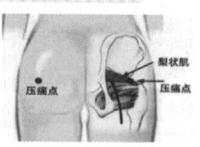
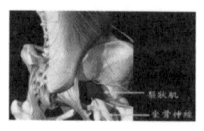

梨状肌起于骶骨前面,经坐骨大孔向外,止于股骨大转子内上方,是髋关节的旋外肌。坐骨神经一般从梨状肌下缘出骨盆,于臀大肌下面降至大腿后面,在该处分支成为胫神经和腓总神经,支配小腿、足部的感觉和运动,但坐骨神经在与梨状肌相交时可出现变异。

常见病因有先天性变异和后天性急慢性损伤等。坐骨神经发生先天性变异者约占61.6%,坐骨神经和腓总神经从梨状肌下缘走出占34.9%,其他类型约占3.5%。由于神经走行的变异,当梨状肌稍有损伤时便易导致梨状肌综合征。

梨状肌综合征发生的原因是什么

梨状肌损伤多由间接外力所致,如闪、扭、跨越、反复下蹲等;或由于某些动作,尤其是下肢外展、旋外或蹲位变直立时,使梨状肌的损伤被牵拉过长而导致损伤;臀腰部感染或外邪侵袭亦可造成梨状肌炎症性损伤。梨状肌的损伤可能为肌膜破裂或部分肌束断裂,致局部充血、水肿,肌肉痉挛,若再加上坐骨神经与梨状肌关系的变异,常可压迫、刺激坐骨神经而引起臀部及大腿后外侧疼痛、麻痹。一侧下肢疼痛、活动减少,久之可引起臀大肌、臀中肌的萎缩。某些妇女由于盆腔炎、卵巢或附件炎等波及梨状肌,也可引起梨状肌综合征。

梨状肌综合征的诊断要点有哪些

1. 临床表现。大多数患者有过度旋转、外展大腿的病史,有些患者有夜间受凉病史。疼痛多发生于一侧臀腿部,呈刀割样或烧灼样性质,大小便或大声咳嗽等引起腹内压增高时可使疼痛加剧。偶有会阴部不适,小腿外侧麻木。有时需两膝跪卧,夜不能眠。略跛行,呈保护性身体半屈体位。

2. 检查。腰部一般无压痛点,患侧臀肌可有轻度萎缩。梨状肌部位可触及条索状肌束或痉挛性的肌肉,局部肌紧张者深压痛明显,并可出现反射痛。髋旋内、内收受限,疼痛加剧。直腿抬高60°以内可致疼痛加重,超过60°疼痛反而减轻,此与梨状肌的先拉紧后松弛有关。

3. X线检查。多无异常表现,可帮助排除髋部骨性病变。

本病应与腰椎间盘突出症、椎管狭窄症等出现腰、臀、腿部疼痛的疾病鉴别。

梨状肌综合征如何治疗

一、内服药物治疗

本病之治,实证以祛邪通络为主,根据瘀血、寒湿之不同,分别予以活血逐瘀和散寒除湿；虚证以调补肾气，壮腰强筋为主。虚实夹杂之证，又应通补兼施。

●跌扑闪扭，瘀血阻滞型

[主症]腰胯剧痛，痛处固定、拒按，臀部有条索、硬结，用力或咳嗽时疼痛加剧。患侧下肢屈伸不利，或疼痛由臀部向大腿后侧、小腿外侧放散。或见舌质紫暗，有瘀点，脉弦涩。

[治法]活血逐瘀，通络止痛。

[方药]活络效灵丹加味。当归15克，丹参15克，乳香15克，没药15克。水煎服。若为散，一剂分作4次，温酒送下。

[加减]本方以活血行气、化瘀止痛为主，兼能和血养血，使祛邪而不伤正。若疼痛较剧，入夜尤甚，可加入全蝎10克、蜈蚣10克、山甲片10克等，以增强通瘀止痛之功；若遇寒疼痛加重，得暖则舒者，为夹有风寒，宜加桂枝10克、独活10克、威灵仙15克以祛风散寒；若兼肾虚，加续断15克、杜仲15克、桑寄生15克以补肾强筋。

●感受外邪，风寒湿痹阻型

[主症]腰胯冷痛，重着，转侧不利，患侧下肢拘挛，每因气候变化或受寒加重。苔白腻，脉沉迟。

[治法]疏风散寒，除湿止痛。

[方药]蠲痹汤加减。羌活6克，姜黄6克，当归12克，赤芍9克，黄芪12克，防风6克，炙甘草3克，生姜5片。水煎服。

[加减]若局部冷痛，加乌头10克、麻黄6克以温经散寒；若患侧下肢麻木不仁，加海桐皮15克、豨莶草15克以祛风通络；若日久气血不足或肝肾亏虚，可改用三痹汤加减。

●肾气亏虚，肾虚失养型

[主症]腰胯隐痛，酸软沉重，遇劳则甚。喜揉喜按，常反复发作。或见腿膝无力，肌肉萎缩。舌淡，脉沉细。

[治法]补肾强筋。

[方药]青娥丸合金匮肾气丸加减。杜仲48克，补骨脂24克，胡桃20克，蒜12克，熟地24克，山药12克，山萸肉12克，茯苓9克，泽泻9克，丹皮9克，炮附子3克，桂枝3克。共研细末，米糊为丸如豆大。每服10克，每日1～2次。淡盐水或温酒送服。亦可水煎服。

[加减]若手足不温，少腹拘急，舌淡脉沉，可改用右归丸加减；若腰膝

软弱,手足心热,舌红,脉细数,则改用左归丸加减以滋阴清热;若患侧下肢肌肉萎缩,可加入党参15克、黄芪15克、白术10克以健脾益气,荣养肌肉。

二、外用药物治疗

1. 消肿止痛膏。姜黄150克,羌活150克,干姜150克,栀子150克,乳香150克,没药150克。共研细末,用凡士林调成60%软膏,外敷患处。

2. 温经通络膏。乳香、没药、麻黄、马钱子各等量,共为细末,蜂蜜调成膏状,外敷。

三、手法治疗

患者俯卧位,两下肢伸直,放松腰臀部肌肉。医者先两手重叠,着重于痛点上,用力揉推梨状肌以缓解其痉挛,使局部出现略有发热的舒适感。再用两拇指相叠,触摸钝厚变硬的梨状肌,用力深压并来回拨动梨状肌,弹拨方向与肌纤维方向垂直,一般10~20次即可。对较肥胖患者,力度不够时可用肘尖部深压弹拨,再按揉局部约1分钟。最后两手握住患肢踝部牵抖下肢而结束手法。

四、针灸治疗

●跌扑闪扭,瘀血阻滞型

[治则]活血祛瘀,通络止痛。

[方法]针刺环跳、殷门穴,重者加肾俞穴。当归注射液2支,环跳、殷门穴注射,承山、肾俞穴注射,两对穴位交替使用,每日1次,10次为1个疗程。或环跳、殷门直刺,得气后将药物缓慢注入穴位之中,承山直刺,只有肾俞穴向脊柱方向呈30°角缓慢注入穴位中。

●感受外邪,风寒湿闭阻型

[治则]祛寒行湿,温经通络。

[方法]针刺环跳、承山、委中穴,泻法。穴位注射用黄瑞香注射液每次2支,每日1次,每次1~2个穴位交替使用,肾俞配环跳,承山配委中,承山配委中,重症者可增加肾俞加殷门穴。祖师麻注射液和以上方法同用。

●肾气亏虚,肾虚失养型

[治则]益肾强腰,通经活络。

[方法]针刺肾俞穴、足三里穴。黄瑞香注射液肾俞穴注射,每日1次,每次2支,10次为1个疗程。

毫针刺法:取肾俞、委中、阳陵泉、阿是穴、腰阳关、志室、三阴交、太溪、命门,每次针3～5穴,平补平泻法,或加拔火罐。

五、手术治疗

保守治疗无效而诊断确切者可考虑进行探查性手术,观察坐骨神经与梨状肌的解剖关系有无变异、粘连,如有则加以妥善处理,着重于缓解神经压迫、肌肉粘连。

六、小针刀治疗

[患者姿势]患者取俯卧位。

[治疗点]坐骨大孔骶骨外缘梨状肌穿出处,梨状肌投影区中部,梨状肌大转子止点处。

[针刃方向]与梨状肌纤维方向一致,如果在坐骨神经投影区,应与坐骨神经走向一致。

[层次结构]皮肤、皮下组织、臀大肌、梨状肌、髋臼的后面和大转子的梨状肌附着的骨面。

[运针法]在肌肤进行纵行针切,横行针切;在梨状肌出坐骨大孔的骨缘处可做铲切和刀剥;在股骨大转子尖进行纵行切割和抖针。

[辅助治疗]针毕可以应用正脊推拿疗法、腰臀部揉法、下肢抖法或滚法等治疗。

[注意事项]臀上血管神经、臀下血管神经、坐骨神经等均走过梨状肌深面,进针过深或粗暴操作容易造成血管、神经的损伤。

七、局部封闭疗法

痛点局部封闭可缓解疼痛,阻断疼痛与局部循环障碍的恶性循环,并可作为诊断性治疗以排除其他疾病。用曲安奈德12.5毫克、1%利多卡因3毫升、维生素$B_1$200毫克混合应用。一般5～7日进行1次,共做3～4次。

梨状肌综合征如何进行自我调护

1. 急性期疼痛严重者应卧床休息,疼痛缓解后应加强髋关节活动和功能锻炼,以减少肌肉萎缩、促进血液循环。

2. 积极参加体育锻炼。需要长时间弯腰或蹲、立工作者,应注意腰、臀部肌肉的锻炼。

3. 进行体力劳动或体育运动前,应注意做好腰、臀部准备活动,或采取必要的保护。

股骨头无菌性坏死

> 52岁的刘先生,有30余年的饮酒史,且酒量较大,几乎每天的白酒量都在500克以上。2年前不明原因感到左侧髋关节前方隐隐作痛,他也未予理会,10余天后疼痛自然消失。去年又出现了上述症状,疼痛逐渐加重,而且夜间较白天重,白天走远路和劳累后疼痛亦加重。到医院拍X线片,确诊为股骨头坏死。听说这病非常难治,刘先生非常恐慌,不知道自己的病怎么治疗,能治愈吗?

什么是股骨头无菌性坏死

股骨头无菌性坏死亦称股骨头缺血性坏死,是有别于病菌感染引起的股骨头坏死。它是骨科临床上常见而又难治的慢性疾病之一。股骨头无菌性坏死的病因一方面属非创伤性的,如长期或大量应用糖皮质激素(此类患者约占43%)、长期酗酒、减压病(潜水、飞行人员在高压情况下,股骨头局部血供变差,而致缺血坏死),另外高血压、糖尿病、动脉硬化、肥胖症、痛风、放射治疗后,也易造成股骨头坏死。另一方面属创伤性的,由于髋部外伤后,股骨头或股骨颈骨折、髋关节脱位,均可造成股骨头局部缺血,进一步发展为坏死。以上均可使股骨头骨组织不能得到营养血管的正常供血,股骨头组织中的骨细胞、骨髓、造血细胞、其他细胞发生坏死。由于坏死的骨组织脆弱,加之髋关节为长期的主要负重关节,日久就会发生骨内密度增高,股骨头塌陷,关节间隙缩小。随着病情的发展,股骨头碎裂,变为扁平状,干骺端也被破坏,从而影响整个髋关节的功能。股骨头坏死很像树木的某节树枝,由于虫害或其他原因,使该节树枝枯死,枯死的过程是渐进的。枯死的树干不坚固,易碎裂,但枯木也会逢春发新芽、长新枝的,这类似于股骨头坏死的治疗过程。由于股骨头坏死晚期常引起髋关节严重致残,因此越来越受到医学界的重视。

自1888年世界医学界首次认识股骨头坏死这一疾病至今,股骨头坏死已由少见病转变为多发病、常见病。尤其是激素的问世及其广泛应用以来,股骨头坏死的发病率逐渐上升。加之交通工具变革后交通事故的增多,人们生活方式的改变,均使得该病患者数量剧增。据不完全统计,目前全世界患此病者约3 000万人,我国约有400万人。最新的调查表明,该病的发生无明显性别差异,任何年龄均可患病,但以31～60岁最多,开始多表现为髋关节或其周围关节的隐痛、钝痛,负重活动后加重,进一步发展可导致髋关节的功能障碍,严重影响患者的生活质量和劳动能力,若治疗不及时,还可导致终身残疾。

股骨头坏死一旦出现平片改变后,就会不断发展、恶化,最后破坏股骨头与髋关节。目前临床上较常用 Ficat 分期判定病情进展程度,目的是指导治疗,评估各种治疗方法的效果和预测股骨头坏死的演变。

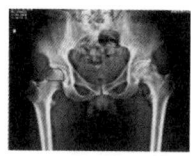

股骨头坏死分期

0期:无疼痛,平片正常,骨扫描与磁共振出现异常。
Ⅰ期:有疼痛,平片正常,骨扫描与磁共振出现异常。
Ⅱ期(过渡期):有疼痛,平片见到囊性变和(或)硬化,骨扫描与磁共振出现异常,没有出现软骨下骨折。Ⅲ期:有疼痛,平片见到股骨头塌陷,骨扫描与磁共振出现异常,见到新月征(软骨下塌陷)和(或)软骨下骨台阶样塌陷。
Ⅳ期:有疼痛,平片见到髋臼病变,出现关节间隙狭窄和骨关节炎,骨扫描与磁共振出现异常。

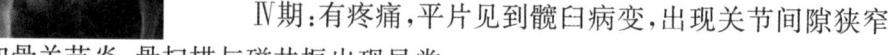

股骨头无菌性坏死与哪些因素有关

股骨头无菌性坏死与很多因素均有关系:长期服用激素,如哮喘、白癜风、类风湿性关节炎、非特异性结肠炎等患者需要长期服用激素来控制病情;长期喝酒,出现酒精中毒;外伤、先天性髋关节发育不良等疾病导致髋关节局部骨结构的改变或损伤;其他与股骨头坏死有关的疾病,如红斑狼疮、骨关节与骨代谢疾病、神经营养性疾病、甲状旁腺功能亢进症、先天髋内翻、股骨头骨骺疾病等。

1. 长期或大量使用肾上腺皮质激素。强的松、可的松、地塞米松等都属于此类激素。长期使用这些激素，会引起肝脏内脂肪代谢紊乱，产生脂肪栓子。当脂肪栓子随血流到股骨头及肱骨头的终末动脉处并堵塞这些动脉时，股骨头及肱骨头会因缺血发生坏死。有人统计，如每天使用强的松15毫克，连续1个月，股骨头便有坏死的可能。当然，短期内大剂量应用激素的危害更大。

2. 长期大量饮酒。长期大量饮酒引起的酒精性股骨头坏死在我国北方地区较多见。这是由于酒精可引起肝脏损害，使肝脏内脂肪代谢紊乱，产生的脂肪栓子堵塞了股骨头内的血管所致。因此，长期大量饮酒也是此病的罪魁祸首。

3. 潜水员上浮时减压不当。潜水员潜入深水后，因深水中压力较高，供潜水员呼吸用的压缩空气中的氧和氮会同时被"压"进血液。此时潜水员如迅速从深水区上浮，则其血液中的氮气分离形成气泡，气泡可堵塞股骨头内的小血管，从而导致股骨头坏死。所以，潜水员从深水区上浮时不能"一步到位"，而应分步减压，以防此病的发生。

4. 髋部外伤。最多见的是股骨颈骨折以及髋关节脱位，这两种损伤均可导致股骨头的血液供应中断，继而发生股骨头坏死。据统计，移位的股骨颈骨折，发生股骨头坏死的可能性在50%左右。

5. 血液呈高凝状态。这也是造成股骨头坏死的重要原因。使用激素和某些止血药物，长期大量饮酒，都可造成血流减慢，血液凝固性增高而易形成栓子，栓子一旦堵塞股骨头的小动脉，就会引起股骨头缺血性坏死。

值得注意的是，同样是服用激素，同样是大量饮酒，为什么有些人发生股骨头坏死，而有些人却不发生此病呢？这可能与股骨头的血管结构及免疫状态有关。根据临床观察及研究发现，多数股骨头坏死患者股骨头的血管都很细，这可能是发生股骨头坏死的解剖因素。

股骨头无菌性坏死有哪些症状

股骨头坏死的临床症状因发生部位及坏死范围大小而异，髓内骨坏死大部分是静止的,无临床症状,小范围骨坏死多有症状,但对功能影响较小。疼痛是最早出现的症状,而且每个股骨头无菌性坏死患者均会出现。起初出现髋部、大腿部或腰部酸痛、不适和僵硬感,疼痛多为间歇性,以后随着病变的发展,疼痛和僵硬感逐渐加重,以腹股沟区、臀区、大腿内侧至膝关节区最为明显。一般站立行走时加重,有自腹股沟向膝部放射痛,休息后减轻。由于不同的人、不同病因及病变的不同阶段,疼痛的性质、程度和疼痛出现的时间、部位可有很大差异。疼痛的出现往往提示股骨头坏死已有一段时间。跛行是与疼痛同时出现的另外一个明显症状。早期患者出现髋关节无菌性炎症可引起跛行,这也是自主保护性或疼痛反射的一种表现。晚期疼痛刺激,髋关节骨性改变,下肢长度的缩短等亦可引起明显的跛行,如:单侧髋关节不稳定而呈单侧摇摆跛行,双侧病变晚期可呈"鸭步";单侧髋关节屈曲位挛缩,可出现单侧屈髋、屈膝、垂足的步态。

为什么儿童也会发生股骨头无菌性坏死

儿童缺血性无菌性股骨头坏死,是常发生于儿童的一种骨软骨病,以退行性变或坏死开始,继后出现再生或重新钙化,最终出现股骨头的坏死。其发病率较高,好发于3～12岁男孩。引发儿童股骨头缺血性坏死的原因是多方面的。

现代医学认为,股骨头的血供在不同时期各有其解剖特点,小儿股骨头的血供主要来自于旋股内、外侧动脉分支构成的囊外动脉环,并由此动脉环发出滑膜下动脉供应股骨头的血液,股骨头圆韧带动脉在此时期几乎完全消失,由于囊外动脉环不完善,滑膜下动脉口径狭小,此时如果主要血管损伤,出现股骨颈骨折,髋关节脱位后,急性或慢性损伤,均将使股骨头的血供不足,造成缺血性坏死。

本病的患儿早期多由于外伤、过敏反应、感染等因素引起髋关节一过性滑膜炎,关节内积液渗出增多,腔内压力升高,关节囊厚而坚韧,不能有效地发挥作用,然而供应股骨头的滋养小动脉、静脉又在股骨颈的表面行走,仅被一层滑膜覆盖,因此当关节腔内压升高到一定程度时,必然会导致这些血管受压,造成股骨头、股骨颈的血液供应障碍,静脉受阻,骨髓内的压力升高,骨内的血运量就会减少,造成骨髓组织缺血缺氧,从而发生坏死。

中医认为,本病多因肾气未充,骨骺发育未成熟,而儿童喜动,过度奔跑、跳蹦,使髋关节受到多次反复劳损,造成局部气血瘀阻,经脉不通而发病;或因患其他疾病应用激素失当,而引起股骨头骨骺区骨质疏松,导致脉络阻塞,血液供应障碍,骨失营养所致。

中医是如何认识股骨头无菌性坏死的

股骨头坏死早在两千多年前就被我们的祖先所认识,在春秋战国时代的医籍《内经》中就有"骨蚀"的描述。明代的《正体类要》一书指出:"肢体损于外,则气血伤于内,营卫有所不贯,脏腑由之不和",因此股骨头坏死的发生发展即是内因和外因互相作用、局部和整体相互影响的结果。"邪之所凑,其气必虚",所以先天不足,卫外不固,极易受各种外因的作用而发生本病。肝藏血、主筋,肾藏精、主骨,筋骨的强弱与肝肾精血是否亏虚密切相关。因此,先天不足,肝肾虚衰,筋骨失养,不耐强力,既易于损伤,久之亦会发生骨质疏松。筋骨、关节的功能活动有赖于气血的温煦濡养。后天失养,气血不足,抗病能力低下,不能抵御外邪的侵入和劳损的伤害,股骨头骨骺就会得不到充分的血供而痿软疏松,即使轻微的损伤亦可使股骨头缺血坏死,且恢复十分缓慢。

古人认为"久立伤骨,久行伤筋",过度的劳累即会发生筋骨损伤而引起股骨头坏死。创伤损伤脉络致使血溢脉外,或内脏损伤导致气血不畅,均可引起血瘀的病理改变;创伤同时亦可直接引起股骨头供血不足而致本病的发生。临床上一侧股骨头坏死而健侧负重增加,引起健侧股骨头坏死的病例屡见不鲜,说明慢性劳损也是引起本病的原因之一。

寒湿之邪也是引起股骨头坏死的原因。寒湿之邪入内,使血行迟滞,阻滞经络,不通则痛。"伤于湿者下受之",髋部损伤日久,久病伤阳,寒湿之邪乘虚内侵,留滞关节,或汗出冒雨涉水、坐卧湿地致使卫阳不固,寒湿内侵,寒湿凝结为痰,痰湿阻滞筋膜,经络气血阻滞不通,致使股骨头失养而为本病。长期使用肾上腺皮质激素引起的湿热缠结为病,致使阴血被劫,气耗血凝,骨失血供,枯萎坏死。

由上述可知,中医认为本病发病病机即为创伤致瘀、血供不足、慢性劳伤、筋骨受损;或寒湿凝结,气血闭阻,不通则痛;或热劫血瘀,骨骼失养,坏死塌陷;或肝肾亏虚,气血不足,筋骨失养。以上病机以血瘀、肝肾亏虚最为关键。

股骨头坏死的常用治疗方法有哪些

股骨头坏死是一种较严重的疾病,病程长、治疗难、后果严重,治疗应做到:①早期诊断,及时治疗。②早期积极非手术治疗。③恰当而正确地选择手术治疗。

其治疗大多从以下三方面着手,第一,解决血液循环障碍,促进骨坏死修复,这也是治疗本病的基本方法。第二,防止塌陷,是保留髋关节功能,防止晚期骨关节炎的关键。第三,纠正塌陷和增生变形,这是针对晚期患者的治疗方法。

治疗包括:①非手术治疗:包括停止服用激素、戒酒等针对发病原因的治疗,以及牵引、减少或禁止负重、理疗等对症治疗,有助于减轻症状,促进修复;也可用中医中药内治法。②手术治疗:对于青少年、早期患者,多采用减压术、植骨术、血管植入术等;对于生活不能自理、股骨头塌陷、关节融合、年龄大于60岁的晚期患者,多采用人工关节置换术。

大部分早期股骨头骨缺血性坏死的患者均可采用非手术治疗的方法,包括中医中药治疗、限制负重、高压氧治疗等。现按 Ficat 分期介绍几种常用的治疗方法。

一、内服药物治疗

中药治疗适用于Ⅰ期、Ⅱ期的治疗,或Ⅲ期、Ⅳ期的配合治疗。其作用机制包括改善骨的微循环,增加血流量,降低骨内压,抑制血小板聚积,减轻骨坏死程度,促进骨坏死修复等。较近的研究还发现,中药有促进血管生长和保护微循环的作用。

临床上将股骨头缺血性坏死分为以下四型进行辨证施治:

● 瘀血阻络,气滞血瘀型

[主症]髋部损伤,骨断筋伤,愈合后1～3年。始见髋部疼痛,或酸楚困重,隐隐作痛,动之痛甚,静之痛减。或痛如针刺,痛有定处,昼轻夜重。甚或疼痛突然加剧,而见筋挛,不可直行。舌紫暗或有瘀斑,脉涩。

[治法]行气活血,破积散瘀。

[方药]身痛逐瘀汤加减。秦艽9克,川芎9克,红花6克,桃仁6

克,甘草3克,羌活9克,没药9克,五灵脂9克,香附9克,牛膝9克,当归15克。

[加减]若疼痛明显者,加三棱9克、莪术9克。

●湿热侵淫,脉络堵塞型

[主症]始见髋部疼痛,或酸楚困重,隐隐作痛,动之痛甚,静之痛减。或痛如针刺,痛有定处,昼轻夜重。甚或疼痛突然加剧,而见筋挛,不可直行。或有发热,口渴,便秘。舌红苔黄燥,脉洪大或滑数。

[治法]清热化湿,消瘀散结。

[方药]补筋丸加减。五加皮15克,当归15克,丹皮12克,熟地15克,沉香6克,丁香6克,茯苓12克,肉苁蓉12克,蛇床子12克,木香10克,党参15克,白莲蕊10克,牛膝10克,山药15克,木瓜15克。

[加减]骨软筋疲者,加杜仲12克、续断12克。

●肾元亏虚,禀赋不足型

此型多见于老年患者或髋部损伤后患病日久的患者所患"骨蚀"、"骨痹"、"骨痿"。

[主症]患病日久,髋部隐隐作疼,疼徐而缓,部位固定不移,痛处可按;髋部活动受限,以劳累后为重。甚或筋挛,不可直行。或伴面色无华,神疲气怯,畏寒恶冷,痿软无力,舌淡、有齿痕,苔薄白,脉沉迟。或伴头晕,耳鸣,腰膝酸软,倦怠乏力,虚热,自汗、盗汗,口舌干燥,舌淡,苔薄白或苔白腻,脉沉细。

(1)肾阳虚。

[治法]温补肾阳,填充精血,强筋壮骨。

[方药]右归丸(汤)加减。熟地24克,炒山药12克,山萸肉9克,枸杞子12克,菟丝子12克,杜仲(姜汁炒)12克,鹿角胶(炒珠)12克,当归(便溏者勿用)9克,熟附子6~18克,肉桂6~18克。

[加减]若血瘀证较甚,加川芎12克、丹参30克。

(2)肾阴虚。

[治法]滋补肾阴,填精补髓,强筋壮骨。

[方药]左归丸(汤)加减。熟地24克,炒山药12克,山萸肉9克,枸杞子12克,菟丝子12克,鹿角胶(炒珠)12克,龟胶(炒珠)12克,川牛膝(滑精者不用,酒洗蒸熟)9克。

●先天不足,肾阴亏损型

此型多为先天不足之小儿所患"骨蚀"、"骨痹"、"骨痿"。

[主症]髋部疼痛,活动受限,甚或筋挛,不可直行。面色萎黄,神疲气怯,头晕目眩,四肢痿软,厌食纳差,小便自遗,骨蒸潮热,自汗、盗汗,爪甲不荣,舌淡,苔薄白或苔白腻,脉沉细。

[治法]填精补髓,强筋壮骨,佐以活血祛瘀。

[方药]六味地黄丸加减。熟地24克,山药12克,山萸肉12克,丹皮9克,茯苓9克,泽泻9克,川芎9克,牛膝9克,丹参12克,当归12克,龟胶9克,甘草6克。

二、外用药物治疗

1. 热敷法。

(1)行气散瘀、消肿止痛热敷方。由当归、透骨草、赤芍、苏木、乳香、没药、红花、桂枝等组成。适用于股骨头坏死Ⅰ期或以疼痛为主症者。

(2)舒筋活血、通络散结热敷方。由透骨草、鸡血藤、天仙藤、伸筋草、当归、刘寄奴、木瓜、乳香等组成。适用于髋关节功能障碍较重的股骨头坏死患者。

2. 熏蒸法。

方法一:药用骨碎补、莪术、石菖蒲、苍耳子、乳香、没药、牛膝、生川乌、生草乌、伸筋草、独活等。将药物装入布袋内浸透蒸热至45℃,放在髋部先熏后敷。当温度降低后,再蒸再做。每次熏蒸、热敷60分钟。

方法二:药用桂枝、细辛、生川乌、生草乌、生南星、生半夏、荜茇、山柰、桃仁、红花、伸筋草、丁香等。加水加热后熏蒸髋部,可用电路控制加温(温度小于70℃),每日熏蒸1次,每次30分。

3. 药浴法。

药用骨碎补、伸筋草、透骨草、急性子、生南星、苏木等。将药物浸透后煎煮1小时。用药液洗浴,洗浴时温度控制在40℃,每次泡浴30~40分钟。

4. 外敷药膏。

(1)活血止痛膏。鹿角胶100克,花椒60克,荜茇100克,制南星60克,洋金花50克,制马钱子40克,雄黄40克,透骨草200克,蟅虫200克,红花200克,穿山甲50克,制乳香100克,细辛50克,大黄100克,冰片10克,煅自然铜100克。上药共为细末,炼蜜成糊状,备用。于髋部外侧或腹股沟处外敷,1~2天换药1次。

(2)痛痹散。川乌10克,草乌10克,高良姜15克,肉桂10克,生南星15克,细辛10克,麻黄15克,荜茇15克,红花15克,白胡椒15克,公丁香15克,干姜15克,附子10克,天麻10克。共研细末,调匀备用。使用时,用白酒调匀药末,敷于环跳穴,厚约0.5厘米,外用毛巾盖上,每日1次,贴敷1~2小时。

三、手法治疗

手法治疗对股骨头坏死修复有促进作用。它通过对髋关节周围经络筋脉、穴位等起刺激效应,促使血流动力学及微循环等发生变化,以改善骨内静脉淤滞,降低骨髓内压力,最终改善骨的血供,为新骨生成提供必要的微环境。还可解除髋部周围的肌肉痉挛,防止下肢肌肉废用性萎缩,减轻关节囊粘连,避免因骨外的原因加重髋关节的功能障碍。施术时,在患肢髋部周围局部的肾经、胆经、膀胱经的循行部位及穴位,施用滚、揉、推、拿、按、搓、摇摆等手法。施用手法要轻柔、缓慢,由轻到重,深透有力,切忌粗暴施术。

四、针灸治疗

(一)毫针

[取穴]①秩边、环跳、承扶、委中、承山。②伏兔、血海、风市、阴陵泉、足三里、丰隆、解溪、太冲。

[方法]以上两组穴位交替使用,每日1组。补法或平补平泻,留针30分钟。半个月为1个疗程,其间休息5天。

(二)温针

[取穴]环跳、秩边、居髎、冲门、风市、足三里、悬钟。

[方法]针刺后髋部加拔火罐。7天为1个疗程。其间休息3天。

五、水针刀治疗

1. 配制磁化骨钙液。维丁胶钙针20毫升,利多卡因5毫克,654-2注射液5毫克,脉络宁注射液10毫升,混合备用。同时,消毒滤过氧气300毫升,备用。

2. 选择治疗点。结合X线片或CT所示,在患侧大转子顶点至髂前上棘连线中点寻找压痛点,有时也可触到硬结及条索状肿物,此为第一治疗点;在腹股沟韧带内侧寻找压痛点,此为第二治疗点;在大转子后上方寻找压痛点,此为第三治疗点。

3. 施术方法。在上述三个治疗点做常规消毒,取4号扁圆刃水针刀沿肌纤维及血管、神经走向平行进针刀,当达到骨膜后,患者会有酸胀感,回抽无血时,推注磁化骨钙液20毫升。然后,行水针刀纵横摇摆松解术,每穴松解3～5下后,推注消毒过滤氧气60～100毫升,按住水针刀出针,按压针口止血后,贴上创可贴。再用手指按揉治疗点3～5分钟,以增强氧气松解术的作用,改善股骨头的长期缺氧状态,解除关节周围小血管的痉挛。每隔5日治疗1次,7次为1个疗程。连续治疗3个月为一大疗程。

六、小针刀治疗

(1)疏通松解。缓解因股骨头病变引发疼痛所致的髋关节周围肌痉挛紧张,调节神经的功能,改善血液供应。

(2)疏通减压。减低髋关节内压,改善循环,促进修复。

[患者姿势]患者根据试针部位调整体位,侧卧、俯卧或仰卧。

[治疗点]①髋关节周围肌疏通松解。耻骨联合附近骨面内收肌起点,股骨小转子髂腰肌止点,阔筋膜张肌肌腹,闭孔内肌、闭孔外肌的肌腹和止点等处。②关节囊疏通减压。在关节囊侧方或前方进针。

[针刀方向]应与髋关节附近进针点的肌纤维的方向一致。

[层次结构]皮肤、皮下组织、深筋膜、相关肌肉和关节囊。

[运针法]在耻骨联合附近骨面,股骨小转子和闭孔内外肌等处经治疗点进针直至骨面或至软组织病变处,纵行或横行针切或摆动,在关节囊做纵行或横行的摆动或推动。

[辅助治疗]针毕,被动屈伸髋关节,松弛韧带和肌肉。医者握住患肢的踝关节,拉直进行下肢抖法。在髋关节周围行手法以使软组织松解和肌肉放松。

七、物理疗法

中药离子导入法:

[药物]防己、自然铜、威灵仙、薏苡仁、川牛膝、杜仲、海桐皮、乳香、没药、川芎、血竭各50克,浸泡2小时,煎煮30分钟,滤渣,药液装入瓶中,放入冰箱保存备用。

[操作方法]将药液加热至35～45℃,将纱布药垫浸入药液后,取出拧成半干,置于患肢腹股沟中点偏下方,将中药离子导入机正极放在药垫上,负极放在与之相对应的环跳穴,用沙袋固定。离子导入时的电流

剂量以患者有麻震感并能承受为宜。每日1次,每次30分钟。每2周为1个疗程,其间休息3天。

八、手术治疗

1. 髓心减压术。适用于Ⅰ期、Ⅱ期早期。髓心减压治疗股骨头缺血性坏死的理论依据是骨坏死者其骨内压增高。根据这一理论,通过髓心减压可降低骨内压,增加股骨头内血流,解除骨内静脉淤滞,改善血液循环,促进新血管的再生,恢复坏死区的血运,以利修复。近期有效率较高,对于缓解和消除临床症状有极明显的效果。常与髓心活检同时进行。而且中心减压可刺激减压骨髓道内的血管生长,促进坏死骨的爬行替代与坏死区的修复。

2. 截骨术。适用于Ⅱ期、Ⅲ期患者,坏死范围较小或不超过股骨头总面积2/3者。截骨术的目的是改变股骨头主要负重区,以正常骨代替坏死骨成为主要负重区。这一方法包括经转子旋转截骨、转子间内翻截骨及转子间外翻截骨等,也可结合植骨术治疗。通过截骨将使未发生坏死的坚硬部位承受压力,避免病变部位受压,为自身修复创造条件。截骨的方法有多种,包括内翻楔形截骨术、内翻后倾截骨术、经转子间前旋截骨术,主要根据坏死部位的不同而选择不同的截骨术。截骨术最大的缺点是患者若需再次行髋关节置换术时,增加了手术的难度。

3. 植骨术。植骨术适植骨术可用于Ⅱ期、早期的Ⅲ期患者及中心减压失败的病人。植骨术包括自体松质骨移植、自体皮质骨移植、异体骨移植、软骨移植,可结合中心减压、电刺激、截骨术等其他治疗方法。其中自体松质骨及皮质骨移植应用较多。自体松质骨具有良好的诱导成骨作用,可促进坏死股骨头的修复;皮质骨在股骨头修复过程中对坏死区域的关节软骨及软骨下骨起支撑作用。植骨方法包括在中心减压后植骨,在头颈交界处开槽植骨,在股骨头关节软骨开窗,掀开软骨植骨后将软骨复位等。这一方法近期疗效较为肯定,远期疗效尚有争议,但借助骨移植加速股骨头修复,缩短卧床时间是值得肯定的,结合生长因子、电刺激等促进骨愈合的方法可提高其疗效。

4. 带肌蒂或血管蒂骨瓣移植术。适用于Ⅱ期、Ⅲ期早期。目的是提供活骨,改善血供,同时向股骨头内提供力学支撑,防止塌陷。具体方法很多,代表性的有带缝匠肌骨瓣移植术、带旋髂深血管蒂髂骨瓣移植术、吻合血管的腓骨游离移植术等。可带肌蒂或带血管蒂,带血供的骨移植与普通的骨移植比较可增加股骨头血供,加速骨愈合。文献报道其临床效果较理想,但X线改善情况并不理想,远期随访仍有相当一部分患者需行关节置换术。

5. 多条血管束植入术。在多条血管束植入的基础上,同时配合其他手术,可适用于Ⅱ期、Ⅲ期、Ⅳ期患者。目的是:①提供充分血运。②改善静脉回流。③降低骨内高压。血管束主要来源于旋股外侧的升、横降支。

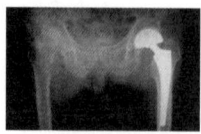

6. 人工关节置换术。对于晚期股骨头坏死患者,全髋置换术是最佳选择。对年龄大于60岁的晚期患者,若条件许可,可考虑人工关节置换术。

九、牵引治疗

主要使用皮牵引,牵引时维持患肢外展内旋位。这样既可缓解周围软组织的痉挛,又能增加髋臼对股骨头的包容量,使压力平均分布,避免应力集中而致股骨头坏死加重或塌陷变形。牵引重量应适中,因人而异,对一般成人牵引重量约为4千克。每日牵引1~2次,持续3~4小时。

为什么严重股骨头无菌性坏死要行人工关节置换术

对于早期的股骨头无菌性坏死,现有的非手术保髋疗法较多,并且有一定的疗效,免负重治疗,加上中医药的应用,多数可以推迟或者阻断股骨头无菌性坏死的病情继续发展。对于晚期股骨头无菌性坏死,临床报道治疗方法亦较多,但是髓心减压及带血供的骨移植疗效不理想,许多患者最终发展到股骨头大面积塌陷,出现关节功能障碍,严重影响患者生活质量,因此,全髋关节置换就成为最终解决方案,也是最佳选择。

全髋假体有骨水泥固定型及非骨水泥固定型两种,两种假体各有优缺点,远期效果是相似的。早年骨水泥假体由于有较高的假体周围骨溶解和无菌松动率而使这一型假体一度受到质疑,但随着现代骨水泥技术的应用,假体松动率明显降低,尤其是骨水泥型股骨柄假体取得了令人满意的效果,使骨水泥假体又流行起来,但骨水泥型髋臼假体的松动率仍然较高。非骨水泥型假体自20世纪80年代开始逐步受到重视,但存在早期假体微动和下沉问题,术后跛行及大腿痛发生率高,而非骨水泥型髋臼假体取得了很好的早期临床效果。非骨水泥型假体主要用于年轻、骨质条件好或返修术患者,而骨水泥型假体主要用于老年、骨质疏松患者。由于骨水泥股骨柄假体术后效果优于非骨水泥型,而非骨水泥型髋臼假体又优于骨水泥型,近年来选用骨水泥型股骨柄假体与非骨水泥型髋臼的杂交式固定逐步流行起来。股骨头坏死行单极或双极股骨头假体半髋置换,由于存在髋臼软骨进行性磨损及假体松动,而且侵及骨髓腔不利于返修,已被摒弃。由于股骨头坏死患者相对较年轻,全髋关节置换后最终仍需行返修术,有人主张对于股骨头无菌性坏死晚期髋臼较完整而且较年轻的患者行股骨头表面置换术,由于这一方法保留了完整的骨床,很容易进行返修术,可推迟行全髋置换术,因而是一种很好的过渡性疗法。

治疗过程中为何有些患者疼痛减轻,而有些患者加重

股骨头坏死患者经过系统的治疗,大部分患者临床症状和体征都有所改善,部分患者因髋关节疼痛加剧心理压力很大,失去了治疗的信心,但X线片显示好转。其实髋关节疼痛不完全标志着病情加重,骨质在修复过程中也会出现这种现象。坏死骨靠近关节面被吸收,产生酶类和蛋白的分解产物,这些毒素进入关节腔刺激滑膜,便产生了剧烈疼痛。死骨吸收后,疼痛便会减轻消失。

股骨头坏死如何预防调护

目前公认,预防本病发生的最重要的方法就是保护我们的股骨头,避免其过度的受压与劳损,使股骨头正常发育,恢复正常解剖结构和生理应力。

在对股骨头坏死的治疗期间,预防及调护的目的是为了改善股骨头的血运,保持或改善股骨头的塑形,使之与髋臼形成的关节不失功能,保持应力特性,负重时力线不改变,防止脊柱畸形及股骨头变形,阻止继发性骨关节炎的发生。

1. 限制负重,制动患肢。在高度怀疑本病而尚未得到明确诊断之时,或诊断后尚未得到彻底治疗以前,应嘱患者患肢尽可能少负重,避免

剧烈超负荷的运动,尽量减少髋关节损伤的机会。尤其对于股骨头坏死区还未发展至塌陷、变形的患者,限制其髋关节的负重,能在一定程度上推迟或延缓病程的发展,在不可逆的病理变化到来之前,为治疗争取时机。可配合小重量牵引,以减少肌肉痉挛对股骨头的压力。

但限制负重并不就意味着一定要卧床休息。股骨头坏死的形成是各种原因引起的局部缺血,坏死形成后,由于疼痛等原因限制了活动,导致肌肉收缩力下降、关节活动障碍等一系列变化。在此基础上,更减少了活动,这样形成了恶性循环,最终导致局部血液循环障碍,坏死继续发展。由此看来,患病后不活动的思想是错误的。通过活动既可改善血液循环,又可预防并发症的发生,有利于股骨头的修复。但功能活动时要注意在不负重的前提下进行,幅度不宜过大,用力不可过猛,每个动作达到轻痛,才能起到事半功倍的效果。

2. 拐杖与矫形石膏的应用。下床行走时使用双拐。卧床时可借用矫形石膏对抗肌张力及预防髋内翻。

3. 减停激素。正在服用糖皮质激素的患者,在可能的情况下,应换用其他西药或改用中药治疗,同时在医嘱下逐渐减少激素的用量,以至最终停用。避免应用超剂量或长期使用肾上腺皮质激素类药物,如果不得不使用时,应该补充维生素的摄入,调节身体脂质的摄入量,可给予高蛋白饮食,或者应用中药调节脂质代谢水平。

4. 改变长期持续大剂量喝酒的习惯。少量的饮酒不会引发股骨头的坏死。

5. 功能锻炼。股骨头坏死发生后,应在髋关节不负重的情况下积极进行功能锻炼。如收缩股四头肌的锻炼,伸屈髋、膝关节的锻炼等。它可松解髋关节的挛缩,增强肌力,恢复肌容量和髋关节的功能,促进血液循环,改善微循环,为骨坏死的修复创造良好的条件。

可每天2次练习反卓别林步行走,方法是:双手叉腰,双下肢外展叉开,两足尖向内,双足跟向外行走,每次10~15分钟。此种行走步态改变了股骨头的负重点,减轻了病变区的载重负荷,利于股骨头的修复。

6. 心理调护。患者因久病不愈,其经济及心理负担均较重,往往有较大精神压力,应经常开导患者,减少其思想顾虑,积极配合治疗。

7. 远离潮湿和寒冷环境。大部分股骨头坏死患者在天气变化时病情加重,髋部疼痛难忍,其主要原因是潮湿和寒冷两方面因素。潮湿可造成臀部、腿部等处的皮肤呼吸代谢功能失调,以致局部组织血流缓慢而引起微血管充血、淤血、渗出增加,使患者的症状加重。因此,在潮湿的条件下,患者除适当活动外,应保持工作和生活环境的干燥,以避免症状加重。寒冷主要是通过对臀部和腿部的血管收缩,而致髋部的淤血、缺血、水肿等血循环障碍,使患者的病情加重,因此不可在寒冷的地方久坐或睡眠,冬天注意多活动和注意保暖。

膝关节半月板损伤

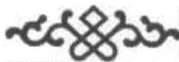

23岁的体院学生小洪在一次篮球比赛时，抢到一个篮板球后，正欲投篮，对方队员迅速跑来拦截抢球，小洪双脚刚站稳于地，急右转上身将球传给队友，此时感到右膝关节内剧烈疼痛，不敢活动，退下了赛场。从那以后，小洪经常在上下楼梯时出现右膝关节突然有夹住东西般不能行走，经摇晃后才缓解并听到一响声，才可以继续活动行走。数月后发现右腿较左腿变细且力量减弱。

膝关节半月板损伤是怎么引起的

小洪患的病是右膝关节半月板损伤。半月板是位于股骨髁与胫骨平台之间的纤维软骨，外缘附着于胫骨内、外侧髁的边缘，因其周边较厚而中央部较薄，故能加深胫骨髁的凹度，以适应股骨髁的凸度，使膝关节稳定。半月板可分为内侧半月板和外侧半月板两部分，内侧较大，弯如新月形，前后长，左右窄，其后半部与内侧副韧带相连，故后半部固定；外侧半月板稍小，似O形，前后角距离较近，不与外侧副韧带相连，故外侧半月板的活动度比内侧大。

半月板具有缓冲作用和稳定膝关节的功能。一般情况下，半月板是紧黏合在胫骨平台的关节面上，膝关节在运动的过程中是不移动的，只有在膝关节屈曲135°位时，关节做内旋或外旋运动，半月板才有轻微的移动，故在此位时容易造成半月板的损伤。

膝关节在屈曲135°位左右做强力外翻或内翻、内旋或外旋，半月板上面黏住股骨髁部随之活动,下面与胫骨平台之间形成旋转摩擦力,若动作突然,力量很大,关节面之间对半月板的压力亦加大,当旋转碾挫力超过了半月板所能允许的活动范围时,即可引起半月板的损伤,如篮球运动员的转身跳跃,铁饼运动员的旋转动作,都是在瞬间完成,具有强大的爆发力,易导致半月板损伤。

半月板损伤的临床表现是患者多有膝关节突然旋转或跳跃落地的扭伤史,或有多次膝关节扭伤肿痛史。患者一般申诉关节一侧痛或后方痛,位置较固定。股四头肌肌力减弱,膝关节控制乏力。上落楼梯时会发生突然伸直障碍,经别人或自己将患肢旋转摇晃后,突然弹响或弹跳,即可恢复。结合膝关节造影、膝关节 CT 或膝关节镜等检查可做出明确诊断。

膝关节半月板损伤的诊断要点有哪些

1. 患膝有典型的扭伤病史。
2. 扭伤时,患者自觉关节内有撕裂感,随即发生疼痛、肿胀、活动受限,跛行。
3. 损伤半月板的相应关节间隙有较明显的压痛点。
4. 膝关节弹响及交锁症。关节弹响发生在伸屈膝关节时,患者常可自己作出。但需注意关节弹响须伴有关节疼痛或交锁症状,若不伴有疼痛或交锁,则不一定是半月板损伤。交锁症即在行走情况下突发关节疼痛,膝关节不能屈伸,状如交锁,若将患膝稍做晃动或屈伸,即可缓解并恢复行走。交锁现象可以反复发作,且患者可自行做出,每次发作,膝关节都在同一体位上。
5. 病程较长者,可出现股四头肌萎缩。
6. 特殊检查及试验:仰卧旋转检查(麦氏征)阳性、旋转挤压试验(研磨试验)阳性。
7. X 线检查:膝部平片不能显示半月板损伤,故直接诊断作用不大,但拍摄平片可以排除膝关节的骨性病变或其他疾患,所以多被认为是常规检查的一种方法。
8. 膝关节造影检查:在诊断半月板损伤上有一定价值,且可以确定半月板损伤部位。

9. 膝关节镜检查：对关节内结构可提供直观形象,对不典型半月板损伤病例有应用价值。

膝关节半月板损伤如何鉴别诊断

盘状软骨板多见于膝关节外侧,是胚胎时软骨盘发育过程中受到障碍造成。由于软骨板肥大,活动度小,极易受股胫关节挤压而受损。本病也会出现膝关节疼痛、膝外侧间隙压痛、交锁、打软腿等现象,但伸屈膝关节有弹跳征象(又叫跳跃症),且外伤史不明显,股四头肌萎缩较轻,仔细检查多可区别。

关节内游离体也能引起膝关节屈伸活动时弹响或交锁,但由于游离体在关节内位置经常变化,因此关节运动受阻(交锁)的位置也经常变动,而不像半月板损伤有固定的角度和体位发生交锁。X线检查,游离体呈骨性的常可显示出,诊断比较明确。

膝关节半月板损伤如何治疗

一、内服中药治疗

●瘀血停滞型

[主症]膝部外伤时即觉关节内有撕裂感,而后膝部疼痛,关节内积血而肿胀,膝活动障碍。

[治法]活血化瘀,利水消肿。

[方药]消肿一号。当归尾12克,赤芍12克,泽兰15克,益母草24克,萆薢24克,车前子9克,木通6克,苏木9克,陈皮9克,连翘9克。每日1剂,水煎服。

●寒湿侵袭型

[主症]患者曾有膝部外伤史或者劳损病史,膝部疼痛,遇寒加重,常伴有关节弹响、交锁现象。

[治法]温经散寒,通络止痛。

[方药]乌头汤。麻黄9克,芍药9克,黄芪9克,制川乌9克,炙甘草9克。每日1剂,水煎服。

●肝肾亏虚型

[主症]膝关节慢性疼痛,病史较长,伴股四头肌萎缩,腿膝无力,跛行。

[治法]补益肝肾,强壮筋骨。

[方药]健步虎潜丸。每次10克,每日2次,空腹淡盐水送下。

二、外用药物治疗

损伤初期,关节肿痛较甚者,可局部外敷三色敷药、消瘀止痛药膏。或外用止痛消肿散早期局部外敷:大黄、白芷、栀子、乳香、没药、威灵仙、木瓜、怀牛膝、赤芍,上药各适量为末,蜜调敷,3天换药1次。后期可用伸筋草15克、透骨草15克、五加皮12克、三棱12克、莪术12克、海桐皮12克、牛膝10克、木瓜10克、红花10克、苏木10克,水煎汤熏洗患肢。

三、按摩治疗

1. 自我按摩法。

(1)按压阿是穴。在1分钟内,用拇指按顺时针方向按压阿是穴36圈,再按逆时针方向按压36圈。

(2)按压膝眼穴。在1分钟内,用食指和中指,按顺时针方向按压患侧膝眼穴36圈,再按逆时针方向按压36圈。

(3)按压委中穴。在1分钟内,用食指和中指,按顺时针方向按压患侧委中穴36圈,再按逆时针方向按压36圈。

(4)按压血海穴。在1分钟内,用食指和中指,按顺时针方向按压患侧血海穴36圈,再按逆时针方向按压36圈。

(5)按压阴陵泉穴。在1分钟内,用食指和中指,按顺时针方向按压患侧阴陵泉穴36圈,再按逆时针方向按压36圈。

(6)按压曲泉穴。在1分钟内,用食指和中指,按顺时针方向按压患侧曲泉穴36圈,再按逆时针方向按压36圈。

(7)按压足三里穴。在1分钟内,用食指和中指,按顺时针方向按压患侧足三里穴36圈,再按逆时针方向按压36圈。

(8)按压三阴交穴。在1分钟内,用食指和中指,按顺时针方向按压患侧三阴交穴36圈,再按逆时针方向按压36圈。

2. 他人按摩法。

(1)仰卧屈膝,用一手拇指和其余四指分别按住膝部的血海、梁丘穴,然后反复拿揉3~5分钟,力量由轻逐渐加重。再用一拇指按住阳陵泉,其食指、中指按住委中穴,也进行较重的拿法3~5分钟。再用双手拇指指端,分别点揉患膝的两膝眼穴,逐渐用力点入膝关节内侧,出现较强的酸胀感,持续5分钟以上。

(2)仰卧位患肢伸直,术者用掌根由大腿根部开始,沿大腿前侧,向膝关节边揉边移动,反复推揉3遍,再沿大腿内侧和外侧同法分别操作3遍。然后用两手掌,由膝部髌骨两侧相对挤住,做快速的揉搓,使膝关节中有热感为佳。

(3)仰卧屈膝,用拇指分别按揉患侧阴陵泉、足三里、解溪穴各1分钟,力量稍重,再用拇指沿小腿前外侧,从膝开始,由上而下边揉边移至解溪穴,反复3遍。再用拿跟腱操作3遍,重点在承山穴拿揉,以有酸胀感为宜。

(4)仰卧,在患侧两膝眼穴分别用手掌的小鱼际顺其凹陷做斜向的摩擦,以透热为度。对于半月板损伤造成的关节卡住状态,可用双手握住其小腿下段,然后用力牵拉拔伸膝关节(注意勿突然牵拉,应持续用力),再使膝关节做屈伸活动,如此反复做5~10次,对于合并外伤性滑膜炎,可经常很轻微且幅度较小地屈伸膝关节,并在其大腿和小腿内侧做擦法。

四、外固定治疗

急性损伤期,可行膝关节穿刺抽出关节内积血,而后用石膏托固定膝关节于屈曲10°功能位3~4周,并鼓励患者同时进行下肢肌肉的主动收缩锻炼,防止肌肉萎缩。去除固定后,可进行膝关节屈伸和步行锻炼。

五、封闭治疗

适于半月板损伤继发周围组织无菌性炎症的患者,可在关节间隙疼痛明显的部位注射中药制剂,如当归注射液、红花注射液、丹参注射液等。也可用强的松龙0.5毫升加2%普鲁卡因2~4毫升痛点封闭,此法可以消除半月板周围组织的无菌性炎症,减轻疼痛。

六、手术治疗

单纯半月板损伤,可首先采用保守治疗,经保守治疗无效,或经确诊为半月板中心部位破裂者,或与侧副韧带损伤、交叉韧带损伤同时并见者,应采用手术治疗。

髌骨软骨软化症

55岁的王女士从学生时代起就素喜运动,篮球、排球、乒乓球活动均常参加,退休后经常随旅游团到名山大川观光,爬山时与年轻人相比毫不逊色。近两年来不知怎么渐感双膝部隐痛,乏力,且逐渐出现疼痛加重,劳累后加剧,休息后疼痛减轻,3个月来发展到上下楼梯也感困难,压迫膝关节前方时髌骨后疼痛难忍。

何谓髌骨软骨软化症

王女士患的是髌骨软骨软化症。髌骨软骨软化症又称髌骨软骨病、髌骨劳损,是髌股关节软骨由于损伤而引起的退行性变。

髌骨后方的关节面中部纵行的骨嵴把关节面分为内小外大的两个关节面,与股骨下端内外髁关节面相对,构成髌股关节。膝关节在屈伸过程中,髌面与股骨髁面始终存在着接触:当膝关节伸直位时,髌下部与股骨髁面轻轻接触;屈膝90°时,髌上部与股骨髁面接触;膝全屈时,整个髌面紧贴股骨髁面。膝关节在长期屈伸活动中,髌股关节面在较强的压力下会反复摩擦或相互撞击,致使关节软骨面被磨损,失去光泽,渐渐变得粗糙和不光滑,而出现膝部疼痛,形成本病。

髌骨软骨软化症多发生于运动员,常由慢性或急性损伤引起,如膝的长期猛烈屈伸活动,使髌股之间发生长期猛烈的摩擦;或长期的直接压迫(长腿石膏在髌≈ 包扎过紧);或高位或低位髌骨以及膝内、外翻畸形等因素,均使髌骨软骨粗糙、软化、纤维化、碎裂和脱落。损伤面积可逐渐扩大,同时股骨髁的髌面亦发生同样病变,还可以累及关节滑膜和脂肪垫,而发生充血、渗出和肥厚等病变。

髌骨软骨软化症的临床表现是患者初感膝部不适,继有髌骨后方疼痛无力,膝内侧隐痛,休息后症状减轻或消失,气候变化可加重病情,活动时或活动后疼痛加重,上下楼梯尤为明显。日久则出现持续性疼痛,并可产生股四头肌萎缩,随后,自觉髌股之间有摩擦感,压迫髌骨有疼痛,尤以膝外侧压痛明显,膝关节活动正常,但有细小摩擦音。X线片早期无病变可见,中晚期在侧位片上可见关节间隙变窄,髌骨软骨面粗糙不平,软骨下骨硬化和髌骨边缘骨质增生。做以下试验可有助于诊断:①髌骨研磨试验:挤压髌骨或左右、上下滑动髌骨时有粗糙感和摩擦音,并伴有疼痛不适;或一手尽量将髌骨推向一侧,另一手直接按压髌骨,若髌骨后出现疼痛者,均为阳性。②单腿下蹲试验:患肢单腿站立,逐渐屈膝下蹲时出现膝软、膝痛即为阳性,髌下出现摩擦音亦为阳性。

髌骨软骨软化症如何诊断

1. 患者多为青少年,常有膝部劳损或感受风寒史。
2. 初为膝部不适,继而有髌骨后方疼痛,活动后疼痛加重,上下楼梯尤为明显。
3. 患者自觉膝屈伸时有摩擦感,按压髌骨时有疼痛。
4. 膝部乏力,有时出现腿打软现象。
5. 髌骨研磨试验为阳性。
6. 单腿下蹲试验为阳性。

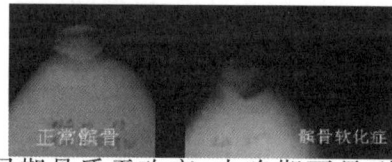

7. X线检查。早期骨质无改变,中晚期可见到关节间隙变窄,髌骨软骨面粗糙不平,软骨下骨硬化和髌骨边缘骨质增生。

髌骨软骨软化症如何鉴别诊断

髌骨软骨软化症应与常见的膝部疼痛疾病如膝关节骨性关节炎、髌下脂肪垫损伤、半月板损伤相鉴别。

1. 膝关节骨性关节炎。多见于中老年人,一般为双侧性,可具有髌骨软化症的所有症状,但临床症状较为明显,疼痛、肿胀、活动受限,不能走远道,严重者膝关节畸形,X 线检查显示除髌骨软骨面不平外,髌骨上下缘、胫骨棘及平台两侧有骨刺形成。

2. 髌下脂肪垫损伤。伸膝时疼痛,痛点与解剖位置相符,即膝眼部位压痛,局部脂肪垫肥厚、膨隆。

3. 半月板损伤。半月板前角损伤,膝眼部位压痛,但髌骨研磨试验阳性,半月板的临床症状及特殊检查可资鉴别。

髌骨软骨软化症怎样治疗

一、内服药物治疗

● 瘀血凝滞型

[主症]患者有膝劳损病史,逐渐出现膝部疼痛,痛处不移,活动后疼痛加重。

[治法]活血化瘀,舒筋止痛。

[方药]活血舒筋汤。当归尾12克,赤芍12克,片姜黄12克,伸筋草20克,松节7克,海桐皮15克,落得打15克,路路通15克,羌活12克,独活12克,防风10克,续断12克,甘草6克。下肢加用牛膝、木香,痛甚者加用乳香、没药。

● 风寒侵袭型

[主症]患者有膝部感受风寒病史,膝部冷痛酸困,受寒后疼痛加重。

[治法]温经散寒,通络止痛。

[方药]麻桂温经汤。麻黄10克,桂枝10克,红花12克,白芷12克,细辛3克,桃仁10克,赤芍12克,甘草6克。

● 肝肾不足型

[主症]患者患病日久,或体质偏弱,膝部疼痛时轻时重,自感腿膝无力,行走时腿常打软。

[治法]补肾壮筋,活血通络。

[方药]补肾壮筋汤合活血汤。柴胡6克,当归尾9克,赤芍9克,桃仁9克,鸡血藤15克,枳壳9克,红花5克,血竭3克,熟地12克,牛膝

10克,山萸肉12克,茯苓12克,续断12克,杜仲10克,白芍10克,青皮5克,五加皮10克。

二、外用药物治疗

1. 瘀血凝滞型。可用舒筋活血洗方(伸筋草9克、海桐皮9克、秦艽9克、独活9克、当归9克、钩藤9克、乳香6克、没药6克、川红花6克)水煎熏洗患处。

2. 风寒侵袭型。可用四生散(生川乌1份、生南星6份、生白附子4份、生半夏14份。共为细末,用蜂蜜、醋调糊)局部外敷,或用骨科外洗二方(桂枝15克、威灵仙15克、防风15克、五加皮15克、细辛10克、荆芥10克、没药10克)水煎外洗。

3. 肝肾不足型。可用海桐皮汤(海桐皮6克、透骨草6克、乳香6克、没药6克、当归5克、花椒10克、川芎3克、红花3克、威灵仙3克、甘草3克、防风3克、白芷2克)水煎外洗膝部。

三、按摩治疗

1. 自我按摩法。

可选取阿是穴、膝眼、委中、血海、阴陵泉、曲泉、足三里、阴包、阳陵泉、阴谷、阴市、梁丘等穴,在1分钟内,按顺时针、逆时针方向各按压36圈。

2. 他人按摩法。

手法治疗的机制是松解髌股关节间关节囊的粘连,增大髌股关节间隙,改善关节内血液运行。

(1)患者仰卧,患肢伸直,医者用拇指与其他手指相对,捏住髌骨,进行上下位(沿肢体纵轴)滑动。此手法的目的为松解关节囊及髌支持带,减少髌股关节面的压力。手法可做3~5分钟。

(2)医者一手握住小腿下端,令患者屈膝屈髋,另一手拇指扣住髌骨上缘,令患者伸直下肢时,拇指用力向下推压髌骨,拇指用力的方向可为直下方或斜下方。此法可松解髌骨上下位的粘连。

(3)患者仰卧,患肢伸直,股四头肌放松。医者用手掌轻轻按压髌骨做研磨动作,以不痛为度,每次5~10分钟。

(4)最后在膝关节周围施以滚法、捻法、捋顺法、散法等手法舒筋。

3. 民间疗法。

民间有采用手法、中药内服治疗髌骨软化症,取得了较好疗效。手法治疗:①磨髌法:患者取仰卧位,医者立于其患侧,双手掌叠置于患膝上,按住髌骨使之随术者之手做双向环形运动。目的是通过磨糙使髌股关节间粗糙的关节面能够较好地相互对合。②划髌法:患者体位不变,术者用一手拇指与中指分别置于髌骨两侧,沿髌股之间做水平滑动数十次。③抓髌法:患者体位不变,术者五指分开抓住髌骨边缘,垂直用力捏提,反复抓提数十次。该法与划髌法的目的是增加髌股关节间隙,从而减小摩擦。④拿膝法:患者体位同前,术者用双手在患侧髌骨上方拿提股四头肌,反复操作多次,以增加股四头肌的肌力,促进骨萎缩的恢复。⑤运膝法:患者体位同前,术者一手放于患膝前方,另一手握住患肢踝部,运动患肢使其髋膝关节分别屈曲90°,然后再做伸髋伸膝活动,反复屈伸数次即可。

药物治疗:中药健膝汤内服,药用木瓜12克、骨碎补12克、鹿衔草12克、牛膝12克、老鹳草15克、威灵仙15克、伸筋草15克、透骨草15克、鸡血藤10克。每日1剂,水煎2次,取药汁500毫升左右,早、晚各服一半,10剂为1个疗程。将药渣装入纱布袋内,放盆中加水1 500毫升,煮沸20分钟加入黄酒少许,趁热先熏后洗膝关节,边洗边自我按摩患处,待温度适宜时将纱布药袋放在膝关节周围进行热敷。每日1次,每次约20分钟。

四、封闭疗法

用强的松龙12.5毫升加1%普鲁卡因做关节内注射。1~3次即可,不可多用。

五、关节腔药物注射

玻璃酸钠注射液20毫升,关节腔内注射,每周1次,5次为1个疗程。

六、物理疗法

用红外线、超短波等局部透热,有一定效果。

七、小针刀疗法

[患者姿势]患者仰卧位,伸膝或屈膝45°均可。

[治疗点]髌骨周围压痛点或软组织增生粘连处,通常位于髌前皮下囊,或髌骨两侧的支持带。

[针刃方向]与支持带或髌韧带长轴一致。

［层次结构］皮、皮下组织、支持带或髌前滑囊。

［运针法］纵行针切，横行针切，纵行或横行推动、摆动。

［辅助治疗］可配合若干手法治疗，如髌骨顺时针或逆时针方向轻轻揉摩。

八、三氧疗法

可在关节周围或关节腔内注入三氧治疗。

九、其他疗法

症状较轻者，可口服用非激素类抗炎止痛药物。

对症状较重，非手术治疗无效者，可做手术治疗。可在关节镜下行软骨病灶切除术、髌骨软骨面全切除术，或用胫骨结节前移术、髌韧带转位术等。

髌骨软骨软化症如何预防调护

1. 平时要减少膝关节剧烈的反复屈伸活动。症状明显时要减轻劳动强度或减轻运动量，膝关节屈身动作宜缓慢，尤其要避免半蹲位。

2. 注意膝部的保暖，勿受风寒，如天冷时可戴用护膝。

3. 每日进行自我按摩，用手掌轻压髌骨做上下、左右研磨动作，促进局部血液运行，使软骨面逐渐光滑。

4. 加强股四头肌收缩锻炼和直腿平举的锻炼，防止肌萎缩。

5. 急性期应适当减轻劳动强度，减少活动量，注意膝部保暖。疼痛较重时可将膝关节固定于伸直位制动，卧床休息，以减轻症状。

6. 本病经保守治疗大部分可以缓解症状，软化依然有，但只要坚持膝部活动锻炼，一般不会有严重的功能障碍。

膝关节创伤性滑膜炎

> 32岁的小红是一家超市的营业员,去年春天,单位组织外出旅游,在下山时,别人绕"之"字形道路缓缓而下,她自恃年轻独辟蹊径沿小路直下,半途中遇到一个近1米高的台阶挡住去路,便纵身一跃跳了下去,落地时右膝一闪,顿觉疼痛难忍,但她还是强忍疼痛跛行下了山,次日右膝出现了肿胀,行走受限,经内服药物、外敷药膏,肿胀数天后逐渐消退,仅遗留轻微肿胀。从那以后,每逢劳累或持续久站后,小红右膝就出现肿胀,一年多来虽经多方治疗,一直难愈。后到一家专科医院去,医生从她右膝关节穿刺抽出淡黄色清亮发黏的液体约45毫升。X线片未发现骨与关节有明显异常。

膝关节创伤性滑膜炎是怎样引起的

小红患的病是膝关节创伤性滑膜炎,是膝关节损伤后引起的滑膜非感染性炎症反应。膝关节滑膜是构成关节内的主要结构,膝关节的关节腔除股骨下端、胫骨平台和髌骨的软骨面外,其余大部分为关节滑膜所遮盖。滑膜富有血管,血运丰富,滑膜细胞分泌滑液,可保持关节软骨面的滑润,增加关节活动范围,并能吸收营养,扩散关节活动时所产生的热力。一旦滑膜受损,如不予以有效的处理,则滑膜必发生功能障碍,影响关节活动成为慢性滑膜炎,逐渐变成增生性关节炎。

膝关节创伤性滑膜炎临床上分急性创伤性和慢性劳损性炎症两种。急性创伤性滑膜炎,多发生于爱好运动的青年人,以出血为主。由于外力打击、扭伤、关节附近骨折或手术创伤等,使滑膜受伤充血,产生大量积液,滑膜损伤破裂则大量血液渗出。积液、渗血可增加关节内压力,阻碍淋巴系统的循环。由于关节内酸性代谢产物的堆积,可使碱性关节液变成酸性。如不及时清除积液或积血,则关节滑膜在长期慢性刺激和炎性反应下逐渐肥厚、纤维化,并引起关节粘连,影响关节功能活动。

慢性损伤性滑膜炎,以渗出为主。一般由急性创伤性滑膜炎失治转化而成,或其他慢性劳损所引起。慢性劳损多发于中老年人,身体肥胖者或过用膝关节负重的人。慢性损伤导致滑膜产生炎症渗出、关节积液。

膝关节创伤性滑膜炎如何诊断

急性滑膜炎的特点是膝关节有受到打击、碰撞、扭伤等明显的外伤史。膝关节伤后肿胀、疼痛,一般呈膨胀性胀痛或隐痛,尤以伸直及完全屈曲时胀痛难忍。膝关节活动不利,跛行。压痛点不定,可在原发损伤处有压痛。肤温可增高,按之有波动感,关节穿刺可抽出血性液体。急性滑膜炎常是膝关节其他损伤的合并症,应仔细检查。

慢性滑膜炎有劳损或关节疼痛的病史。膝关节肿胀、胀满不适、下蹲困难,或上下楼梯疼痛,劳累后加重,休息后减轻,肤温正常。病久则股四头肌萎缩,滑膜囊壁增厚,摸之可有柔韧感,关节不稳,活动受限。关节穿刺可抽出淡黄色清亮的渗出液,表面无脂肪滴。X线片示膝关节结构未明显异常,可见关节肿胀,有的患者可见骨质增生。

膝关节创伤性滑膜炎如何治疗

一、按摩治疗

1. 自我按摩法。可选取髌关、膝眼、伏兔、委中、阴陵泉、丰隆、三阴交、解溪、阳陵泉等穴进行按压。

2. 他人按摩法。急性损伤时,应将膝关节伸屈一次,先伸直膝关节,然后充分屈曲,再自然伸直,可使局部的血肿消散,减轻疼痛。肿胀消退后手法以活血化瘀、消肿止痛、预防粘连为主。患者仰卧位,术者先点按髀关、伏兔、双膝眼、足三里、阴陵泉、三阴交、解溪等穴；然后将患者髋、膝关节屈曲90°，术者一手扶膝部，另一手握踝上，在牵引下摇晃膝关节6～7次；再将膝关节充分屈曲，再将其伸直；最后，在膝部周围施以滚法、揉捻法、散法、捋顺法等。动作要轻柔，以防再次损伤滑膜组织。

二、药物治疗

1. 内服药。

(1) 急性创伤性滑膜炎。早期治宜散瘀生新、消肿止痛为主，内服桃仁12克、红花12克、金银花30克、赤小豆30克、薏苡仁30克、泽泻12克、大黄6克煎剂。后期水湿潴留、肌筋弛弱，治宜祛风燥湿、强肌壮筋，内服羌活15克、独活15克、藁本15克、防风15克、甘草6克、川芎10克、蔓荆子10克煎剂。

(2) 慢性创伤滑膜炎。若寒邪较盛，可用散寒、祛风、除湿之法，内服麻黄9克、白芍9克、黄芪9克、制川乌9克、炙甘草9克煎剂。若风邪偏盛，则以祛风除湿、消除肿胀为法，内服羌活6克、姜黄6克、当归12克、赤芍2克、黄芪2克、防风6克、炙甘草3克、生姜5片煎剂。

2. 外用药。

急性创伤性滑膜炎患者早期可外敷消瘀止痛膏：大黄2份、芙蓉叶2份、黄芩1份、黄柏1份、天花粉1份、滑石1份、东丹1份。上药共为细末，调以凡士林外敷。

后期及慢性滑膜炎患者可外贴万应膏或用熨风散热敷，或用四肢外洗方外洗。

三、功能锻炼

发病后，应及时休息，制动或减少活动。同时进行股四头肌收缩锻炼。早期膝关节肿胀明显时，主要以股四头肌等长收缩为主。肿胀消退后，解除固定，练习直腿抬高和踝关节用力背屈，每日数次，每次5分钟。并可练习膝关节的主动伸屈活动。正确的股四头肌锻炼对于防止股四头肌萎缩及预防急性创伤性滑膜炎转变为慢性者非常重要。

四、其他疗法

1. 关节穿刺。在局部麻醉和严格无菌操作下，于髌骨外缘行关节穿刺。穿刺针达到髌骨后侧，抽净积液和积血，并注入强的松龙12.5毫克加1%普鲁卡因3～5毫升。穿刺点用消毒纱布覆盖，再用弹力绷带加压包扎。若积液反复发生，可重复穿刺数次。

2. 石膏托固定。用长腿石膏托将膝关节固定于伸直位2周制动,以减轻关节积液症状。关节肿胀消退后,及时解除固定,进行功能锻炼,以免肌肉萎缩。

3. 理疗。对慢性滑囊炎有积极的作用。

五、关节腔冲洗治疗

对于反复发作的慢性膝关节滑膜炎患者,可行膝关节腔冲洗治疗。

膝关节创伤性滑膜炎如何预防调护

1. 急性期滑膜损伤,应将膝关节固定于伸直位2周制动,卧床休息,抬高患肢,并禁止负重,以减轻症状。但不能长期固定,以免肌肉萎缩。

2. 膝关节制动期间进行股四头肌伸缩锻炼,防止肌肉萎缩。

3. 可用活血化瘀、消肿散结的中药做局部热敷或透热疗法。

4. 滑膜积液太多,可将其液体吸出,加压包扎。

膝关节骨性关节炎

> 62岁的王大妈平素体态较胖，52岁绝经后，活动量较前也减少了，身体更加发福，6年前出现右膝关节疼痛，不久左膝关节也疼痛起来，双膝关节疼痛逐渐加重，慢慢地发生了变形，两小腿向内歪，成了O形腿，不能正常下蹲，上下楼梯非常困难。到医院摄X线片，发现双膝关节外侧间隙变窄，股骨、胫骨、髌骨的关节边缘都有骨质增生。

什么是膝关节骨性关节炎

王大妈患的是膝关节骨性关节炎，属老年退行性病变。骨的老年退行性病变在全身任何关节都能发生。但由于膝关节经常承受体重和负重的负荷，所以原发性变形性关节症在膝关节最为常见。多见于肥胖老年妇女。发生本病的原因是：①老龄妇女绝经后，由于内分泌紊乱，影响了钙的吸收、代谢，致使骨量减少或增生，骨质疏松，是发生该病的主要原因。②慢性关节软骨的损伤，如久站，劳动及生活中关节剧烈反复机械性磨损，导致关节软骨退变。③肥胖、超重使关节负荷增加，关节软骨单位面积承受压力升高。④部分患者与遗传因素有关。

骨性关节炎是世界上最常见的关节病，随年龄增大，患病率迅速上升。大于65岁人群中50%以上有骨性关节炎的X线片证据，但是有25%会有症状；75岁以上人群中80%会出现症状。在美国50岁以上男性中，骨性关节炎是仅次于缺血性心脏病而导致工作能力丧失的第二位原因,可使劳动力丧失达53%。骨性关节炎是老年人疼痛和致残的主要原因。世界卫生组织(WHO)统计,骨性关节炎在女性患病率中占第四位,在男性患病率中占第八位。在我国,老年人口约在1亿以上,约有8 000万人口会有骨性关节炎的X线表现,约有4 000万人有症状。因此对骨性关节炎的预防和治疗是一项全社会都需要重视的工作。

骨性关节炎的发病有哪些特点

一是老年人发病率高。该病的发病率与年龄密切相关,前面已经谈及。

二是女性患者多,特别是在绝经后。在45～55岁的人群中,男女发病率相当,而到55岁以后则女性患者明显居多,总体上说女性患骨性关节炎的概率是男性的2倍。

三是肥胖。流行病学研究发现,肥胖对膝关节骨性关节炎的发生有一定的影响。除肥胖而引起的机械性因素外,还与肥胖的全身代谢因素有关。膝关节承受的应力及方向取决于肢体的力线、体形、肌肉力量及其相互作用。肥胖女性膝关节骨性关节炎的发病率是正常体重女性的4倍。肥胖对膝关节骨性关节炎发生机制的影响是复杂的,目前尚不完全清楚。此外,肥胖时脂肪的分布与骨性关节炎的发生有相关性,即腰部脂肪多的人易患髋、膝关节骨性关节炎,而髋部、大腿的脂肪却很少引起骨关节炎。

另外,种族因素也会影响骨性关节炎的发病,西方人髋关节骨性关节炎的发生率高,而东方人膝关节骨性关节炎的发生率高。

一些特殊职业人员易患骨性关节炎,如矿工、采棉花者、重体力劳动者、职业运动员或舞蹈演员等,主要是由于关节软骨长期受高强度的应力磨损或受伤引起。

关节损伤也是引起骨性关节炎的一个重要因素,如关节周围的韧带损伤引起关节不稳、半月板损伤或关节内骨折等。我国著名速滑世界冠军叶乔波二十多岁时膝关节就因为反复受伤引起创伤性关节炎,做了手术,取出相当多的软骨碎片和游离体,肌肉力量减弱。

此外基因改变、关节软骨营养障碍、代谢异常、神经性异常及关节的生物力学环境改变等均可引发骨性关节炎。如穿尖跟或宽跟的高跟鞋,走路时增加了膝关节平常所承受的应力,并且改变了膝关节的受力点,也容易引起骨性关节炎。

为什么膝关节容易发生骨性关节炎

骨性关节炎中膝关节的发病率最高。约41％的骨关节炎患者为膝关节骨关节炎。这是因为膝关节为人体负重和活动量最大的关节,结构复杂,膝关节的活动和稳定主要靠关节周围的肌肉、韧带、滑囊等结构,容易发生急性扭伤损伤,加上慢性劳损和风寒湿邪的侵袭,使膝关节发生骨性关节炎的概率大幅度上升。

中医学是如何认识膝关节骨性关节炎的

根据中医基础理论我们可知,本病因年老肾气亏虚、肝血不足、骨节失养,膝关节局部劳损瘀阻,复加风寒湿侵袭,经络不畅,气血痹阻而发病。《素问·六节藏象论》曰:"肾者……其充在骨",即肾精充足,骨髓生化有源,骨骼得到骨髓的滋养而坚固有力。《素问·痿论》指出:"肾者,水脏也,今水不胜火,则骨枯而髓虚,故足不任身,发为骨痿。"说明若肾精虚少,骨髓化源不足,不能营养骨骼,便会出现骨骼脆弱,以致骨折、骨病发生。《灵枢·九针论》谓"肝主筋",《六节藏象论》曰"肝者……其充在筋",《经脉别论》曰"食气入胃,散精于肝,淫气于筋"。由此可见,筋的功能正常有赖于肝藏血、肝主疏泄功能的正常。在病理方面,明·皇甫中《明医指掌》指出:"劳伤乎肝,应于筋极。"《张氏医通》云:"膝者筋之府……膝痛无有不因肝肾虚者,虚则风寒湿气袭之。"如果肝阴肝血亏虚,则筋膜失养,或者疏泄太过,木旺乘土,脾失健运,湿浊之邪阻塞膝关节局部经络,阳气不通,则表现为膝部疼痛或肿胀、手足震颤、肢体麻木及屈伸不利等一系列症状。《素问·阴阳应象大论》曰:"气伤痛,形伤肿。"由于膝关节的扭、闪、挫伤使得膝关节内外组织损伤,脉络受损,血溢于外,阻塞经络,致气滞血瘀,经络受阻。或由于肝脾肾亏虚,气血运行不畅,痰凝经络,膝关节及周围组织失养,从而引起关节软骨的退变,其病理过程可总结为局部寒凝、痰阻、瘀滞,不通则痛。故治疗常以补益肝肾、强筋壮骨、祛风散寒除湿、活血通络止痛为法。

膝关节骨性关节炎常见症状是什么

膝关节骨性关节炎患者最常诉说的症状为膝关节疼痛及僵硬感,明显的特点为疼痛及僵硬感在活动后得到减轻,而刚开始活动时疼痛较为严重,休息后膝关节可有僵硬感,活动欠灵活,改变体位比较困难。还有些患者常诉说夜里膝部疼痛明显,这往往是由于并发关节内炎性病变,造成关节囊挛缩,骨内充血,导致髓腔压力增高。有的患者可伴有膝关节肿胀,活动范围受限,患者常诉膝关节不能伸直,下蹲困难。还可见到大腿肌肉萎缩或关节变形。

1. 疼痛。疼痛是本病的首要症状和就诊依据,其特点是:① 始动痛:"胶滞现象、痛—轻—重"规律(刚开始活动时关节不灵活而且疼痛,稍微活动后反而感到疼痛减轻,活动久了疼痛又加重)。②负重痛。③主动活动痛。④休息痛(夜间痛、静止痛、静息痛)。⑤加重因素:气温、气压、环境、情绪、天气、秋冬季。因此又俗称"老寒腿"、"气象站"。

2. 肿胀。由于软组织变性增生,关节积液导致滑膜肥厚和脂肪垫增大或骨质增生和骨赘等引起。较多见的是两种或三种原因并存。

3. 畸形。畸形是本病发生到后期的并发症,表现为:①正常运动范围受限或过度活动:包括关节屈曲挛缩、纤维强直、骨性强直。②关节轴向排列不齐:膝内、外翻畸形。膝内翻最常见,严重者可伴有小腿内旋。畸形使膝关节负荷不匀,又加重畸形。③关节面失去正常关系,位置改变:包括部分脱位(半脱位)和全脱位。

4. 功能障碍。①运动节律异常(关节活动协调性改变):腿打软、滑落感、跪倒感、错动感,尤其上下台阶或走不平的路时。腿经常打软也会加重关节软骨的损伤。有时会发生弹响或有摩擦音及交锁等症状。②运动能力减弱:绝大多数属于功能受限,很少见关节功能永久性完全丧失者。最常见的是关节僵硬、不稳、关节屈伸活动范围减小等情况。

如何诊断膝关节骨性关节炎

诊断膝关节骨性关节炎要依靠以下几点:①长期病史。②患者的症状,如膝关节疼痛、肿胀、僵硬感及关节变形等。③X线片检查。X线片检查在疾病早期没有明显改变，晚期病变严重时可出现关节间隙变窄，形成骨赘，软骨下骨质硬化，骨内可有囊性改变，此囊性改变为卵圆形或圆形，边缘较清楚，有硬化。④还可以参照膝关节骨性关节炎的国际诊断标准。⑤参照临床和放射线标准。

膝关节骨性关节炎的国际诊断标准：①一个月来，大多数日子膝关节疼痛。②关节活动时弹响。③膝关节晨僵≤30分钟。④年龄≥38岁。⑤膝关节骨肥大伴弹响。⑥骨肥大不伴弹响。（当患者存在第①条，即疼痛，同时伴有②③④条，或伴有②③⑤，或伴有⑥，均可诊断）。

临床和放射线标准：①一个月来，大多数日子膝关节疼痛。②X线关节边缘骨刺。③滑液检查（最少符合：a.澄清，b.黏性，c.白细胞计数<2 000/ml中的两项）。④如不能查滑液，年龄≥60岁。⑤膝关节晨僵≤30分钟。⑥关节活动时弹响。（若存在第①项，即膝关节疼痛，加②即X线表现，或加③⑤⑥，或加④⑤⑥即可诊断）。

骨性关节炎能治疗好吗

经长期的研究，通过5项对患者最少13年的随访研究显示，骨性关节炎患肢的临床症状和X线片改变可以保持不变、进展或自发的改善。39%的患者在10年中有X线片进一步发展的证据。有10%的患者可以暂时自愈，但是还会进展。目前医学没有能力使骨性关节炎的病程逆转，而大部分患者的病情会不断地发展、恶化。因此绝大部分患者均需要进行治疗。而治疗的基本目的是缓解症状、改善功能、延缓进程及矫正畸形、改善患者的生活质量。因此保守治疗无法完全治愈骨性关节炎，但是可以缓解症状，延缓进程。而到了晚期，采用人工关节置换手术才是彻底解决骨性关节炎的根本方法。

得了骨性关节炎是锻炼好还是不锻炼好

对骨关节炎患者的锻炼要一分为二。正确适当的锻炼，可以预防、延缓和减慢骨性关节炎的进程。有益的锻炼包括：游泳、散步、骑脚踏车、仰卧直腿抬高或抗阻力训练及不负重位关节的屈伸活动。

而不正确的过度锻炼可加重骨性关节炎。有害的运动是增加关节扭力或关节面负荷过大的训练,如爬山、爬楼梯或下蹲起立等活动。

膝关节骨性关节炎如何治疗

一、中医药治疗

由于本病属于多发病、常见病,而西药又无较理想治疗方法,所以近年来国内大量结合传统中医中药的优势,治疗膝关节的疼痛(负重痛、始动痛、夜间痛)、腿打软、肿胀、行动困难、失眠与抑郁,方法各异,高度个性化,取得了很大进展。中医中药治疗膝关节骨性关节炎的独特优势越来越受到世界医学界的重视。

(一)中药辨证分型内服

●肝肾不足,筋脉瘀滞型

[主症]关节疼痛,活动不利,动作牵强,舌质红,苔薄或薄白,脉细弦或弱。

[治法]温补肝肾,活血通络。

[方药]增生汤。泽兰6克,莪术6克,木瓜6克,川芎6克,当归9克,穿山甲9克,萆薢6克,甘草3克,鹿衔草9克,续断9克,制草乌3克,制川乌3克,怀牛膝9克,白花蛇1条,红花6克,每日1剂,水煎服。

●寒湿痹阻,痰瘀交阻型

[主症]肿胀积液,活动受限,舌偏红,或舌胖质淡,苔薄或薄腻,脉滑或弦。

[治法]温散寒湿,祛瘀除痹。

[方药]通痹汤加味。当归12克,丹参30克,鸡血藤30克,海风藤30克,透骨草15克,独活12克,钻地风10克,香附12克,制川乌8克,制草乌8克,桂枝6克,萆薢10克,薏苡仁30克,木瓜15克。按病情酌量,水煎服。

(二)外治法

外治法,即膏贴、酒类外搽剂、熏洗、外敷等法。外洗药通过蒸汽熏敷及泡洗,对局部消肿、缓解疼痛效果显著。

针灸也是一种较为可靠的治疗方法,包括体穴、温针灸、银质针针刺疗法、耳穴、梅花针。针刺治疗可选用膝部周围穴位,可通络止痛,强壮筋骨。

二、西药治疗

(一)口服药物

20世纪90年代以来,国际上开始重视对骨性关节炎治疗的研究,并将治疗药物分为改善症状和改变病情的两类药物。对于早期或中期的骨性关节炎患者,与其他方法相比,药物治疗具有简便易行、疗效可靠及易于维持的优点,我国尚未普遍重视,值得加以推广。药物治疗包括以下几种:

1. 抗炎止痛药。国外首选对乙酰氨基酚,该药物止痛效果好,不良反应少,费用低。通常1日总量不超过3克,但长期大剂量使用有引起肝或肾损伤的报告。如果此类药物止痛效果不明显或伴有膝关节积液,宜选用其他药物。

2. 非甾体抗炎药(NSAIDs)。这类药物具有抗炎、止痛和解热作用,是治疗骨性关节炎最常用的药物。但是如阿司匹林、水杨酸、保泰松、吲哚美辛和萘普生等,对关节软骨基质蛋白聚糖合成有抑制作用,不宜选用,至少不应长期使用。

另一些药物如双氯芬酸、美洛昔康、萘丁美酮、依托度酸、舒林酸和阿西美辛等,对软骨基质蛋白聚糖的合成无不良影响,甚至有促进合成作用,适于选用。而且,作为选择性环氧合酶－2(COX－2)抑制剂的美洛昔康、依托度酸和萘丁美酮等都有与特异性COX－2抑制剂相当的胃肠安全性,且对心血管和肾的不良影响少。

美国风湿病学会2000年公布的髋和膝关节骨性关节炎治疗指南中,列入了特异性COX－2制剂塞来昔布和罗非昔布。它们的疗效与对照药萘普生、布洛芬及双氯芬酸相当,但溃疡发生率则明显低于对照药。昔布类药物和对照药一样,也可引起肾毒性。昔布类药物诱发肾损伤的最大危险是那些原有肾病变、心衰、肝功能不全、高血压、服利尿剂或血管紧张素转换酶抑制剂的患者以及老年患者等。

全球3 000多万患者应用NSAIDs。NSAIDs在骨性关节炎的保守治疗中必不可缺,但是有较严重的并发症(胃肠道损伤如穿孔、溃疡或出血等),在美国由长期服用NSAIDs引起的死亡数量与由于艾滋病引起的死亡人数相当。与NSAIDs相关的胃肠损害的危险因素包括:65岁以上、有溃疡史、大量使用多种NSAIDs、伴用皮质激素、持续用药3个月以上、类风湿性关节炎患者、吸烟及嗜酒等。

3. 阿片类。对中度至严重的膝关节骨性关节炎患者，以上药物治疗仍不能解除疼痛时，国外学者主张将阿片类药物作为最后选择。经常选用的这类药物有可待因和曲马多，有一定的效果。但是，该类药物的不良反应如恶心、呕吐、腹泻和多汗，以及有一定的耐受性和潜在的依赖性都值得重视。

4. 氨基葡萄糖。抗炎药只能解除或减轻骨性关节炎的症状，不能改变其病变发展。为此，多年来人们都在探索控制骨性关节炎发展的改变病情的药物。氨基葡萄糖既能抗炎止痛，又有延缓膝关节骨性关节炎发展的作用，被认为是第一个改变骨性关节炎病情的药物或慢作用药，体外试验也证实其对软骨代谢有良好作用，也称其为软骨保护剂。长期使用氨基葡萄糖治疗可阻止膝关节骨性关节炎的发展。

在美国，氨基葡萄糖是营养品，在超市即可购得。在欧洲及其他地区，它是处方药。近几年，它在我国逐渐受到临床医师和患者的重视。如能把握时机，在骨性关节炎早期开始并坚持较长期的治疗，可能会有较好的效果。

5. 双醋瑞因。该药可以抑制金属蛋白酶的活性及稳定溶酶体膜而发挥抗炎及对关节软骨的保护作用，从而改善骨性关节炎的病程。试验证明能明显改善患者症状，且其不良反应仅为短暂腹泻。

(二) 关节腔内注射

可以在关节腔注射的药物主要为两种，一种是激素类药物，另一类是透明质酸制剂。

1. 激素类药物。有些医生目前仍在采用关节腔内注射激素类药物治疗骨性关节炎。虽然它可以暂时减轻疼痛，然而多次关节腔内注射激素类药物可使关节退变，导致"皮质类固醇关节病"。激素还会抑制正常关节软骨的基质合成，且增加感染的可能性。因此只有对有关节渗出并且疼痛剧烈的患者，可以注射一次激素类药物。

2. 透明质酸制剂。关节腔中滑液的高黏性对关节运动可提供几乎无摩擦的表面，因而对正常关节功能十分有利。骨性关节炎时，透明质酸被破坏，滑液黏性降低，润滑作用消失，关节表面的光滑运动丧失，从而导致关节进一步破坏。关节腔内大分子量透明质酸补充治疗有利于缓解关节疼痛，增加活动度，消除滑膜炎症及延缓疾病进展。这类药物主要用于膝关节骨性关节炎，适于对常规治疗疗效不佳，或不能耐受止痛剂或非类固醇类抗炎药治疗者。

透明质酸制剂是从鸡冠中提取并纯化的,故对鸡或鸡蛋过敏者禁用。国产制剂玻璃酸钠注射液每周1次,关节腔注射,连续5周为1个疗程。进口制剂如透明质酸钠,每周1次,连续3次为1个疗程。

在上述的药物中,氨基葡萄糖可作为基本而长期使用的药物。双醋瑞因可在治疗初期与氨基葡萄糖并用或单用。抗炎止痛药可根据患者关节疼痛或肿胀等表现而随时短期应用。透明质酸补充治疗具有良好的改善症状、改进功能和提高生活质量的作用,对于有适应证及有条件的患者应推广应用。

三、非药物治疗

1. 患者教育。普及骨性关节炎知识,心理教育,饮食减肥,休息,自我保健,适当锻炼。

2. 活动或行动支持。利用杖类、助行器(步行器、助行器、习步器)协助活动或行走。

3. 矫形鞋垫或支具。对于足部有畸形者,可配以矫形鞋垫或配穿矫形鞋,残肢应装假肢以保证双下肢等长。

4. 物理治疗。包括电疗、光疗、超声波疗法、磁疗法、水疗法、矿泉疗法、传导热疗法和激光疗法。

5. 牵引疗法。对发生肢体膝部畸形的患者,用下肢牵引带固定于小腿,牵引重量1~2千克,每次30~40分钟,每天2~3次。对预防畸形发展和改善症状有很好作用。

6. 运动锻炼疗法。是指在治疗师的指导下,患者通过医疗体育、医疗体操、治疗性锻炼完成各种各样的肢体动作,来达到治疗、康复的目的。如五禽戏、八段锦、易筋功、练功十八法、太极拳、瑜伽、步行、慢跑、骑自行车和游泳等。应因人而异,选择适合自己的项目进行锻炼。

7. PR疗法(postisometric muscle relaxation)。即等长收缩后肌肉放松的方法。进行膝关节周围肌肉的有力收缩,然后放松,如此反复进行。

8. 生物反馈疗法。髌股疼痛综合征的患者通过体表肌电生物反馈能很快学会控制股四头肌并改善其功能。

四、按摩治疗

1. 自我按摩法。
可选取血海、膝眼、足三里、委中、阴陵泉、阳陵泉等穴进行按摩。

2. 他人按摩法。

（1）采用滚、按、揉、弹拨、拿、推、摇、擦等手法,对患侧膝眼、阳陵泉、足三里、委中、阴陵泉重点施以手法。根据患者的局部疼痛情况来决定手法的轻重,以改善局部血液循环,缓解肌肉痉挛。

（2）采用分理和旋转手法,以解除关节周围的组织粘连变性。

五、小针刀治疗

新的研究证明,膝关节骨性关节炎的发生,与关节周围肌肉、韧带、关节囊的劳损、粘连及外伤等造成关节面受力失衡有关。大量临床治愈病例表明,通过针刀治疗,可松解关节周围的粘连,调整关节受力的平衡,使疼痛症状消失或明显缓解。

［患者姿势］患者仰卧位。

［治疗点］膝关节周围软组织慢性病变处,如脂肪垫、髌下囊、内外侧支持带和髌骨上缘两侧的肌腱、筋膜和韧带等结构。

［针刀方向］与大腿肌、髌韧带等纤维的方向一致。

［层次结构］皮肤、皮下组织、筋膜、肌腱和骨面。

［运针法］经治疗点进针,在病变处纵行和横行针切,松解粘连。

［注意事项］针刀一般不要进入关节腔内,防止钊锋损伤软骨。

［辅助治疗］针毕,有关节积液者,应该抽液,然后冲洗,注射玻璃酸钠;并配合服用解热镇痛口服药或辨证施治服用中药。

膝关节骨性关节炎的康复保健和运动锻炼可以明显减轻复发或阻止疾病的进程。在针刀治疗的1周内应该减少膝关节活动,并配合髌骨按摩,以手掌轻握髌骨整体,采用顺时针或逆时针方向,轻轻揉摩,使髌骨的关节面与其深面的滑膜皱襞和髌骨下端关节面之间圆磨,能够起活血化瘀、祛湿散寒、通利关节的作用。

关节功能逐步恢复以后,要选择适合的方式进行运动锻炼。膝关节功能锻炼,以浮力运动为最优选,浮力运动最主要的项目是游泳。游泳运动使关节在水的阻力中做功,但因水有浮力,关节不承受人体直立状态下的压应力,并且做反复的膝关节屈伸运动,因此对预防粘连和关节功能恢复有利。

六、手术治疗

治疗膝关节骨性关节炎常见的手术有关节镜清理术、胫骨高位截骨术、关节融合术以及人工关节置换术。

(一)关节镜清理术

关节镜清理术的效用在于切除或修整引起关节机械性障碍的软骨碎片、半月板碎片以及骨赘,并通过术中大剂量关节灌洗,清除导致滑膜炎的炎性因子。关节镜清理术通过消除机械性障碍因素及致炎因素而减轻症状。对退变的软骨和半月板进行刨削并不能使其修复,因此手术目的不是希望有新的软骨再生(相反可能会加速退变),而只是为了缓解症状。它不会改变骨性关节炎的病理改变和进程,对已经有的关节软骨损伤或软骨代谢异常造成的软骨功能障碍不会产生任何作用。关节镜清理术对症状发生的相对急性期患者可能取得较好的结果,对慢性进行性变化的患者和已经达晚期的骨性关节炎患者,在关节镜手术后可能会有短期改善。

(二)胫骨高位截骨术

下肢力线是股骨头中心经膝关节到踝关节中心的连线,正常情况下下肢力线通过膝关节中心,身体的负荷均匀地分布在内外侧膝关节面上。膝关节骨性关节炎患者可以发生膝内翻,内侧关节面负荷增加,导致关节软骨的丧失和软骨下骨的硬化。胫骨高位截骨后,纠正了异常的生物力学轴线,从而改变异常的胫骨平台负重面,改变关节负荷,达到降低骨内压,促进新的关节面形成,减轻疼痛和达到缓解疾病的目的。

但是胫骨高位截骨的条件是单间室病变,关节无明显不稳定,屈曲至少90°,无明显屈曲挛缩者。而临床上单纯单间室的病变比较少,尤其是对老年人。况且已经有软骨破坏者,即使改变力线后,也解决不了软骨破坏的问题。所以这种方法也不是根本解决问题的方法。另外对晚期的老年患者采用这种方法后不但解决不了问题,而且还会对以后进行人工关节置换造成困难和增加下次手术的感染机会。

(三)人工关节置换术

从以上的各项治疗可以看出,以上治疗方法均是暂时减轻症状,如以上各种治疗方法无效,可考虑行人工关节置换术。

人工关节是矫形外科领域在20世纪取得的最重要的进展之一,它使过去只能依赖拐杖行走,甚至只能截肢的患者,能够像正常人一样行走,大大改善了生活质量;使一些晚期关节严重破坏的骨性关节炎患者有了希望;部分长期卧床患者,通过手术,重新获得了站立和行走功能,部分或完全恢复了生活自理能力。它作为一种成熟的治疗方法现已在国内外广泛应用。目前,人工关节置换术已成为治疗膝关节严重病变的主要手段之一,被誉为20世纪骨科发展史中重要里程碑之一。

行关节置换术后,疼痛会明显减轻,功能会明显改善。现在,在人工关节置换术后10~15年随访时,有90%左右的人工关节还在使用。因此人工关节的使用寿命已经有了很大的提高。并且在人工关节松动后还可以进行置换。

综上所述,对早期的膝关节骨性关节炎可以采用各种药物治疗,它们可以在一段时间内减轻症状。但是由于目前尚无有效控制骨性关节炎发展的措施,膝关节骨性关节炎会不断地发展、恶化。发展到晚期唯一有效的治疗方法是人工关节置换术。目前人工关节置换术是一种非常成熟的手术,它可使骨性关节炎晚期患者解除痛苦,改善功能,提高晚年生活质量。

膝关节骨性关节炎如何预防调护

对膝关节骨性关节炎的治疗要着眼于早诊断、早治疗及长疗程。即应在患者出现症状,而关节软骨尚未发生明显病变,关节间隙尚未变窄及骨赘尚未达到显而易见的程度时,即开始预防和综合性治疗,并长期随访。

虽然目前尚不能完全预防膝关节骨性关节炎的发生,但是通过一些措施,可以减少或延缓其发生。这些措施包括:①宜进食清淡饮食,减轻体重,避免肥胖。②避免步行时关节过度负重磨损。由于关节面粗糙不平,常容易在运动时使局部受到挤压而加重关节内积液与关节囊增厚,不利于关节的修复。③下床活动时需用"护膝"保护,勿使关节过度活动,同时应避免受风寒湿邪的侵袭。④尽量不穿高跟鞋,保护关节不要受到损伤,如避免关节受到反复的冲击力或扭力,尽量减少做频繁登高运动。⑤如果有半月板损伤应及时通过关节镜进行修补或缝合,如果有关节韧带损伤要及时治疗,关节内骨折要手术解剖复位。如果关节周围有畸形要及时手术矫形。⑥另外注意服用维生素A、维生素C、维生素E及补足维生素D等,对骨性关节炎也有一定的预防作用。同时,局部可给予活血散寒的药物外敷或用中药熏洗,以促进血液循环,减轻局部疼痛,促进病变组织的恢复。

胫骨结节骨骺炎

> 13岁的初中二年级学生小强从小喜好运动,尤其着迷足球,一入中学,又被选入了校足球队,每天下午放学后及节假日,都要上场踢几下,下学期要和其他学校打比赛,练得更加起劲了。可是最近一个多月来活动量一大,他左小腿上端前方就出现疼痛,而且莫名其妙地高出好多,触之发硬,他的父母亲为此感到不安,怕是骨头上长了肿瘤。这到底是怎么回事呢?

什么是胫骨结节骨骺炎

小强同学得的病叫做胫骨结节骨骺炎,又称胫骨结节骨软骨病(炎)、胫骨结节无菌性坏死、胫骨粗隆骨软骨病等,多见于运动量较大的男性青少年,可单侧或双侧发病。本病中医认为与膝部劳损,瘀血阻滞及寒湿侵袭,痹阻经脉有关,属骨关节"痹证"的范畴。

胫骨由四个骨化中心发育而成,一个在骨干,一个在下端,两个在胫骨上端。胫骨骨突的骨化中心约在11岁出现,17岁时近端两骨化中心联合,成为胫骨结节(图28),有髌韧带附着,属于伸膝装置的一部分。由于经常剧烈地运动如跳跃奔跑、踢足球等,使胫骨结节受到髌韧带的过度牵拉,反复的牵位损伤会引起结节处部分撕脱,阻断或减少了

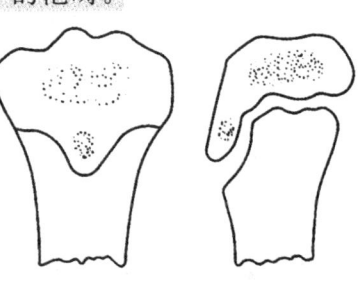

①正面观　②侧面观

图28　胫骨结节骨骺示意图

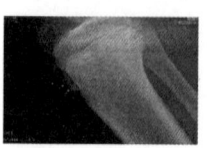来自髌韧带的血液供应,导致骨突部的骨骺缺血、坏死。后期由于成骨细胞的活动增加,在局部产生骨质增生,胫骨结节明显肥大,临床上拍X线片可见不同的改变(图29)。

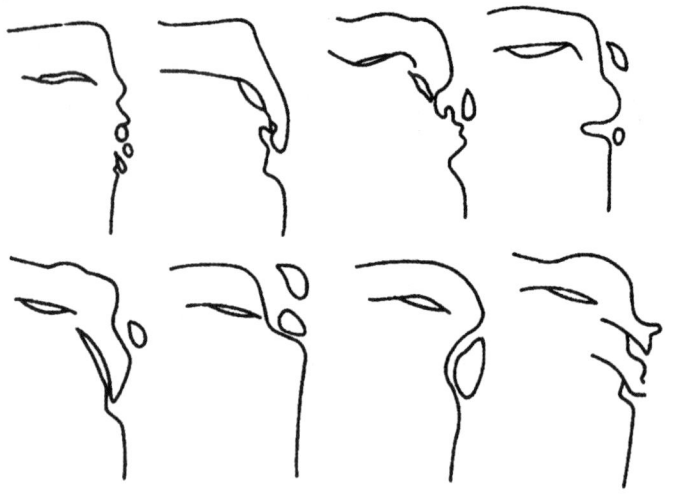

图29　胫骨结节骨骺炎的不同变化类型

近年来也有人认为,本病系外伤引起的髌腱软组织损伤所致,软组织损伤引起肌腱炎或腱鞘炎,以后在发炎的腱上发生异位骨化使得结节部变粗大、隆起。也有学者认为本病是由于骨骺生长过速引起。

胫骨结节骨骺炎的诊断要点是什么

1. 患者多为14～16岁的青少年,多有剧烈运动史。
2. 胫骨结节部疼痛、肿胀。运动时或上下台阶时疼痛加剧,休息后疼痛减轻。
3. 病史较长者,胫骨结节明显肥大突起,局部压痛。
4. 伸膝抗阻时,局部出现疼痛。
5. X线检查。早期在髌韧带附着处可有软组织肿胀阴影。晚期在侧位片上可见胫骨结节骨骺致密,轻度分离或有碎裂现象。

胫骨结节骨骺炎与撕脱骨折、骨骺分离怎样相鉴别

胫骨结节撕脱骨折和骨骺分离,患者有较严重的外伤史,胫骨结节

处疼痛较重,肿胀明显,皮下青紫,压痛剧烈,膝关节活动受限。X线侧位片可见胫骨结节撕脱骨折或骨骺分离。

胫骨结节骨骺炎如何治疗

本病可自愈,大多数病例只要减少活动,避免剧烈活动,即可逐渐缓解或消除症状。如结合药物治疗会取得更好的效果。

一、中药内服治疗

● 瘀血阻滞型

[主症]膝下方疼痛、肿胀,活动过多则加剧,休息后减轻,病久者可见膝下方隆起肿大。

[治法]活血祛瘀,舒筋止痛。

[方药]活血舒筋汤。当归12克,柴胡10克,赤芍10克,黄芩6克,桃仁5克,红花3克,枳壳10克,槟榔10克,陈皮5克,大黄(后下)6克,厚朴6克,甘草3克。

● 寒湿痹阻型

[主症]膝下方冷痛、肿胀,遇寒症状加重,得热则减。

[治法]散寒除湿,通络止痛。

[方药]乌头汤合化瘀通痹汤。麻黄9克,芍药9克,黄芪9克,制川乌9克,当归12克,丹参20克,香附9克,制乳香9克,制没药9克,炙甘草9克。

二、外用药物治疗

1. 瘀血阻滞型。可用舒筋活血洗方或化瘀通络洗剂水煎外洗。药用当归尾20克、桑枝30克、续断15克、桃仁15克、红花15克、川芎15克、骨碎补20克、桑寄生12克、威灵仙12克、苏木30克、伸筋草30克,水煎熏洗患处,每日熏洗2次。

2. 寒湿痹阻型。可用温经通络膏局部外敷,或用风湿洗剂水煎外洗。药用柚叶9克、橘叶9克、侧柏叶15克、桑寄生9克、骨碎补9克、松针9克、风不动9克、桑枝9克、桂枝9克、土牛膝9克、白茄根9克、穿山龙9克、忍冬藤9克。水煎熏洗患处,每剂加黄酒60克,每日熏洗2次。

3. 中药外敷三色消肿膏。药用当归、木瓜、丹参、五加皮、红花、黄芪、赤芍、姜黄、牛膝、鸡血藤、秦艽、乳香、没药、川芎、五灵脂、防风、血竭

(1/3量)、千年健。以上药物各等份,共为细末,加入饴糖、羊毛脂等调成糊状,备用。临用时将上药均匀摊于桑皮纸上,贴于患处,用绷带包扎,每3～4日更换1次。嘱患者适当休息,避免剧烈体育活动。部分症状较重者,可配合局部封闭。

三、手法治疗

在胫骨结节处施以揉捻法、捋顺法、散法等以舒筋止痛。

四、物理疗法

可行温水浴、热水浴、日光浴、紫外线照射或超短波理疗等。

五、封闭疗法

用强的松龙0.25毫升加2%普鲁卡因2毫升局部封闭,每周1次。一般治疗3～4次。

六、尖刀划割法治疗

患者仰卧位,胫骨结节皮肤区常规消毒铺巾,局麻后术者用尖刀在胫骨结节正中央做纵切口约1.5厘米,然后在切口正中及两侧进行纵行划割至软骨,一般划割3～5下,术后缝合一针,盖无菌敷料。多数患者经一次治疗后1～2周而痊愈。

七、活动与制动

治疗期间应适当休息,避免剧烈活动,膝部可用弹性绷带或护膝限制活动。症状缓解后,逐渐练习膝关节屈伸活动。

踝关节扭伤

> 23岁的小艾姑娘青春靓丽,有爱穿高跟鞋的习惯,一次和朋友逛街,适逢道路整修,路面不平,一不小心右脚踩到一个坑内,足心向内扭,当即外踝疼痛难忍,肿胀,不能行走。次日肿胀更加严重,外踝下方及足背有大片青紫淤斑,到医院进行X线检查未发现骨折及脱位。

踝关节为什么会引起扭伤

小艾姑娘患的是右外踝关节扭伤。本病是人们最易发生的关节软组织损伤。踝关节由胫、腓骨下端和距骨组成。胫骨下端内侧向下的骨突称为内踝,其后缘向下突出者称为后踝,腓骨下端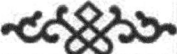构成外踝。外踝比较窄而长,位于内踝后约1厘米、下约0.5厘米。内、外、后三踝构成踝穴,而距骨居于其中。距骨分体、颈、头三部,其体前宽后窄,上面为鞍状关节面。当做背伸运动时距骨体之宽部进入踝穴,韧带紧张,关节面之间紧密,关节稳定,不易扭伤。而踝关节处于跖屈位(如下楼梯或下坡)时,下韧带松弛,关节不稳定,容易发生扭伤。平时踝关节扭伤多因道路不平加之行走不慎,或从高处跳下时足着地姿势不对,以及穿高跟鞋走路不小心等引起。其特点是:有明显的足部扭伤史,踝关节内侧或外侧疼痛、肿胀、淤血,着地行走困难甚至不能行走,受伤侧有明显压痛。外踝扭伤时,将足心向内翻则外踝疼痛加剧;内踝扭伤时,将足心向外翻则内踝疼痛加剧。若内翻或外翻时均是同一侧疼痛加剧,那么该侧就有骨折的可能。临床一般以外踝扭伤多见。

为什么外踝容易引起扭伤

韧带有内侧副韧带、外侧副韧带和下胫腓韧带。内侧副韧带又称三角韧带，起于内踝，自下呈扇形止于足舟骨、距骨前内侧和跟骨的载距突，内侧副韧带相对坚强，不易损伤；外侧副韧带起自外踝，包括止于距骨前外侧的距腓韧带，止于跟骨外侧的为跟腓韧带，止于距骨后外侧的为距腓后韧带，外侧韧带相对薄弱，故容易损伤；下胫腓韧带又称胫腓联合韧带，是连接胫骨和腓骨下端之间的骨间韧带，非常坚强。因为内、外踝的长度不一样，外踝比内踝向下长，当踩在不平的路面或下楼梯踩空时，足部容易向内翻，外侧副韧带受力牵拉，加之附着于踝关节内侧的韧带较附着于踝关节外侧的韧带坚强，故阻止外翻的力量大，阻止内翻的力量小，而容易造成外踝关节扭伤。

为什么有的人踝关节扭伤后长期不愈

踝关节扭伤如果能正确治疗，一般5～7天即可康复，但临床上经常见到一些人踝关节扭伤后，几周甚至数月缠绵不愈。这是什么原因呢？

引起踝关节扭伤后长期不愈的原因，通过我们数十年的观察，主要有以下两个方面：

一是患者方面的原因。踝关节扭伤后，患者没有自我防范意识，认为这是小伤小病而不予重视，不到医院看医生，自己找个偏方治疗或用酒擦洗，也有人到药店买回外伤药剂外涂，这对扭伤较轻者可以收到较好疗效，但对于扭伤较为严重者却效果不太理想。因为重度踝关节扭伤往往踝周围的韧带会发生不同程度的损伤甚或部分撕裂，引起踝关节的不稳，踝关节的不稳应予以有效的固定，使损伤的韧带和组织得以很好修复，防止发生习惯性扭伤。周围关节囊和其他软组织也会发生损伤，产生出血，如不采取正确治疗，淤肿可长期不消，迁延数周甚至数月。

更有些患者根本不把踝关节扭伤当做一回事，不但不予治疗，也不休息，照常拖着病足一跛一拐去工作或做家务。等长期不愈才去看医生，但已失去最佳治疗时机，即使治疗也恢复缓慢，看多次医生总难以好转。

二是医生方面的原因。有的医生年资较浅,或非专职骨伤科医生,对踝关节扭伤没有很清晰的认识或经验不足,接诊患者后先拍X线片,一看没有骨折,开些疗伤药物就算了事。没有详细进行检查,进行必要的固定,并告知患者应该注意的事项,以致治疗不规范或患者下床活动过早,使急性损伤逐渐转化为难治的慢性损伤。

正确的治疗应该是抬高患肢休息,外敷消肿祛瘀药膏,内服活血祛瘀中药,对损伤较重者要给以固定制动。特别强调的是损伤早期的休息是非常重要的。

踝关节扭伤如何治疗

一、药物治疗

1. 内服药。早期治宜活血化瘀、消肿止痛。当归12克,红花12克,泽泻12克,大黄5克,川芎12克,赤芍12克,甘草6克。每日1剂,水煎服。中后期治宜舒筋活络,服用伸筋胶囊、筋骨痛消丸。

2. 外用药。早期可外用大黄30克、白芷20克、栀子20克、乳香10克、没药10克。上药共为细末,蜂蜜调敷患处,2天换药1次。或用伤痛膏,每日1贴。中后期用中药外洗药熏洗,每3日1剂。

二、局部封闭疗法

中后期仍有疼痛者可采用确炎舒松20毫克加2%利多卡因2毫升、生理盐水2毫升做痛点封闭。每周1次,2~3周为1个疗程。

三、按摩治疗

首先应排除骨折的可能后方能进行手法治疗,且受伤后不宜立即进行按摩,一般主张至少2小时后才可进行局部的按摩。

1. 自我按摩法。

(1)按压足三里穴。在1分钟内,用食指和中指,按顺时针方向按压患侧的足三里穴36圈,再按逆时针方向按压36圈。

(2)按压解溪穴。在1分钟内,用食指和中指,按顺时针方向按压患侧的解溪穴36圈,再按逆时针方向按压36圈。

(3)按压太冲穴。在1分钟内,用食指和中指,按顺时针方向按压患侧的太冲穴36圈,再按逆时针方向按压36圈。

(4)按压阿是穴。在1分钟内,用食指和中指,按顺时针方向按压阿是穴36圈,再按逆时针方向按压36圈。

2. 他人按摩法。

(1)仰卧,用拇指按揉患侧的足三里、解溪、太冲穴,力量由轻到重,按揉出强烈的酸胀痛感,并各自保持半分钟。

(2)俯卧,用拿跟腱法从上往下反复操作5遍,拿捏时要有力,移动则宜缓慢。

(3)仰卧,患肢伸直,术者一手扳住其足背,另一手握住足后跟,然后持续用力做拔伸牵引2分钟。

(4)仰卧,患肢伸直,术者一手托住足后跟,另一手握住足尖,然后做顺时针、逆时针的环旋摇动各25~30次,再使整个足掌做内翻、外翻、背屈、掌屈、左右摆动各15~20次。注意做以上被动运动时,速度宜稍慢。

(5)俯卧,在患侧小腿后侧用拿法轻快地由膝至足跟反复操作5~10遍结束。

(6)恢复期或陈旧性踝关节扭伤者,手法宜重,特别是血肿机化,产生粘连,踝关节功能受限的患者,则可施以牵引摇摆、摇晃屈伸等法,以解除粘连,恢复其功能。

四、踝关节扭伤的应急处理

扭伤后立即用毛巾浸湿冷水敷在痛处,或直接用冷水冲洗、浸泡3分钟。另外还须排除骨折可能,若受伤踝关节内翻或外翻时均是同侧疼痛加剧,则再让患者仰卧,患肢伸直,让人一手托住其足后跟,另一手则握拳沿小腿纵向轻轻叩击足跟底部,若疼痛剧烈就可考虑是骨折,应立即送医院诊治。

五、小针刀加拔罐治疗

在肿胀最明显处以小针刀直刺3~5刀,出针后以火罐拔出瘀血,有极好的消瘀祛肿作用。

六、三氧治疗

对陈旧性踝关节扭伤疼痛,用三氧行痛点治疗,可消除无菌性炎症。

> **踝关节扭伤如何固定**

损伤24小时内应限制活动,伤后立即冰块冷敷,加压包扎固定。踝内翻扭伤则采用踝外翻包扎,外旋扭伤则中立位包扎(图30)。如韧带完全断裂则用胶布或者石膏托固定6周。早期注意抬高患足以利于消肿。

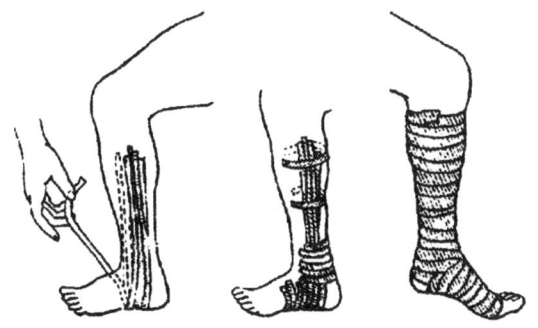

图30　踝关节扭伤的固定包扎

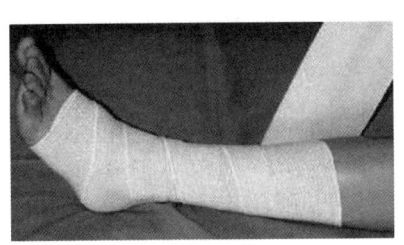 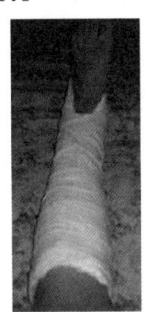

踝关节扭伤如何调护和锻炼

1. 受伤2小时内不宜在受伤局部施行手法,且不能进行热敷。应即时休息。尽量避免着地行走,患者自己可适当轻缓地活动踝关节。

2. 手法治疗后最好敷以活血化瘀药物,或者用白酒喷洒患处后稍做揉动。

3. 初次扭伤后一定要治愈后再活动,以防转为慢性,或踝周围韧带松弛造成日后反复扭伤。

4. 注意预防,行走及运动时尽量小心,不穿细高鞋跟的鞋。

跟痛症

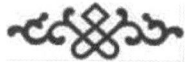

> 56岁的王女士3个月前早晨起床后行走时感到左脚跟疼痛,且越来越重,之后发展到了跛行的程度,但是每当下地走一阵以后,疼痛就逐渐减轻。有人说她是肾亏,有人说是足跟痛,有人说是风湿病,这到底是怎么回事?

跟痛症是怎么发生的

王女士患的病叫跟痛症,广义的跟痛症是足跟部周围疼痛疾病的总称,包括了足跟部的多种伤病。中医认为本病的发生与长期慢性劳损,瘀血凝滞,风寒湿侵袭,经络闭阻;肾气虚损,骨失所养等方面密切相关。

俗话说的足跟痛是狭义的跟痛症,其特点是清晨下地的第一步,足跟部特别疼痛。有的活动几分钟后,疼痛反而消失。当坐下来休息一段时间,再次站立时又会出现疼痛。这种情况有时可以自然消失,不治自愈,但是,有的可以持续数月至数年不等。这毛病虽然不大,但严重困扰着人们的生活,给人们的活动、行走带来严重不便。此症多发于40岁以上的中老年女性,男性也时有发生。其原因目前一些学者认为与女性的生育有关,因有过生育史的女性更加容易发生,这可能与女性生育后引起机体的代谢、激素水平的改变有关。从西医理论来讲,其形成原因非常明确,多由慢性损伤引起,常伴有跟骨结节部的前缘骨刺,由于体虚肥胖和老年退行性变,加之足跟部过度负重、摩擦导致局部创伤性炎症而出现疼痛,尤其那些喜欢穿软的、薄底布鞋的女性更容易发生足跟痛,这也说明了这个问题。检查时可见跟骨内侧面有局限压痛。

中医对跟痛症病因有何认识

中医认为,导致跟痛症的原因与外伤劳损、感受风寒及肾气亏虚有关。

1. 劳损瘀血型。患者因外伤或跑跳活动过多,站立过久,步行过多而致慢性劳损,伤及筋脉,气滞血瘀,瘀血凝滞于筋脉,故见足跟部疼痛。

2. 风寒侵袭型。患者常因起居不慎,感受风寒湿邪,或劳损之后,复感风寒,致风寒湿侵袭,闭阻经络,阻滞气血,而见足跟部疼痛。

3. 肾气虚损型。患者年老体弱或久病卧床,或产后妇女,肾脏精气亏损,骨失所养,骨痿筋弛,而病跟痛。

现代医学是如何认识跟痛症的

足跟部是人体负重的主要部分,从解剖上看,足跟下部皮肤是人体中最厚的皮肤,皮下脂肪致密而发达,又称脂肪垫。在脂肪垫与跟骨之间有滑膜囊存在,足底腱膜及趾短屈肌附着在跟骨结节内前方,而跟腱呈扇状附着在跟骨结节的后上方,在跟腱附着处有多个滑膜囊存在。此外,足的纵弓是由跟、距、舟骨及第一楔骨和第一跖骨组成,而维持纵弓的足底腱膜,起自跟骨结节,向前伸展,沿跖骨底面附着于5个足趾的脂肪垫上,再止于跖骨骨膜上。它们的关系有如弓与弦,在正常步态中要承受跖趾关节背屈、趾短屈肌收缩、体重下压之力,且均将集中于跟骨结节上。机体素质的下降、长期慢性的劳损,以及持久的站立、行走的刺激,均可引发跟骨周围的疼痛疾病。

跟痛症都包括哪些疾病

一、跟腱滑囊炎

也称跟后滑囊炎,40～60岁者多发。在跟腱止点的前、后部和前下部,各有微小的滑囊,以减小跟腱活动时的摩擦。外伤、慢性劳损、感染或骨刺的刺激均可引起跟腱滑囊炎。从病理上可分为外伤性、感染性和慢性劳损性三种。

外伤性滑囊炎主要是外伤的长期刺激，如长途跋涉、奔跑、跳跃，使跟腱周围受到反复的牵拉、摩擦，而引起滑囊炎。感染性滑囊炎主要由急、慢性炎症所引起。慢性劳损性则是由于跟腱、滑囊的退行性改变，或穿鞋过窄，反复摩擦，导致滑囊的慢性无菌性炎症，囊壁增厚，囊腔积液而成。

跟腱滑囊炎有以下诊断要点：

1. 患者有活动过多病史。

2. 跟腱附着处疼痛，肿胀，压痛，走路时因鞋的摩擦而疼痛加重。

3. 跟骨后上方有软骨样隆起，表面皮肤增厚，皮色略红，肿胀，触之有囊性感，有时可触及捻发音。

4. X线检查多无异常发现，部分患者踝关节侧位片上可见跟后方的透亮三角区模糊或消失。病久者可有局部脱钙，骨质疏松表现。

二、跟腱止点撕裂伤

跟腱是由小腿三头肌腱合并而成，起始于小腿中下1/3部，呈扇状牢固地止于跟骨结节的后上方，长约15厘米，主要功能是使足跖屈，并是人体行走、跑跳的主要肌力传导结构，腱的外周有一鞘膜包裹，增加了跟腱的滑动灵活性。

本病的发生，大多是由于长时间步行，反复弹跳、奔跑训练，使小腿三头肌反复收缩，而造成跟腱附着处过度疲劳而发生撕裂伤，致使局部产生充血、水肿、变性、组织增生等病理改变，导致跟痛的发生。

跟腱止点撕裂伤有以下诊断要点：

1. 患者有反复弹跳、奔跑等劳损史。

2. 跟腱附着处疼痛，肿胀，压痛。

3. 足尖着地无力，足跖屈抗阻力减弱。

4. X线检查常无异常表现。

三、痹证性跟痛症

本病是一种原因不明确的跟痛疾病，好发于青少年。由于其发病无明显外伤史、劳损史及其他器质性原因，而部分患者有关节痛或发热病史，且其症候特点与中医之痹证相似，故称之为痹证性跟痛症。

痹证性跟痛症有以下诊断要点：

1. 患者无外伤及劳损病史。部分患者有关节痛或发热病史。
2. 足跟部疼痛,肿胀,皮肤色红,肤温稍高。
3. 跟骨部压痛,活动时有跛行,跟部着力时疼痛增加。
4. X线检查早期无异常发现,后期可有跟部骨质增生。
5. 实验室检查。发热时,血沉可增快,类风湿因子阳性。

四、足底腱膜炎

足底跖腱膜是起自跟骨结节,向前呈扇形分布,沿足底面向前伸展而附着于5个足趾的脂肪垫上,止于跖骨头及近节趾骨基底的腱性组织。它有维持正常足弓、缓冲震荡、加强弹跳力的作用。

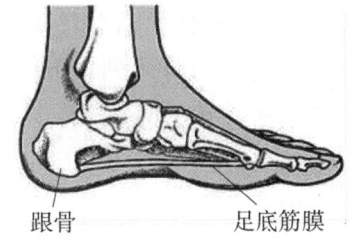

图31 足底跖腱膜炎

本病的发生多由于长期站立工作或长时间的行走、过度负重,长期从事奔跑、跳跃等运动,或属扁平足,以致足底腱膜长期处于紧张状态,都会引起跖腱膜的劳损,在跟骨附着处产生无菌性炎症和钙化性改变而出现疼痛症状,其部位常常集中于跟骨结节跖腱膜起点处(图31)。

足底腱膜炎有以下诊断要点:

1. 患者有长时间站立,或活动过多等劳损病史,或有扁平足畸形。
2. 站立或行走时,足跟下面疼痛,疼痛可沿跟骨内侧向前扩展至足底。
3. 早晨起床后,或休息后开始行走时疼痛较明显,活动后反而减轻。
4. 压痛点在跟骨负重点稍前方的足底腱膜处。
5. X线检查在足底腱膜跟骨的附着处可有钙化现象,其形状类似跟骨棘,但显得平而小,不如跟骨棘突向皮下。

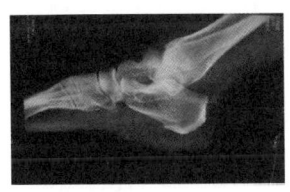 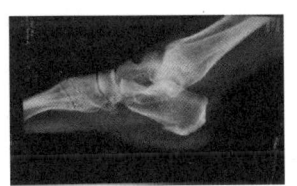

五、跟下滑囊炎

跟下滑囊位于跟下脂肪垫与跟骨之间。患者常因长期站立在硬地面上工作,或跟部受过挫伤,会使滑囊产生充血、水肿、渗出等无菌性炎症改变而引起跟痛。

跟下滑囊炎有以下诊断要点：

1. 患者可有长时间站立位工作史或足跟底部挫伤史。
2. 站立或行走时跟骨下方疼痛。
3. 检查可见跟骨结节下方有肿胀,局部压痛,按之有囊性感。
4. X线检查无异常表现。

六、跟骨下脂肪垫炎

足底为身体的主要负重部位,故其脂肪垫结构致密,为皮肤与深筋膜紧密相连介导,起着支持、缓冲运动、挤压、弹跳等引起的震荡作用,同时足底皮肤致密坚厚,其真皮的血供主要靠脂肪垫的血供营养、支持作用。

跟骨下脂肪垫位于跟骨与跟部皮肤之间,脂肪致密而发达,因跟部皮肤较厚,所以一般跟骨下脂肪垫较少损伤。

本病的发生,多由于走路不小心,足跟部位被高低不平的路面或小石子硌伤,以致跟骨下脂肪垫损伤,产生充血、水肿、增生、肥厚性改变而引起跟痛。

跟骨下脂肪垫炎有以下诊断要点：

1. 患者有足跟部外伤史。
2. 站立或行走时足跟下方疼痛,按压时似有肿胀性硬块感,并有压痛。
3. X线检查无异常表现。

七、肾虚性跟痛症

由于久病卧床,或年老体虚,或产后虚弱,活动减少,足跟部因不经常负重而发生退行性改变,皮肤变薄,跟下脂肪垫部分萎缩,骨骼发生脱钙变化,骨质疏松而患跟痛。

肾虚性跟痛症有以下诊断要点：

1. 患者有久病卧床史,或年老体弱,或妇女产后体虚。
2. 站立或行走时双侧足跟部酸痛,行走时间越长,酸痛越明显。
3. 伴体质虚弱,两腿酸软无力。
4. X线检查可见跟骨骨质疏松,骨皮质变薄。

八、跟骨骨骺炎

跟骨骨骺炎又称跟骨粗隆骨骺无菌性坏死,或称跟骨骨突炎。因跟骨后方的二级骨化中心在5~7岁时出现,13~14岁后逐渐闭合,故本病好发于8~13岁儿童,男孩多见。

跟骨骨骺部既是跟腱、足底腱膜和足内在肌的附着处,又是负重点,同时承受着双向牵拉力和体重的直线压力,足弓过高和爱好运动的儿童易患本病而致跟痛。病理改变为跟骨骨骺骨化异常,骨突有缺血性坏死,骨化中心的大小、形态不规则,密度增高,有时可见碎裂现象。

跟骨骨骺炎有以下诊断要点:

1. 患者为8~13岁儿童。
2. 长时间站立或行走后跟骨后下方疼痛及压痛,有轻度肿胀,休息后好转。
3. 有时晨起疼痛,行走后好转,而行走过多时疼痛反而加剧。
4. 足背伸时疼痛加重,并可沿跟腱区扩散。
5. X线检查。跟骨骨骺小而扁平,外形不规则,骨化不全或有硬化、碎裂现象。

跟骨骨刺与足跟痛有关系吗

回答是肯定的。跟骨骨刺多见于老年患者,当患者有足跟痛时,经过拍摄X线片,可以发现跟骨结节处有大小不一的骨刺形成。但是,临床上发现有以下的情况:有的人经拍片发现跟骨骨刺,却没有足跟痛发生;即使有跟骨骨刺的足跟痛的患者,骨刺大的,疼痛程度不一定很严重,而有些骨刺较小的,反而疼痛程度很严重。这就是说骨刺不是导致疼痛的直接原因,只是隆起的骨刺更容易使局部组织受到摩擦、劳损,产生无菌性炎症,使局部有炎性渗出,出现疼痛症状,其足跟疼痛的程度与局部炎症反应的轻重有关,而与骨刺大小无直接关系,所以说跟骨骨刺是足跟痛的诱因。

跟痛症怎样治疗

一、内服中药治疗

● 劳损瘀血型

[主症]足跟部疼痛,站立或步行过久疼痛较重,休息后减轻或缓解。症状严重者局部出现肿胀,可触及捻发音(感)。足跟局部常可触及压痛。跟腱滑囊炎、跟腱止点撕裂伤、足底腱膜炎、跟下滑囊炎、跟骨下脂肪垫炎等多属此型。

[治法]活血舒筋,通络止痛。

[方药]活血舒筋汤。药用当归尾10克,赤芍10克,片姜黄12克,伸筋草15克,松节10克,海桐皮10克,落得打10克,路路通10克,羌活10克,防风12克,续断12克,甘草6克。

● 风寒侵袭型

[主症]足跟部疼痛、肿胀、压痛,症状受寒加重,得热则减。痹证性跟痛症多属此型。

[治法]祛风散寒,温经通络。

[方药]乌头汤合麻桂温经汤。药用制川乌8克,制草乌8克,秦艽12克,麻黄8克,桂枝8克,红花8克,白芷8克,细辛3克,桃仁8克,赤芍8克,甘草6克。

● 肾气虚损型

[主症]双侧足跟部酸痛,步行时间过长后症状加重,足跟部无显压痛点,伴有腰部酸痛、腿膝无力、畏寒肢冷等症状。肾虚性跟痛症、跟骨骨骺炎者多属此型。

[治法]补益肝肾,壮筋养血。

[方药]补肾壮筋汤加减。药用熟地15克,生麻黄3克,当归12克,牛膝10克,山萸肉12克,茯苓12克,续断12克,杜仲10克,白芍10克,丹参30克,红花10克,鸡血藤30克,甘草10克。

二、外用药物治疗

劳损瘀血型可用骨科外洗一方(宽筋藤30克、钩藤30克、忍冬藤30克、王不留行30克、刘寄奴15克、防风15克、大黄15克、荆芥10克),水煎热敷熏洗患足。

风寒侵袭型可用温经通络膏局部外敷,或用骨科外洗二方(桂枝15克、威灵仙15克、防风15克、五加皮15克、细辛10克、荆芥10克、没药10克)水煎热敷熏洗。

三、手法治疗

跟腱滑囊炎者,可让患者俯卧,患膝屈曲90°,足底向上。医者可一手拿住患足做背屈固定,使跟腱紧张,用另一手的小鱼际部,对准滑囊部用力劈之,以达促进局部血液循环,消肿止痛的目的,或击破滑囊,使液体消散吸收。跟腱止点撕裂伤、足跟腱膜炎、跟下滑囊炎、跟骨下脂肪垫炎者,医者可用拇指在足跟部痛点处及周围做揉捻,以促进局部气血流通,活血止痛。

四、外固定治疗

活动过多、慢性劳损,是造成跟痛症的主要原因。所以跟痛症在确诊后,应要求患者休息,减少活动,在症状消失后再开始活动锻炼。跟骨骨骺炎症状较重者,可用石膏托固定2~4周,去石膏后再配合其他治疗。

五、封闭疗法

跟痛症的特点是跟部疼痛、压痛较为局限,封闭常会取得良好效果。可用强的松龙12.5毫克加1%普鲁卡因2~4毫升,做痛点注射,每周1~2次。

六、物理疗法

在采用上述治疗方法的同时,还可选用红外线照射、短波热透、氦氖激光、磁疗、超短波电疗法等物理疗法配合治疗。

七、小针刀治疗

[患者姿势]患者俯卧位,踝关节前垫一小软枕。

[治疗点]足底跟部压痛最明显处。跟骨刺与X线提示位置一致,在跟骨跖面跟结节前方,跖腱膜炎压痛常在跟结节前方跖腱膜附着处和跖腱膜。跟下的皮下滑囊炎病灶常位于跟下的外侧缘或后缘。另外,跟骨垫炎也是引起跟痛症的原因之一,压痛的部位常位于跟骨跖面结节的内侧,常有2~3个压痛点。

[针刀方向]先与足底长轴一致,跟骨刺铲切时可旋转针体90°。

[层次结构]皮肤、皮下组织,足底深筋膜或足底腱膜,骨面。

[运针法]至骨面,稍提针,做针切,再行骨缘铲剥等。

[辅助治疗]中药熏洗:当归尾、赤芍、红茜草、透骨草各9克,加水3 000毫升,大沙锅煎,水沸后,续煎2小时,用时先喝一大碗,余液浸泡患处。

八、三氧治疗

根据痛点不同位置于痛点注射不同量的三氧。

九、手术治疗

对滑囊炎引起的跟痛症,经保守治疗无效,症状较重,影响行走,可做滑膜囊切除术。

足跟痛如何预防与调护

1. 平时穿鞋应宽松,以减少足跟部的挤压、摩擦。尽量避免穿软的、薄底的布鞋。

2. 在足跟部应用厚的软垫保护,也可以应用中空的跟痛垫来空置骨刺部位,以减轻局部摩擦、损伤。跟痛位于跟骨下方者,可在鞋内垫海绵垫,以减轻挤压。

3. 经常做脚底蹬踏动作,增强跖腱膜的张力,加强其抗劳损的能力,减轻局部炎症。

4. 长时间跑跳、站立、步行后,睡前用热水泡足,以增加局部血液循环。温水泡脚,可以减轻局部炎症,缓解疼痛。有条件时辅以理疗。

5. 急性期应注意休息,减少活动。给以中药药浴。中药药浴方:鸡血藤30克,丹参30克,木瓜15克,牛膝15克,川乌12克,草乌12克,川芎12克。上药煎沸后,续煎25分钟,置浴盆内浴脚。浴后擦干皮肤,勿吹风着凉。

骨质疏松症

> 72岁的陈女士平素身体欠佳,又不爱运动,近几年整个脊背总感觉酸困疼痛,并有些驼背。昨天上市场买菜,回来路上不慎滑倒,当即脊背疼痛难忍,中间骨头向后高突,被人救起后到医院拍X线片,诊断为第一腰椎压缩性骨折,脊椎骨骨质疏松。

什么是骨质疏松症

陈女士因为平时患有骨质疏松症,所以身体虚弱,平地滑倒就发生了腰椎的压缩性骨折。骨质疏松是指在骨的一个单位体积内,骨组织总量低于正常量,骨质有机成分生成不足,继发钙盐沉着减少,导致骨外形虽在,但骨小梁稀疏,骨皮质变薄,骨髓腔增宽,即以骨的微观结构退化为特征。骨的化学成分虽正常,但骨脆性增加,由此而引起骨质压缩、变形、疼痛等一系列功能障碍者,称为骨质疏松症。临床以慢性颈腰背酸痛无力,甚则畸形、骨折为主要表现,是一种全身性疾病。该病症是老年人,尤其绝经期妇女腰背痛常见病因之一。

人体为什么会发生骨质疏松

人体骨量的增加大约在35岁左右达到极点,以后则骨吸收多于骨形成,呈所谓负平衡。在长管骨表现为骨皮质变薄,在松质骨则表现为骨小梁减少、变稀疏。此种改变在女性较男性出现早而且速度快。

在临床上根据病因将本症分为原发性骨质疏松症及继发性骨质疏松症。原发性骨质疏松症患者病因未明，因其多发生于老年女性，故又可称之为绝经期后骨质疏松症。继发性骨质疏松症病因常见的有服用激素，甲状旁腺功能亢进，甲状腺功能亢进，库欣综合征等。临床上石膏固定后局限性骨吸收及类风湿性关节炎也是导致骨质稀疏的病因。我们主要讨论原发性骨质疏松症。

原发性骨质疏松症患者病因尚未完全明了，有人认为与遗传及环境因素有关，下列因素曾被注意：

1. 骨合成减少。正常情况下，性激素对骨合成作用和肾上腺皮质酮对骨的抗合成作用处于动态平衡。老年女性，性激素减少80%，但肾上腺皮质酮只减少10%，结果合成作用减少，抗合成作用相对增加，使得骨合成处于负平衡，日久则会产生骨疏松。另外雌激素多有拮抗甲状旁腺的骨吸收作用，雌激素降低，骨组织对甲状旁腺素敏感，使更多的钙从骨组织中释放出来加重了骨的吸收。

2. 钙代谢失调。正常人每天平均的钙需要量为17～18毫克/（千克·日）。而我国食物中钙含量稍低，因此人均摄入量约为10毫克/（千克·日）。在正常人，每日摄入的钙约有1/3被吸收，2/3从粪便中被排出，如果蛋白质供应正常，一般不会缺钙。

肾上腺皮质酮的增加除影响骨合成外，还影响肠中钙的吸收，使粪中钙排出增多；同时也影响肾小管，使钙吸收减少，排出增多。结果钙产生负平衡。如果摄入食物钙含量减低，则该负平衡更加严重。

3. 废用性结果。临床上常见患者因长期卧床，或患肢长期石膏固定后产生骨脱钙现象。若经常进行肌肉锻炼，会使钙、磷含量增加。但废用后的脱钙是因卧床过久而减少脊柱肌肉活动和压力作用，因而会使脊椎骨质脱钙。因肌肉活动减少，骨缺少肌肉刺激，结果使骨母细胞活动减少所致。老年人全身活动量减少，也是促成骨质疏松的原因之一。

骨质疏松症的诊断要点有哪些

（一）病史

老年患者可无明确病史，其他原因引起的骨质疏松则有相应的病史。

(二)症状与体征

1. 颈腰背酸痛乏力。颈腰背酸痛乏力与骨质疏松程度平行,有的呈长期性,早、晚尤甚,也有发作几天至几个月的。疼痛在登楼梯、体位改变或身体有振动时加重,亦可因咳嗽、喷嚏或弯腰时加重,卧床休息后减轻。疼痛可沿肋间神经放射,或向腰骶部放散。腰部伸举无力,不耐疲劳。随着骨质疏松程度的加重,可产生椎体压缩骨折、畸形,从而又使酸痛、乏力加重,久之下肢肌肉往往有不同程度的废用性萎缩。本病全身酸痛、乏力较轻。

2. 骨折。因骨质疏松而导致的骨折多为压缩性,好发于下胸椎、腰椎,往往在曲度方向改变处,也可见股骨颈或尺、桡骨骨折。如脊椎骨折严重时可累及脊髓神经根,表现为坐骨神经痛;或因胸椎骨折致胸部畸形,使肺活量减少,引起肺部感染,或影响心功能。

3. 畸形。多为骨折所致。表现为患者身长和体重均有降低,脊柱短缩,肋下缘与髂嵴靠近,脊柱可有后凸畸形。

(三)检查

可见患者弯腰驼背,腹部皱襞加深,季肋靠近骨盆,胸骨凹陷,躯干明显变短,脊椎活动受限,胸腰段病变部位可有明显压痛、叩击痛。

晚期锥体可呈楔形或扁平压缩,压缩骨折常为多发性以胸$_7$、胸$_8$、胸$_{12}$、腰$_1$、腰$_4$、腰$_5$处多见。

(四)辅助检查

1. 化验室检查。患者血清钙、磷、碱性磷酸酶均正常。有骨折时血清碱性磷酸酶略增高。尿羟脯氨酸排泄增加。但在妇女绝经期后血钙、尿钙水平均升高,是由于骨吸收的缘故。血钙增高时还应考虑是否有甲状旁腺功能亢进或骨髓瘤。血沉多正常。尿中钙、磷排泄正常或稍低。

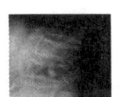 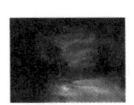 

2. X线片检查。脊椎和骨盆是最明显的脱钙区域。但在X线片表现上,对早期骨质疏松不容易发现。通常认为,骨钙量丧失>25%,才可能能在X线片上表现为脱钙。椎体出现骨质疏松时所见的特点为:在侧位片可见骨密度减低,透亮度增加,沿应力线保存的纵行骨小梁增加,横梁消失,稀疏骨小梁呈垂直栅栏状排列。椎体受椎间盘压迫而出现双凹畸形,椎间隙增宽,呈鱼尾椎;常有一个或数个椎体呈楔形压缩性骨折。其他骨骼密度亦降低。管状骨皮质由内向外逐渐变薄,周径增宽,髓腔有扩大现象。

手部X线片检查,第二掌骨中点,整个骨皮质厚度在4毫米以下,如果第二掌骨骨皮质厚度与宽度比值为0.44或小于此数,则任何年龄均可诊断为骨质疏松症。

临床上对骨质疏松程度的定量比较困难。Singh指数利用股骨头、颈的骨小梁排列来估计骨质疏松程度。股骨头、颈骨小梁在X线片上的消失程度分为6级,第六级为正常。

3. 组织学检查。老年人脊椎骨呈网状互相垂直和平衡的骨小梁大大减少,骨小梁边缘有明显溶骨现象。某些骨小梁发生反应性肥大。在股骨,骨单位变宽,从骨内膜表面向外延伸,这一过程使皮层逐步转变为骨小梁,新形成的骨单位在骨膜下扩大骨的直径,力图维持骨的密度不变。

4. 其他检查。用光子吸收测量法进行检测,是利用单色γ射线的衰减,测定皮质骨吸收的光子量。此法可测定骨质疏松的微小变化,在骨密度丢失约1%时即可测出。

骨质疏松症如何鉴别诊断

1. 强直性脊柱炎。强直性脊柱炎多发生于青少年男性,以腰髋和项部僵痛为主,往往伴膝、踝小腿关节肿痛。X线片表现为,双骶髂关节间隙模糊、狭窄甚至消失,脊椎呈方形椎,晚期表现为脊柱竹节样变。

2. 骨质软化症。骨质软化症的特点为骨有机质增多,但钙化过程发生障碍,临床常有脂肪肝、胃大部切除或肾病病史。X线片可见假性骨折。

3. 骨髓瘤。骨髓瘤的骨骼X线片表现为边缘清晰的脱钙区,血浆球蛋白增高和尿中出现凝溶蛋白。

4. 成骨不全。成骨不全又称"脆骨病",系由于成骨细胞数量不足,膜内成骨发生障碍所致,以全身骨骼系统普遍性骨质疏松和脆性增加为特征,但常伴有蓝色巩膜、耳聋等。

骨质疏松症怎样治疗

一、中药治疗

骨质疏松其本为虚,病位在脾肾。临床常按以下两型辨证施治。

● 肾精不足型

[主症] 颈腰背酸痛无力,甚则畸形,举动艰难,头晕耳鸣,健忘,男子阳痿,夜尿频繁,舌淡或舌红,苔少,脉沉迟。

[治法] 益肾填精,强精壮骨。

[方药] 左归丸(汤)加减。熟地4份,山药2份,山萸肉2份,枸杞子2份,菟丝子2份,鹿角胶2份,龟板2份,川牛膝1份半,蜜糖适量。共为细末,炼蜜为小丸。每服10克,每日1~2次,饭前服。

[加减] 若阴虚火旺症状明显者,可与知柏地黄丸合用;若肾阳虚症状明显者,加杜仲15克、狗脊12克、淫羊藿15克,或合河车大造丸。

● 脾肾亏虚型

[主症] 全身倦怠嗜卧,颈腰背酸痛、痿软、伸举无力,甚或肌肉萎缩,骨骼畸形,纳谷不香,面色萎黄不华,便溏,唇、舌淡,苔薄白,脉弱。

[治法] 健脾益肾,填精补骨。

[方药] 参苓白术散(汤)合右归丸(汤)加减。党参60克,茯苓60克,白术60克,山药60克,炙甘草60克,炒扁豆45克,莲子肉30克,薏苡仁30克,桔梗30克,砂仁30克。熟地4份,怀山药2份,山萸肉2份,枸杞子2份,菟丝子2份,杜仲2份,鹿角胶2份,当归1份半,附子1份,肉桂1份,蜜糖适量。共为细末,炼蜜为小丸。每服10克,每日1~2次。

[加减] 若饮食不佳、胃脘不适者,加焦三仙等。

治疗本病在辨证施治原则指导下,均可加入血肉有情之品,如鹿茸10克、紫河车10克、鳖甲10克等。

二、西药治疗

骨质疏松症迄今为止尚无很好的治疗方法,有些患者服用某些药物后虽然主观症状减轻,但缺少客观指标。没有简便而有效的手段来估计骨量的微小变化。某些骨量丢失的原因尽管明确,但治疗后并不一定能使其逆转。目前对于骨质疏松的治疗,主要从三个方面采取措施:①恢复骨量。②缓解症状。③防止骨量继续丢失。

此外,对继发性骨质疏松症,现代医学主张在对症治疗的同时,积极查找致病原因,纠正原发疾病。只有纠正原发疾病,骨质疏松才能随之改善。如甲状旁腺原发性功能亢进,应先切除该腺体或肿瘤组织,再进行其他治疗。

1. 钙剂。钙剂可使疼痛减轻,每日剂量为1~1.5克。常用的钙制剂有碳酸钙、氯化钙、乳酸钙、葡萄糖酸钙等。各种钙制剂中以碳酸钙较好。给予钙制剂时,应注意服药的方法,在临睡前应服用1次,以纠正后半夜及清晨的低血钙,防止因低血钙反馈刺激甲状旁腺引起的骨吸收。增加钙的摄入量可使负钙平衡转为正钙平衡,有利于骨的重建。对65岁以上老年人每日补充钙750～2 500毫克,使钙吸收增加,并逐渐达到正钙平衡,骨量增加,从而使疼痛减轻,骨折发生率降低。给予大剂量钙可起到与使用雌激素相同的作用。应注意的是泌尿系统结石或高尿钙、有发生泌尿系统结石危险的患者,不宜摄入大量钙制剂。

2. 维生素D。过去认为老年性骨质疏松症患者常伴有维生素D抵抗性或不足,因此主张给予大剂量维生素D。实际上除了合并有骨软化或确有维生素D代谢产物生成降低者以外,一般不需大量补充维生素D。因大量维生素D可导致高尿钙。但老年妇女常有肠钙吸收障碍,在摄取钙剂时应给予维生素D,并从小剂量开始,一般给予维生素D 400～500单位/日。维生素D与钙剂联合应用,可使血清甲状旁腺素降低,骨吸收减少,骨形成亦稍减少。

3. 性腺激素。雌激素治疗应在绝经期开始,即所谓替代疗法,可预防绝经后骨质疏松症的发生。雌激素用量要适宜,已烯雌酚每日用量0.5～1克,每月给药25天。老年人有动脉硬化者慎用,一般疗程不超过2～3年,若长期用药应注意子宫内膜增殖及功能性出血、诱发宫颈癌或子宫内膜癌、听觉功能损害,这些不良后果均由长久使用雌激素所致。应用雌激素治疗骨质疏松,其效果与给药时间有密切关系。如在绝经3年内即开始给药,患者骨质疏松可以改善。如3年以后给药则效果较差。

雌激素与雄激素联合使用,症状可以改善,其钙存留效果较单纯使用一种好,副作用也较小。联合应用结合马雌激素(0.625毫克/日)及甲基睾丸素(25毫克/日),每月使用21天,可使骨丢失减少。

4. 降钙素。降钙素可减少骨吸收,同时还有止痛作用。妇女随年龄增长,血浆降钙素水平下降。骨质疏松患者在使用雌激素治疗过程中,降钙素可增高。单独使用降钙素反而会使骨吸收面增加。因此,主张降钙素与钙剂联合应用,以克服降钙素所致低血钙。降钙素有效时间较短,一般为12～16个月,长期应用可出现抗药性,小剂量使用可减轻这种抗药性。该药相对安全,副作用较少,偶尔发生恶心、呕吐现象。

三、针灸治疗

根据病情,可选用体针、耳针等。选用具有补肾养肝、补脾益气、滋阴补血作用的穴位,使用补法针刺。对阴阳两虚者可配合灸法,常用穴位有肾俞、脾俞、肝俞、足三里、三阴交、上巨虚、下巨虚、血海、华佗夹脊穴等。交替使用,可扶正补肾,缓解临床症状。

四、物理疗法

主要是光线疗法,即人工紫外线疗法和日光浴疗法,对疾病起着重要的直接治疗作用。此外还可应用全身直流电水浴、超刺激电疗法等。

五、运动疗法

随着科学的发展,人们认识到运动能增强机体的骨矿含量,且方法简单、实用、有效。运动疗法就是通过各部位的特异性运动,以矫正变形,改善关节的功能,增强肌力,获得肌肉和运动器官的协调性,最终达到整个机体的平衡。

六、营养疗法

日常生活中要兼顾各种营养的平衡(钙、磷、蛋白质、脂肪、维生素D等),而绝不能等到老年或绝经后再注意补充。

补肾食疗方:粳米4.5克,黑豆粉9克,胡桃肉6克,山药9克,黄芪9克,黑芝麻6克(研末),红枣5枚,共煮成粥。服4～7个月。

七、手术治疗

对并发脊柱压缩性骨折者,一般无手术指征。对并发股骨颈、股骨转子间骨折者,应及时整复并采用适当的固定,但要注意内固定松动,并避免长期卧床。

骨质疏松症如何预防调护

轻度或中度骨质疏松症,如果注意调护,重视防治,可不发生椎体塌陷、压缩性骨折或其他部位骨折,一般预后良好。胸腰椎体压缩性骨折,常导致脊柱后凸、胸廓畸形、驼背、身高变矮,影响内脏功能,其中以肺脏功能受损较为突出。如发生骨折则会给患者造成巨大痛苦,有的严重限制患者活动,或长期卧床不起,甚者缩短寿命,预后不良。

总之,骨质疏松的发病是一个长期的缓慢的过程,大约经5年以上才能在X线平片上出现阳性表现。所以,经过治疗,尽管骨组织有一定的合成代谢,但X线片显示明显好转也需较长时间。故其疗效的评定应以疼痛、乏力等症状缓解,以及出现正钙平衡、尿羟脯氨酸排泄减少为标准。

类风湿性关节炎

43岁的王女士说她这两年总是出现双手疼痛,早上起来时僵硬,活动一段时间后可以好转,刚开始并不影响工作及生活,现在出现全身多个关节都疼痛,且两侧关节呈对称性发生疼痛,活动受限,到医院进行检查后诊断为类风湿性关节炎。她想知道该病是怎么发生的,能不能治愈,注意饮食能否预防。

什么是类风湿性关节炎

类风湿性关节炎是一种慢性、炎性、系统性、以关节病变为主的自身免疫性疾病。本病以周围关节发病为常见,常为对称性,呈慢性过程,发作与缓解交替进行,晨僵时间较长,常有皮下结节和关节侵蚀性改变。早期手、足、腕小关节游走性疼痛、肿胀、运动障碍,晚期则关节畸形、僵直、功能丧失、关节周围肌肉萎缩。全世界类风湿性关节炎患者约占总人口的1.4%,中国的患病率为0.3%左右,无明显区域及种族差异,任何年龄均可发病,发病高峰为40~60岁,女性发病为男性的2~4倍。

类风湿性关节炎发病一般较缓慢,在数周或数月内逐渐出现症状。少数患者可急性起病。起病时表现为全身不适、乏力、低热,随后出现关节的红肿热痛。手、腕、膝、足关节最易受累,肘、肩、髋及上部颈椎关节也可发病。受累关节常为对称性,但也可先后出现不同关节病变。远侧指间关节很少受累。早期系统治疗症状可以缓解。随着病情的发展,症状转为持续性,但可以表现相对缓和症状加交替出现。

类风湿性关节炎是哪些原因引起的

该病病因尚未完全明确。其发病与环境、细胞、病毒、遗传、性激素及神经精神状态等因素密切相关。

1. 细菌因素。细菌可能与类风湿性关节炎的起病有关，但缺乏直接证据。

2. 病毒因素。类风湿性关节炎与病毒，特别是EB病毒的关系是国内外学者注意的问题之一。在类风湿性关节炎患者血清和滑膜液中出现持续高度的抗EB病毒胞膜抗原抗体，但到目前为止在类风湿性关节炎患者血清中一直未发现EB病毒核抗原或壳体抗原抗体。

3. 遗传因素。本病在某些家族中发病率较高。

4. 性激素。研究表明类风湿性关节炎发病率男女之比为1∶(2～4)。妊娠期病情减轻，服避孕药的女性发病减少，说明性激素在类风湿性关节炎发病中起一定作用。

寒冷、潮湿、疲劳、营养不良、创伤、精神因素等，常为本病的诱发因素，但多数患者发病前常无明显诱因可查。

类风湿性关节炎有哪些临床表现

一、关节表现

类风湿性关节炎的临床表现多而且比较独特，具体表现有以下几点：

1. 晨僵。晨僵是类风湿性关节炎的首要表现，患者晨起或长时间坐位后开始活动时关节僵硬，不灵活，犹如凝胶样的感觉。关节活动后晨僵会暂时缓解。晨僵现象伴随患者的整个病程，直至关节功能完全消失。晨僵持续时间随病情变化而变化。病情缓解时晨僵持续时间缩短，病情加重时晨僵持续时间延长。晨僵现象已成为评价病情严重程度和治疗效果的一个简洁、明确的客观指标。

2. 关节疼痛。关节疼痛是类风湿性关节炎的另一个重要表现。疼痛为持续性，一般程度较重，影响睡眠和日常活动。疼痛常伴有不同程度的关节功能障碍，同时有关节发热感。

3. 肿胀。疼痛往往和肿胀一起发生,肿胀多因关节腔内积液或关节周围软组织炎症引起,病程长者可因慢性滑膜炎增生肥厚而致关节肿胀。凡受累关节均可肿胀,多呈对称性。

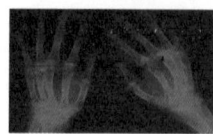

4. 畸形。畸形是中晚期患者的主要表现,关节逐渐出现屈曲弯缩,可伴有内翻或外翻畸形。由于肌肉萎缩,膝关节显得更为突出。

5. 功能障碍。功能障碍常继发于以上表现和临床症状之后,关节肿痛和结构破坏均可引起关节活动障碍,特别是小关节的伸屈功能。根据本病影响生活的程度可以将功能障碍分为四级:Ⅰ级,能照常从事日常生活和各项工作;Ⅱ级,可进行一般的日常生活和某种职业工作,但参加其他项目活动受限;Ⅲ级,可进行一般的日常生活,但参加某种职业工作或其他项目活动受限;Ⅳ级,日常生活自理和参加工作的能力均受限。

二、关节外表现

类风湿性关节炎的关节外表现是类风湿性关节炎病情严重或病变活动的征象,有时非常突出或单独出现或于关节炎之前出现。

1. 皮下结节。亦称类风湿结节,15%～20%患者出现皮下结节,这些患者的类风湿因子(RF)常为阳性。浅表结节的好发部位主要在肘部、关节鹰嘴突部,偶尔可在脊柱、头皮、足跟部发生。结节可只有一个也可数个,小如黄豆,大如核桃,无触压痛或轻触痛。类风湿结节一般可长时间存在。在少数患者可软化、缩小甚至消失。腱鞘也可出现结节。出现于内脏的心、肺、脑膜等处的类风湿结节,常引起相应系统性症状。

2. 肺部表现。类风湿性关节炎的肺部表现有胸膜炎、弥漫性间质性肺炎和肺间质纤维化。类风湿性关节炎胸膜炎可导致小到中量的胸水,胸水为渗出性,可查到RF,总补体C或补体活性降低。胸膜下亦可发生类风湿结节,但无症状。类风湿性关节炎偶发间质肺炎或肺间质纤维化时,最常见的症状是静态或活动后引起的呼吸困难,表现呼吸急促和双肺湿啰音。

3. 心脏表现。类风湿性关节炎心脏受累虽然发生率较高,但生前临床常出现症状者甚少,尸检发现40%类风湿性关节炎患者有陈旧性纤维素性粘连性心包炎,部分患者可有心包炎、心包积液,极少患者有心瓣膜病。

4. 眼部表现。约30%类风湿性关节炎有干燥性角膜炎,眼部的其他损害有虹膜炎、巩膜炎、虹膜睫状体炎等。

5. 神经系统表现。类风湿性关节炎神经系统表现多由血管炎引起,出现单个或多个肢体局部性感觉丧失、垂腕症、垂足症或腕管综合征(正中神经受累出现鱼际肌萎缩)。

6. 其他。贫血为类风湿性关节炎的常见症状,贫血程度和病变活动成正比,而且随着病情的逐渐控制,贫血也可好转。贫血伴有肝、脾、淋巴结肿大、白细胞和血小板减少者称之为 Felty 综合征。

类风湿性关节炎如何治疗

一、中药治疗

中医将本病归属为"尪痹"、"痹证"的范畴,是痹证中的一个特殊类型,具有病情重、难治愈、易致残的特点,所以又异于普通痹证。病机较为复杂,系风寒湿毒侵袭筋骨,寒毒为胜,营卫滞涩。临诊时应抓住病变特点进行辨治,除用祛风、胜湿、散寒常规的用药外,还应酌用活血药,以使血液运行通畅,风、寒、湿诸邪不易停留,邪无所滞,病无所生。中医治疗类风湿性关节炎有明显的优势,根据患者的不同情况采取不同的药物辨证治疗。

●风寒湿型

[主症]肢体关节疼痛,游走不定或痛有定处,得热痛减,遇寒痛剧,甚至关节屈伸不利、肿胀或麻木,舌淡,苔多白滑或白腻,脉多沉弦紧或弦缓。

[治法]祛风通络,散寒除湿。

[方药]蠲痹汤化裁。药用秦艽、桂枝、川芎、羌活、独活、细辛、防风、桑寄生、当归、茯苓、威灵仙、鸡血藤等。

●风湿热型

[主症]起病急,肢体关节疼痛,痛处红肿灼热,肿胀疼痛较剧,得冷稍舒,筋脉拘急,兼有发热,口渴,喜冷恶热,烦闷不安,舌质红,苔黄腻或燥,脉滑数。

[治法]清热利湿,消肿止痛。

[方药]大秦艽汤化裁。药用秦艽、当归、薏苡仁、羌活、防风、生地、川芎、黄芩、白芍、白术、石膏、忍冬藤等。

● 气血虚弱型

[主症]肢体关节酸沉,绵绵而痛,麻木尤甚,或关节变形,或肌肉萎缩,活动受限,筋脉拘急,常伴腰膝酸软无力,面色无华,眩晕,心悸,气短,食少便溏,舌淡,苔薄白,脉细弱。

[治法]调补气血,补肾通络。

[方药]补中桂枝汤化裁。药用黄芪、党参、白术、陈皮、炙升麻、当归、细辛、川芎、桂枝、杭白芍、鸡血藤、桑寄生、淫羊藿、生姜、大枣、甘草等。

● 痰湿瘀阻型

[主症]病程较长,肢体关节拘挛刺痛,肢麻行动不便,甚则疼痛难忍,手足筋脉拘急、心悸、气短,舌淡暗,苔白滑而腻,脉多沉弦滑或沉缓无力。

[治法]化浊祛瘀,搜风通络。

[方药]化浊通络治痹汤化裁。药用黄芪、当归、秦艽、桃仁、穿山甲、红花、乳香、没药、地龙、全蝎、牛膝、生地、鸡血藤、苍术、海风藤等。

● 肝肾阴虚型

[主症]病程较长,腰膝酸痛,肢体关节屈伸不利或麻木、手足筋脉拘挛,或兼有口燥咽干,头目眩晕,失眠,舌暗红,少苔或无苔,脉细弦。

[治法]滋补肝肾,蠲痹通络。

[方药]独活寄生汤化裁。药用独活、桑寄生、熟地、知母、赤芍、路路通、海桐皮、豨莶草、甘草等。

二、西医治疗

类风湿性关节炎的诊断一旦确立就意味着漫长的治疗过程开始。因此,患者增强信心是很重要的。目前,由于对类风湿性关节炎研究的深入,经过系统正规治疗多数患者都能够很好地控制症状。同时,由于外科技术的提高,即使是晚期患者,经手术后也能恢复行走,有效地提高了患者的生活质量。其治疗原则是:健康教育,休息与功能锻炼结合,联合药物治疗,辅以手术治疗。治疗目的是:解除关节疼痛,防止关节破坏,保留和改善关节功能。

在疾病的不同阶段采取不同的治疗方法,具体方法有:

1. 理疗。局部热疗、热水浴、温泉浴、蒸气疗法及石蜡疗法等均可使疼痛减轻、晨僵消失,患者感到舒适。急性渗出性病变可用冷敷来减轻疼痛。红外线、超短波或短波透热疗法等也可增加局部血液循环,促使炎症及肿胀消退,疼痛减轻,并以增强药物对局部的作用。

2. 药物治疗。

(1) 水杨酸盐。阿司匹林仍为治疗类风湿性关节炎的首选药物。

(2) 消炎痛。非类固醇抗炎药效果较好,其镇痛、退热及抗炎作用都较强。

(3) 芬必得。抗炎、镇痛及退热作用均较阿司匹林强10倍以上,副作用较阿司匹林小。

(4) 皮质激素。对急性炎症有显著疗效,长期应用副作用较多,停药后极易复发。

(5) 青霉胺。应用青霉胺治疗,除使关节症状缓解外,可使血沉及C反应蛋白降低,类风湿因子转为阴性。

(6) 巯甲丙脯酸。

(7) 雷公藤。具有消炎、抗菌、调节免疫及活血化瘀、杀虫等作用。

(8) 金制剂。可能干扰细胞的生化反应。对关节疼痛及晨僵有明显疗效,也能使血沉及C反应蛋白好转,有效率可达70%～90%。

(9) 免疫抑制剂。对本病有一定疗效,常用者有环磷酰胺、硫唑嘌呤。

(10) 免疫增强剂。如胸腺素。

三、手术治疗

类风湿性关节炎的手术治疗意义越来越多地受到人们的承认。尤其是膝关节类风湿性关节炎,因其滑膜组织丰富,手术治疗意义更大,常用手术有:

1. 滑膜切除术。早期滑膜切除能有效地减轻疼痛,延缓类风湿性关节炎的进程,阻止关节软骨破坏,保护关节功能。

2. 关节镜滑膜切除术。手术损伤小,术后功能恢复快。

3. 关节清理术。用于关节破坏较严重的患者。

4. 关节置换术。适用于病变晚期,关节严重破坏的患者。能有效恢复关节功能,明显提高患者的生活质量。

类风湿性关节炎的预防措施有哪些

一、避免受寒

因为寒冷是诱发类风湿性关节炎发作的很重要的因素,所以保护我们的关节处在温暖的环境中可以减少关节炎的发生。

二、保健按摩

自我保健按摩简便易行、安全性高,能起到缓解症状及促进康复的作用。操作以局部按压、揉搓、推拿等手法为主。在进行自我保健按摩时,应注意以下问题:

1. 局部存在急性静脉炎、淋巴管炎及各种皮肤病时,禁用自我保健按摩。

2. 自我按摩时必须在身心安静、肌肉与关节松弛的状态中进行。

3. 自我按摩时最好选用手及腕、肘关节无病变的上肢。如果双上肢均有病变,自我按摩时一定要注意病变关节的活动幅度及活动量,不可过大,以防加重损伤。

4. 自我按摩可与物理疗法和练功体操相结合,其效果更佳。一般先行理疗,再进行自我按摩,最后做练功体操。

三、适度娱乐

娱乐一般包括文娱、文艺、体育三方面的内容。唱歌、跳舞、下棋、打牌、听音乐、看戏、看电影、看电视等属于文娱活动;写诗、绘画、咏诗、读书、看报等属于文艺活动;体操、太极拳、太极剑、气功、各种球类运动、田径运动、游戏、骑马、骑自行车、参观、旅游、打猎等属于体育活动。适度的娱乐活动,可以开阔患者的视野,转移患者的注意力以减轻疾病带来的心理压力;有助于患者树立正确的人生观,恢复良好的心理状态,增强战胜疾病的信心;有助于增进人际关系,建立与社会环境之间的正常关系,克服逃避环境、孤僻、衰退、离群独处等病状,减少生活的单调和苦闷,提高患者的兴趣和热情,陶冶情操;有助于恢复健康的心理状态,从而促进疾病的康复。此外,适度运动可以改善血液循环及代谢,增强体质与毅力,利于改善和恢复关节的运动功能,预防关节骨质疏松与强直、挛缩及肌肉萎缩。

四、饮食预防

"医食同源",所以自古就有利用食物防治疾病的方法,简称为"食疗"。食疗具有方便、可长期服用而无副作用(当然需要对症选食)的特点,特别适用于慢性病变。对于类风湿性关节炎患者而言,食疗作为药物治疗的辅助疗法,占有重要地位。比如说:①苦瓜、苦菜、马齿苋、丝瓜等食物,具有清热解毒的功效,可以缓解局部发热、发痛等。②薏苡仁、豆腐、芹菜、山药、扁豆等食物,具有健脾利湿的功效,可用于缓解肿胀症状。③蛇类、虫类等活血通络祛风止痛的食品,既可做菜,也可泡酒后饮用,可以缓解局部的红肿热痛症状,还可起到防止病变向其他关节走窜的作用,因此是作用较强的食物。④公鸡仔具有补虚益肾、暖胃祛寒的作用,可缓解局部疼痛、关节肌肉无力。⑤多种青菜、水果可以满足人体对维生素、微量元素和纤维素的需求,同时具有改善新陈代谢的功能,可起到清热解毒、消肿止痛作用,从而缓解局部的红肿热痛症状。⑦香菇、黑木耳等食品,具有提高人体免疫力的作用,可以缓解局部的红肿热痛等症状。

总之,很多食物都可以起到缓解类风湿性关节炎症状的作用,但我们选用食物时一定要对症,否则会影响效果。这里的对症主要是根据中医学将类风湿性关节炎归为痹证,并分为风痹、寒痹、湿痹、热痹四型。根据不同的类型选用不同食品。一般而言,风痹宜用姜、葱等;寒痹宜用胡椒、干姜等;湿痹宜用薏苡仁、山药等;热痹宜用冬瓜、丝瓜、绿豆芽等。

类风湿性关节炎患者的饮食有哪些宜忌

饮食、营养调养对人们的生活十分重要,适当、合理的饮食不仅可以增强体质,延年益寿,而且可以辅助药物,达到治疗疾病的效果。类风湿性关节炎为一种慢性疾病,患者常因关节疼痛、活动减少、常年服药等因素影响食欲与消化功能。而食物又是日常生活所需营养及能量的主要来源。如果患者饮食的营养及能量不能满足机体的需要,那么,不仅所服药物起不到治疗作用,而且病情还会进一步恶化。所以饮食调养对类风湿性关节炎患者来说非常重要。

首先,类风湿性关节炎患者应选用高蛋白、高维生素及容易消化的食物,经过合理的营养搭配及适当的烹调,尽可能提高患者食欲,使患者饮食中的营养及能量能满足机体的需要。

其次,类风湿性关节炎患者不宜服用于病情不利的食物和刺激性强的食品,如辣椒等,尤其是类风湿性关节炎急性期患者及阴虚火旺型患者最好忌用。糖类及脂肪也要少用,这是因为治疗类风湿性关节炎常选用糖皮质激素,导致糖代谢障碍,血糖增高,而脂类食物多黏腻,可使血脂胆固醇升高,造成心脏、大脑的血管硬化,并且对脾胃功能也有一定损害。类风湿性关节炎患者的食盐用量也应比正常人少,因为盐摄入过多会造成钠盐潴留。另外,茶叶、咖啡、柑橘、奶制品也可能会使类风湿性关节炎患者的症状加重。

类风湿性关节炎不同类型的患者,其饮食宜忌也各不相同,分述如下:

1. 风热型和湿热型。风热型主要症状为关节游走性疼痛,发热,咽痛,便秘,小便溲赤,苔厚,舌红,脉数或弦数,血沉也明显增快;而湿热型患者可有低热、胸闷、纳差、关节肿痛有积液、舌质红、苔白腻、脉滑数、血沉增快等表现。出现这些症状的患者应该多选用寒凉的饮食,如薏苡仁粥、绿豆粥、生梨、豆卷、菊花菜、芦根等,可以协助清除内热;而不应食用温热性的食物,如辣椒、芥末、姜、桂皮、酒等,因为吃这些会伤阴助火,加重症状。

2. 寒湿型。主要表现为关节肿痛或有积液,纳差,大便溏薄,小便清长,畏寒,舌淡苔白腻,脉濡,血沉也增快。此型患者应选用一些温热性的食物,如猪、牛、羊骨头煮汤,及姜、桂皮、木瓜、药酒等。

3. 肝肾两虚型。主要表现为关节疼痛畸形,肌肉萎缩,筋腱拘挛,畏寒,消瘦,面色无华,舌淡苔薄白或白腻,脉沉细,而血沉多不增速,或接近正常。此型患者可以多食一些补益的食品,如甲鱼肉、鸡肉、鸭肉、鹅肉、猪肉、牛肉、羊骨髓、核桃、桂圆、芝麻等。

另外,关于类风湿性关节炎患者的饮酒问题,也应根据病情辨证对待。因为酒性辛热,助阳生火,能祛散寒邪,所以一般患者若伴有寒湿的表现时,可饮用一些药酒类的酒剂。而伴有湿热之象的患者,则不适于饮酒,因为酒热伤肝,酒湿伤脾,如再浸入附子、肉桂、细辛一类的热药,会加重内热和肿痛。此类患者如欲服药酒,可选择清凉性的药物浸入酒中,使药酒性质偏凉。对于一些不会饮酒的患者,可以稀释或加入调料调味后饮用。

怎样选择治疗方案

类风湿的治疗仍是风湿病学的一大难题,但随着对疾病的认识,治疗的策略也在不断地更新和进展。20世纪70年代传统的治疗方案是"金字塔"治疗模式,即对类风湿性关节炎患者依次选用一线、二线、三线药。最后是试验性治疗。进入90年代人们认识到在二线药未用之前,骨已发生侵蚀,病程已超过2年,此方案不利于早期控制病情,因而涌现出了"倒金字塔"方案,即优先使用强作用的抗风湿药,次序为上述的倒转。还有下台阶方案,即开始治疗用多种药物联合"包抄",非甾体抗炎药、抗疟药、金制剂、甲氨蝶呤、激素5种药同时使用见效后,再将组合药物逐渐分别停用,最后以一种副作用小的药物长期维持使用。还有波浪式治疗,是在一种基本药物治疗基础上,随病情加重进行加强治疗,见效好转后再返回原基础治疗。无论哪一种方案,早期使用慢作用药治疗类风湿性关节炎已经渐成为全世界风湿病学专家的共识。

由于类风湿性关节炎是一异质性疾病,故治疗必须高度个体化,绝不能千篇一律,应根据疾病的进展程度和药物长期使用带来的效益与副作用,权衡利弊,选用方案。良性局限型只需要非甾体抗炎药和(或)羟氯喹,或雷公藤一种药物治疗。活动期可加用甲氨蝶呤或青霉胺。进展侵蚀型则需要甲氨蝶呤和其他慢作用药联合化疗。在联合治疗初期为尽早控制疼痛症状,应加用小剂量激素或非甾体抗炎药。病情缓解后应根据患者的耐药性,保留1~2种慢作用药小剂量长期维持,以防复发加重。对联合用药的利弊说法不一,但大多数学者主张顽固进展型类风湿性关节炎采用联合用药,一般选用2种慢作用药联合,重症者可选用3种慢作用药联合。选用的原则最好是作用在不同环节上阻碍炎症过程,且具有不同作用机制的药物,并避免合用相同毒副作用的药物,同时剂量减少到能达到疗效的最低程度。

强直性脊柱炎

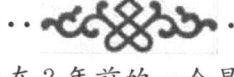

23岁的小伙子小林在2年前的一个早晨，发现自己腰及髋后部疼痛，1个月后又伴有腰背部僵硬感。以后经常出现上述情况，时轻时重，而且起床活动后症状会慢慢减轻或消失，后来逐渐出现弯腰和下蹲受到限制，并有低热，到医院拍骨盆正位片，抽血化验后，发现HLA－B_{27}阳性，被诊断为强直性脊柱炎。经多家医院诊治，病情虽时有缓解，但感觉总是和以前不一样，而且很多人都说这病不好治疗，小林与家人都非常焦急，这个病到底是如何发生的？应该怎样治疗呢？

什么是强直性脊柱炎

强直性脊柱炎（AS）是一种病因未明，主要累及脊柱、中轴骨骼和四肢大关节，以椎间盘纤维环及其附近结缔组织纤维化和骨化及关节强直为病变特点的慢性炎症性疾病。类似于中医学的"骨痹"、"肾痹"、"腰痹"、"竹~　"、"龟背风"等。《素问·痹论》曰："骨痹不已，复感于邪，内舍于肾。""肾痹者……尻以代踵，脊以代头。"形象地描述了强直性脊柱炎晚期和脊柱强直畸形的状态。西医学认为其病因未明，尚缺乏特效治疗，且现用药的副反应也难以解决。该病早期的临床表现非常复杂，起病呈隐匿性进展，首发症状多变，缺乏特异性，极易被误诊而延误治疗，中晚期常并发脊柱僵硬、驼背、侧弯及髋、膝关节屈曲型强直，重者可遗留终身残疾，致患者陷入"坐不能、卧不平、站不直、行不成"，终生"面向黄土背朝天",何时何地均"低人一等"的苦难境地,使其身心受到严重的创伤,给患者的生活和工作带来很大的痛苦。

中医对强直性脊柱炎如何认识

中医多认为本病内因为肾督亏虚、肝肾不足,复感外邪,内外合邪,阳气不化,邪气内盛,影响筋骨的荣养濡泽而致脊柱伛偻。《灵枢·五癃津液别》曰:"虚,故腰背痛而胫酸。"《灵枢·五邪》云:"邪在肾,则病骨痛阴痹。阴痹者,按之而不得,腹胀腰痛,大便难,肩背颈项痛,时眩。"《素问·长刺节论》云:"病在骨,骨重不可举,骨髓酸痛,寒气至,名曰骨痹。"《素问·至真要大论》曰:"太阳在泉,寒复内余,则腰尻痛,屈伸不利,股胫足膝中痛。"《灵枢·邪气脏腑病形》:"肾脉……缓甚为折脊。"肝肾虚所致营卫气血涩滞不行,则筋骨无以充养。至虚之处,即容邪之所,风寒湿邪乘虚而入。因此,从发病部位及主症辨证看,本病多以素体阳气虚、肝肾阴精不足为内因,风寒湿热之邪为外因。肝肾不足,邪恋经脉,痰瘀形成。经脉闭阻,气血不行,督脉虚弱,而致脊椎骨变松、变形,不能直立、弯腰、垂项、突背,身体羸瘦,而形成"尻以代踵,脊以代头"的残废状态。同时,肾主藏精,主骨生髓,为先天之本,与遗传因素亦有相通之处。因此本病与肾脉、督脉密切相关,又与肝脉、任脉、冲脉相互联系;肠道、盆腔、泌尿系感染等都与冲、任、肝、肾有关,因此强直性脊柱炎主要是肾督正气不足,风、寒、湿三邪深侵肾督,督脉受邪,则阳气不得开阖,失于布化,肾受邪,则骨失濡泽,并且不能养肝,肝失养则血海不足,冲任失调,筋骨失养,肾督两虚,脊背腰胯之阳失于布化,阴失营荣,寒则凝涩而致腰胯疼痛,精血不荣,渐致筋脉僵急,督阳失布,气血不化而致脊柱僵曲。

现代医学对强直性脊柱炎如何认识

现代医学认为本病病因未明,可能与下列因素有关:

1. 遗传学说。HLA(人白细胞抗原)是一组与人类遗传有关的基因复合体。其有A、B、C、D等多种亚型。1973年发现HLA-B_{27}与强直性脊柱炎强相关。世界上无论何地、何种族,强直性脊柱炎均与HLA-

B_{27}呈强相关关系。即90%以上的强直性脊柱炎的$HLA-B_{27}$为阳性，病例调查也发现$HLA-B_{27}$阳性的强直性脊柱炎患者，有明显的家族聚集性。其一级亲属的患病率高达25%，而且强直性脊柱炎的患病率随$HLA-B_{27}$而分离。故认为此病的发生，具有遗传的易感性基因，即$HLA-B_{27}$。

有学者经实验证实：B_{27}属于"关节源性基因"。将B_{27}基因转移到实验动物后，动物就出现关节炎表现。如接受B_{27}的动物暴露于耶尔辛菌（与反应性关节炎有关的一种细菌）中，动物近100%患关节炎。

但也有不支持的事实：①$HLA-B_{27}$阳性的人群，仅2%患强直性脊柱炎。②B_{27}纯合子的强直性脊柱炎的临床表现，除虹膜炎和外周关节炎发生率较高外，病情并不比杂合子严重。③10%的强直性脊柱炎患者，其B_{27}为阴性。

2. 感染学说。①肠道克雷白菌感染：肠道克雷白阴性菌感染是强直性脊柱炎发病的触发因素。因为强直性脊柱炎患者粪便中查出克雷白的概率明显高于常人和其他关节炎患者。强直性脊柱炎活动期粪便中克雷白菌检出率明显增高。②泌尿生殖系感染、上呼吸道感染：许多患者病前有感染史。有些患者治愈感染灶后，关节症状明显减轻，尤其是泌尿生殖系感染，可通过淋巴直接扩散至骶髂关节及椎体各关节。

3. 内分泌学说。强直性脊柱炎的患病率男、女之比为14∶1，故分析可能与性激素有关。本病发病的高峰年龄为15～29岁，10岁前、40岁后发病者不多，50岁后发病者几无。

4. 其他因素。如外伤、寒冷、潮湿等因素。

强直性脊柱炎的发病机制尚不明了。目前有自身免疫学说、分子模拟学说、受体学说等，都有一些依据但都未被公认。

强直性脊柱炎的病理变化有哪些

强直性脊柱炎的病变部位主要是运动系统和内脏等组织器官。

一、运动系统

以脊柱、骨盆及四肢各关节与相关软组织为主要病变部位。

运动系的主要病理表现：附丽点病变、滑膜病变。

1.附丽点病变。是指关节囊、韧带、肌腱等在骨附着处的无菌性、非特异性急慢性炎症。由于附丽性病变在骨附着处的发作、愈合反复进行,导致该处软组织出现瘢痕、粘连、纤维化、挛缩、机化、硬化、骨化和附丽点的骨质炎症、骨髓炎,其水肿、细胞浸润,甚至造血细胞消失进而肉芽形成,机化、骨化,新骨出现,形成骨刺。

附丽点病变最常见于软骨关节、双合关节附近骨骼的软组织附着处,如椎间盘附近的椎体上下缘。尤其是活动较小的关节最易发生,如上下关节突关节、骶髂关节、肋椎及肋横关节、骶髂关节、耻骨联合等关节。

各附丽点病变除可致各附丽点及相关软组织的疼痛和压痛外,还可导致相关处的关节强直。

2.滑膜病变。是指强直性脊柱炎病变之关节滑膜的无菌性、非特异性急慢性炎症。表现为滑膜水肿、肿胀、渗出,淋巴细胞和浆细胞浸润,滑膜增生,关节积液,关节受损。致关节腔浆液性、膜性粘连,进而关节腔纤维性粘连,再进为骨性粘连。引起病变关节的疼痛和关节运动障碍及强直畸形。

滑膜病变在上下关节突关节、骶髂关节、髋关节、颞下颌关节、膝关节等表现明显。

强直性脊柱炎由于上述两种病理变化的反复发作,而出现临床的各种复杂表现。如椎间盘的纤维环在椎体上下缘的附着处的附丽点病变的反复发作,而形成相邻两椎体间的骨桥性连接,临床表现为脊柱正位片的"竹节样变"、"双轨征"及侧位片可见上下关节突关节间隙消失、骨性融合等现象。骶髂关节可出现骨性融合。髋关节可出现股骨头无菌性坏死、关节的纤维性或骨性融合等现象。

上述病变,至强直性脊柱炎中晚期,临床常表现为脊柱僵硬、驼背、侧弯及髋、膝关节屈曲型强直5种畸形。

二、内脏等组织器官

1.眼。表现为虹膜睫状体炎。

2.心脏、血管。表现为主动脉根部、主动脉瓣、心传导束纤维化、心肌纤维化,引起心传导障碍、主动脉功能不全、主动脉根炎、心律失常等,导致血管变脆,血管硬化,弹性收缩力下降。

3.肾。表现为非特异性肾动脉壁玻璃样硬化与肾小球的免疫球蛋白、补体和纤维素沉积。可出现肾淀粉样变,致肾功能损害、肾衰,是强直性脊柱炎致死原因之一。

4.肺。表现为间质性肺炎,肺泡膜淋巴细胞和浆细胞浸润,进而为肺和胸膜纤维化,支气管扩张、空洞形成。继发感染也可致死。

5.前列腺。有报道称,83%的强直性脊柱炎患者前列腺液中嗜酸性白细胞增多。临床发现强直性脊柱炎患者常合并慢性前列腺炎。

6.神经系统。临床发现急性期脑脊液蛋白增高,尸解发现硬脑膜、蛛网膜增厚、根周蛛网膜憩室形成。

7.骨骼肌。出现痉挛、挛缩、变硬、弹性下降、萎缩等变化。

强直性脊柱炎有哪些早期临床表现

强直性脊柱炎一般起病比较隐匿,早期可无任何临床症状,有些病人在早期可表现出轻度的全身症状,如乏力、消瘦、长期或间断低热、厌食、轻度贫血等。由于病情较轻,患者大多不能及时到专科就诊,以致不能早期发现,致使病情延误,失去最佳治疗时机。

部分患者初期临床表现颇似急性风湿热,或出现大关节肿痛,或伴有长期低热、体重减轻,以高热和外周关节急性炎症为首发症状的也不少见,此类患者多见于青少年,也容易被长期误诊。

个别患者初期类似结核病,表现为低热、盗汗、虚弱、乏力、体重减轻、贫血,有时伴有单侧髋关节炎症,易被误诊为结核病。出现这种情况时,如果抗结核治疗无效,而患者对消炎痛等非甾体抗炎药反应良好,应考虑到强直性脊柱炎的可能。

值得注意的是,有些患者在偶然的一次外伤、受凉或受潮、消化道或呼吸道感染之后,随即发病,在此提醒大家注意,不能掉以轻心,如果当时不能确诊,也应密切观察,定期随访,以期早期诊断,及时治疗。

本病有明显的家族聚集倾向。所以,我们建议应该对强直性脊柱炎患者的血亲或子女高度警惕,密切注意各种发病迹象,以便早期诊断,及早治疗,改善预后。特别是年轻男性以膝关节肿痛为首发症状,而无典型中轴关节病变却有家族史者,应高度疑及强直性脊柱炎的可能,力争早期诊断、早期治疗。

在强直性脊柱炎患者中,$HLA-B_{27}$阳性者高达90%以上,阴性者只占不到10%。$HLA-B_{27}$阳性者,发病年龄较早,以青年男性多见,有的甚至在儿童时期发病,有明显的家族聚集倾向,临床症状典型,脊柱受累明显,髋关节受累严重,容易致残,预后较差;而 HLA－B_{27} 阴性者,发病年龄相对较晚,家族聚集倾向较少见,中轴关节病变也较轻,累及眼部发生急性虹膜炎者不常见,预后也较好。

强直性脊柱炎的临床症状有哪些

一、腰背痛

腰背痛是强直性脊柱炎最常见的症状,是病情活动的指标之一。疼痛的位置包括腰部、下背部及腰骶部。因为强直性脊柱炎主要侵犯中轴关节且病变发展趋势大部分是由下而上,所以骶髂关节和腰椎受累几乎见于所有该病患者,其发生率在90％以上。骶髂关节炎症早期一般比较隐匿,所以早期腰痛只表现为腰骶部不适或隐痛,有些患者只在劳累后发作,呈间歇性或两侧交替性酸痛,或表现为臀深部不适感。另有一些患者,可能有外伤或其他诱因,表现为腰骶部疼痛突然发作,疼痛剧烈不能活动,或伴发热,似机械性腰痛或急性炎症改变,卧床休息数日后,疼痛可缓解或消失。这种情况可反复出现,有逐渐加重的趋势。初期疼痛的部位常位于腰骶部,可为单侧,以后逐渐进展为双侧,疼痛严重时可放射至髂嵴、耻骨联合、双鼠蹊部、坐骨结节和大腿后方,咳嗽、喷嚏、弯腰等动作的牵拉可使疼痛突然加重。

随着病情进一步发展,隐痛或间歇痛会变成持续性腰骶部酸痛、刺痛和臀深部钝痛或腰、骶、臀等部位难以言状的酸胀不适感,夜间较重,影响睡眠,甚至在睡眠中痛醒,常常不得已下床活动以减轻疼痛。晨起或长时间保持一个姿势,会出现腰部僵硬感,疼痛也会加重,稍事活动后又会减轻。有些患者腰部怕风怕凉,常喜多加衣被,遇风寒潮湿疼痛加重,遇温遇热则疼痛减轻。疼痛严重时患者不能下床活动,翻身困难。夜间休息痛是病情活动的指征之一。

一般而言,腰痛或僵硬休息不能缓解,适当的活动反而能够减轻症状,这是炎症性腰痛的特点,可依此与机械性腰痛进行鉴别。后者活动或劳累后加重而休息能使症状缓解。但当疼痛严重以至不能活动时,这个特点常常被掩盖,临床上需仔细鉴别。

有些患者腰痛或不适症状较轻未引起重视。患者仅表现腰部僵痛或腰肌酸痛，或有椎旁压痛时，很容易与风湿性多肌痛、肌筋膜炎、纤维织炎、神经痛或精神性疼痛相混淆；当出现单侧臀部或大腿后侧疼痛时，又容易被误诊为坐骨神经痛或腰肌劳损。强直性脊柱炎臀腿疼痛一般很少放射至膝关节以下。

二、晨僵

晨僵是指清晨僵硬感，活动后可缓解，是病情活动的指标之一，也是强直性脊柱炎早期常见的症状之一。

强直性脊柱炎患者清晨起床时，或久卧久坐之后站起时，腰骶部常感到僵硬不舒、活动不利，有时需持物借力方能活动，活动一段时间后，这种僵硬感会逐渐减轻、缓解或消失。病情轻者持续时间较短，病情严重者可持续全天。

除活动以外，局部按摩、热敷、热水浴也可使晨僵缓解。晨僵不只表现在腰骶部，脊柱及全身其他关节也会发生晨僵。

三、肌腱、韧带骨附丽点疼痛

强直性脊柱炎的特征性病理变化是附丽点炎症。附丽点是指肌肉、韧带与骨骼或关节囊的附着处。附丽点炎症是肌腱端的非细菌性炎症。这种炎症可导致肌腱韧带的疼痛和肿胀。由于附丽点都在关节周围，所以常常引起关节周围肿胀。

附丽点病变可见于软骨关节或双合关节，尤其是活动性较差的关节，如骶髂关节和脊椎的关节突部位等。很多部位的附丽点炎症都可引起临床症状。临床常见的附丽点炎症多发生于胸肋连接处、颈椎棘突、胸椎棘突、腰椎棘突、髂嵴和髂骨前后棘、股骨和胫骨粗隆、坐骨结节、耻骨联合、胫骨内外侧髁、足跖筋膜、足跟跟腱附着点等。

如何诊断强直性脊柱炎

强直性脊柱炎是一种原因尚不明确、以脊柱为主要病变的慢性疾病，其特点为几乎全部累及骶髂关节，常发生椎间盘纤维环及附近韧带钙化和骨性强直，造成弯腰活动障碍，并可有不同程度的眼、心血管、肾等多个脏器的损害。常于青少年晚期或成年早期起病，40岁以后发病者非常少见。强直性脊柱炎的诊断条件如下：

1. 腰背疼痛、晨僵至少持续3个月，运动时缓解，休息时无改善。

2. 腰椎前屈、后伸、侧弯3个方向活动受限。

3. 第4肋间隙水平测量胸廓周径,呼气与吸气活动度差值小于2.5厘米。

4. 骶髂关节的特异性放射学(如X线)改变。

男性强直性脊柱炎患者与女性患者发病有什么不同

很长一段时间,强直性脊柱炎被认为是一种易在男性中发生的疾病,认为女性患者明显少于男性。过去曾有大量调查结果显示:男、女患病比例为14:1。然而,近年来国外报道显示女性患者并不比男性少,之所以会出现如此大差距,可能是由于女性较男性患者症状不够典型,且病情较轻,呈良性过程,以致造成女性患者大量漏诊和误诊。

通过大量临床资料对比后发现,大多数情况下,男性患者发病后平均3年可以确诊,而女性则多需长达10年才能确诊。男性患者常累及脊柱,表现典型腰背痛而出现脊柱强直。而女性患者则常累及四肢关节,脊柱的累及比男性少,病变程度也较轻,发生脊柱强直也少,而四肢关节病变无论在发病初期,还是在发病的病程中都明显高于男性。

如何预防强直性脊柱炎

强直性脊柱炎的病因虽尚未完全阐明,但大多认为与遗传、感染、免疫、环境等因素有关。本病好发于男性,且20～30岁的男性是高发期,而在这一人群中,与自己有血缘关系的近亲如有驼背、板状背等变化的,而本人又是 HLA－B_{27} 阳性者,则应特别警惕患上强直性脊柱炎。当然单纯的 HLA－B_{27} 阳性不会必然患上强直性脊柱炎,但这类人群应积极预防肠道、泌尿系感染等,注意饮食卫生。如出现肠道、泌尿系感染,则应积极抗感染治疗,防止诱发强直性脊柱炎。环境因素也是不可低估的诱因,因此这类人群在起居中一定要慎防风湿寒之邪,各季注意保暖,并且增强机体免疫功能。《内经》云:"正气存内,邪不可干","邪之所凑,其气必虚",气是指人的体质或抗病能力。机体正气盛则能抵御风寒湿之邪的侵袭。如素体虚弱不足,或因情志、饮食、劳倦内伤而致气血虚弱,则易患病。正如在同样的致病条件下,有的人患病,有的人健康,便是这个道理。因此风寒湿邪及一些感染源虽然是致病因素,但如果一个人机体抵抗力增强,则不一定患病;反之则风寒湿邪便可入侵经络、筋脉,导致气血不通而发病。故平素应注意积极锻炼身体,保持健康的体魄,良好的心态,正确对待生活。不要因自己是强直性脊柱炎患病的危险人群,就忧心忡忡,消极生活。因为您并不必然患强直性脊柱炎,它也不是像血友病那样毫无疑义的显性遗传。

什么人易患强直性脊柱炎

强直性脊柱炎是一种常见病、多发病。据资料统计,我国有400余万强直性脊柱炎患者。有些人一有下肢痛就担心自己是否得了强直性脊柱炎,尤其是HLA－B_{27}阳性的人更是忧心忡忡。哪些人较容易发生该病呢?通过大量的流行病学研究发现:本病好发于男性,且20～30岁的男性是高发期,40岁以上及10岁以下的儿童很少发病。从对该病的病因研究中发现,HLA－B_{27}阳性的患者,在腹泻、痢疾或泌尿道感染后有可能患强直性脊柱炎,尤其有强直性脊柱炎家族史的患者则危险性更大,20～30岁的年轻男性如反复肠道、泌尿道感染者且有强直性脊柱炎家族史,本人又是HLA－B_{27}阳性,则应特别警惕该病的发生。当有腰背部疼痛,尤其是早晨起床后僵硬感而活动后减轻,或腰部活动不灵活等症状时,应及时就医,以求早诊断、早治疗,防止发生脊柱强直而出现活动障碍和畸形。

强直性脊柱炎的病情可否控制

有些强直性脊柱炎患者看到其他一些晚期患者因髋关节的屈曲挛缩而引起特征性的固定步态,直立位时双膝关节被迫维持某种程度的屈曲,脊柱在屈曲位置融合而形成的驼背畸形,就常常向医生提出疑问"强直性脊柱炎能根治吗?"这个问题成为强直性脊柱炎患者及家属最关心的问题。前面已经讲了,强直性脊柱炎的发病病因目前正在研究中,它同许多慢性疾病一样,具有较为复杂的发病因素,尤其为自身免疫性的全身疾病,给其"治愈"或"根治"带来很大的难度。但是,近年来国内外研究的飞速进展,完全可以研制出能阻止病情进展的方法,使大多数患者的病情可以得到较好的控制,因而各种顾虑是完全不必要的。一个责任心强的骨科医生给患者所提供的不间断的治疗是最有价值的帮助,教育患者树立信心,对成功的治疗也至关重要。因此,只要医患配合,做到早期诊断、早期治疗,并且持之以恒,一般都能控制病情进展,不发生上述改变,患者可以正常地工作、生活。我们采用中西医结合长疗程治疗的许多强直性脊柱炎患者,其近期控制率90%以上。因此,我们应提醒患者,切忌听信虚假广告,乱投医,以免延误病情,失去治疗时机。

强直性脊柱炎如何治疗

一、中药治疗

中医认为本病属本虚标实之证,外感风寒湿热为标,肾督亏损为本。因青少年先天禀赋不足,肾气亏虚,骨失荣养致使骨质脆弱,卫外不固,风寒湿邪乘虚侵入,注入经络,流于关节,使气血郁痹,故青少年起病者多见。根据强直性脊柱炎发病机制,结合其活动期、恢复期临床特点,大体分以下四型。

● 湿热瘀阻型

多见于强直性脊柱炎活动期累及外周关节。

[主症]双侧或单侧髋、膝、踝关节疼痛、肿胀、灼热,夜间痛甚,影响睡觉,周身沉重不适,长期低热,咽喉疼痛,大便黏滞不爽、小便黄赤,舌质红、苔黄腻,脉滑数。

[治法]清热解毒利湿。

[方药]苦参、土茯苓、金银花、白花蛇舌草等。

[加减]若外周关节肿甚者,加泽泻、薏苡仁以加强利湿之功;关节痛甚者,加用青风藤、红藤、忍冬藤等以舒筋活络。

● 阴虚血热型

多见于强直性脊柱炎活动期。

[主症]骶髂关节疼痛剧烈,脊柱僵硬不适、转侧困难,伴低热盗汗、五心烦热、便干溲黄,舌质红、苔薄少,脉细数。

[治法]滋阴凉血清热。

[方药]黄柏、苦参、青蒿、白花蛇舌草、丹皮、半枝莲、狗脊、杜仲、牛膝等。

［加减］有明显瘀血证者，加用赤芍、川芎等。

● 阳虚寒凝血瘀型

多见于强直性脊柱炎中晚期。

［主症］腰脊部疼痛，脊背僵硬，转侧、俯仰受限，畏寒怕冷、遇寒痛剧、得温痛减，舌质暗淡、苔薄白，脉沉弦涩。

［治法］温肾督，活血逐瘀。

［方药］鹿角胶、补骨脂、狗脊、菟丝子、熟地、枸杞子、杜仲、桃仁、红花、水蛭等。

● 瘀血阻督型

多见于强直性脊柱炎中晚期。

［主症］颈部、背部、腰部僵硬疼痛、转侧不利、夜间痛剧、活动后疼痛减轻，脊柱活动轻度受限，舌质暗红、舌下脉络迂曲，脉沉细涩。

［治法］活血化瘀，通督止痛。

［方药］当归、川芎、红花、五灵脂、秦艽、羌活、独活、葛根、牛膝等。

二、西药治疗

用于治疗类风湿性关节炎的药物都可以用来治疗本病。

1. 一线药物。如水杨酸制剂，阿司匹林，每日3～5克，分3～4次口服；水杨酸钠，每日6～8克，分3次口服。消炎痛类药物，消炎痛，每次25毫克，每日3次。丙酸类药物，芬必得，每次0.4克，每日4次。吡唑酮类药物，保泰松，每次0.1～0.2克，每日3次（肝肾功能障碍、高血压者禁用）。灭酸类药物，炎痛喜康，每次20毫克，每日1次。

2. 二线药物。金制剂，瑞得（金诺芬片）是新合成药物，治疗类风湿性关节炎、强直性关节炎，成人每日口服6毫克，早饭后一次服或早、晚饭后分2次服用。如服用6个月后疗效不显著，可增加至每日9毫克，分3次服用。常见的反应有腹泻、皮疹、恶心及其他胃肠不适，偶有口腔炎、结膜炎等。肝肾功能障碍、血液病、对金制剂过敏者禁用。孕妇、哺乳期妇女不宜。

3. 三线药物。为免疫抑制剂，多用于其他药物不能控制病情者。如硫唑嘌呤，每日1.5～2.5毫克/千克，口服。环磷酰胺，用量用法均与上药相同。因该类药物不良反应更多、严重，应慎用。

肾上腺皮质类固醇和垂体促肾上腺皮质素，用药后关节僵硬、酸痛和压痛均能减轻，用药1周后关节肿胀、活动功能受限均有好转，但停药后症状又迅速复发。且皮质类固醇药物治疗本病弊多利少,应慎用。

三、针灸治疗

常选用脊柱两侧有关穴位,如大椎、身柱、脊中、肾俞、腰阳关等,合并坐骨神经痛者选用环跳、坐骨穴、委中、承山等穴,每次选4~5个穴位,每日1次。

四、深部X线照射

可以减轻疼痛,缓解肌肉痉挛。一般按照腰、胸、颈椎及一侧骶髂关节各200拉德的放射剂量治疗。但由于其并发症多而顽固,目前只选择性地用于各种常规疗法都无效的病例。

五、支架使用

间断使用各种支架,对预防和矫正各种畸形有一定意义,如背心式支架有助于预防驼背畸形。

六、牵引

当关节畸形未发展到骨性强直时,给予适当的牵引措施,对于防治脊柱和关节畸形有一定效果。

七、手法按摩结合中药热敷

取伸筋草90克、透骨草90克、川乌90克、草乌90克、乳香90克、细辛90克、制马前子90克、樟脑90克。前七味药烘干粉碎过罗,而后将樟脑粉加入上药并拌匀制成散剂。用稀布缝1~2个布袋。布袋长短应超过脊柱及骶髂部周围痛点的上下左右2厘米,将药散加入适量米醋拌湿搅匀,湿度以用手一握成团,放开后自动散开为佳。而后将拌好的药物放入袋内并封口,装好的药袋厚度平均1~1.5厘米,最多不超过2厘米。把药袋放在患者脊柱及骶髂关节部,而后用热水袋放在药袋上加热,或用电热袋加热。每次热敷40~60分钟,每日1~2次,每袋药可热敷3~5天,药物变干可加米醋拌湿再用。3个月为1个疗程。

药物热敷后可用下列手法按摩:患者取俯卧位,上胸部及两髂前上棘处分别垫2~3个枕头,使前胸及腹部悬空。医者站于旁,在患者脊柱及两侧至骶髂关节,用揉法和滚法上下往返治疗。医者用单手掌或双手重叠沿脊柱按压至骶髂关节及臀部,按压时应配合患者呼吸,当呼气时向下按压,吸气时放松,随后一手按压臀部,另一手分别扳左右大腿中下段,用力向上扳,每侧5~8次。患者改仰卧位,医者用揉法和滚法治疗髋关节前部及大腿前内侧肌肉,然后做髋关节屈曲、伸直、内收、外展、内旋、外旋被动活动,松解髋关节周围软组织粘连,防止髋关节功能受限,促进已受限的功能恢复。手法治疗每日1次。

八、小针刀治疗

主要松解脊柱两侧腧穴、骶髂关节周边穴位。

强直性脊柱炎如何进行康复调护

1. 食用富含蛋白质和维生素的饮食,少食动物脂肪,骨质疏松者应加服钙剂和鱼肝油。

2. 保持良好的姿势,对预防畸形有一定意义。如患者坐位时应尽量挺胸收腹,不宜长时间弯腰工作。睡眠时忌用高枕,卧睡硬板床,卧睡时不要侧卧、弓腰、屈膝(尽管这种姿势使患者感到舒适,仍应采用仰卧或俯卧位)。

3. 注意做矫形体操,如做深呼吸运动和扩胸运动,可以扩展胸廓,预防肋椎关节强直,增加肺活量,由于胸廓的扩张,可间接起起到预防驼背畸形的作用,颈部可做前屈、后伸、左右侧屈及旋转活动。髋关节要进行髋伸肌和外旋肌的训练,在水中练习会取得较好效果。

患者应坚持肢体的活动锻炼,在疼痛能够忍受的情况下,注意关节的功能活动,既有利于疾病的恢复,又有利于保持关节功能,防止或减少残废的发生。因为强直性脊柱炎的病理基础是肌腱附丽点炎,这些部位的纤维化、骨化将影响到机体的功能,而积极主动、正确的体能锻炼将有助于维持机体的正常功能。切不可因疼痛而卧床不起,不愿活动,这样只能使病情进展加快。

4. 对于强直性脊柱炎患者应主要针对以下3个目标进行运动:一是维持胸廓的活动度,二是保持脊柱的灵活性,三是维持肢体的运动功能,防止或减轻肢体因废用导致肌肉萎缩,维持骨密度和强度,防止骨质疏松等。为此患者可以经常做一些深呼吸、扩胸运动、屈膝、屈髋、弯腰和转头、转体等运动。患者的运动强度可根据具体病情而定。一般认为运动后疼痛持续不超过2小时为度。较适合的运动有慢跑、游泳、打太极拳等。为维持脊柱的功能位,患者应仰卧睡硬板床,如已侵犯颈、上胸,应去枕睡眠。

5. 游泳和登山运动。游泳可以同时强化背伸肌、肩外展肌和外旋肌、髋外展肌和外旋肌、膝伸肌等的功能。登山运动同样可以使上述肌肉得到更好的锻炼,同时使呼吸加深,胸廓活动加大,促进心肺功能,也有利于防止脊柱屈曲变形。

很多患者包括一些医生在内,都过分强调了药物的治疗作用。其实要想取得满意的疗效,最大限度地保持关节的活动功能,在药物治疗的同时必须配合相应的康复治疗措施。强直性脊柱炎患者,只有在药物治疗的同时,配合适当的功能锻炼,才能最大程度地防止脊柱畸形的发生。

附：常用穴位

一、穴位的找法

最简单的找穴的方法是指寸法,就是以手指一部分的宽度,作为一定的分寸,用来取穴的方法。

1. 中指同身寸法。就是用自己一手的中指头和拇指尖连接起来成为一个环状,从中指第一节与第二节的侧面两端横纹头的距离折作一寸,叫中指同身寸法(图32)。

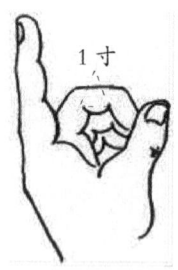

图 32　中指同身寸法

2. 指量取穴法。就是以自己手指量取穴位的一种方法,即以自己拇指的指间关节宽度作为 1 寸(一横指),食指、中指相并为 2 寸(两横指),食指、中指、无名指、小指相并为 3 寸(四横指)。如图 33 所示。

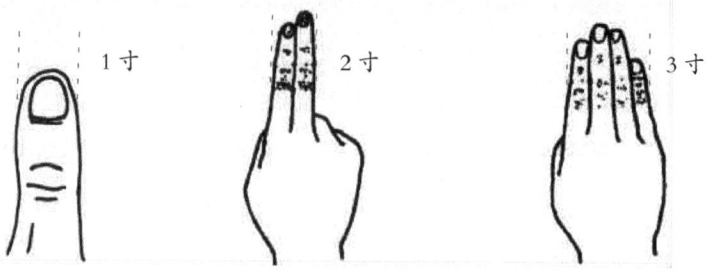

图 33　指量取穴法

3. 经验取穴法。这种方法最简单,在您垂直站立时,上肢自然放在身体的两侧,两手的中指指尖处就是风市穴(图34)。

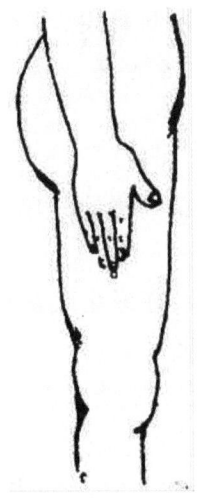

图34 经验取穴法

二、部位及其分寸

1. 头面颈项部。常用穴位如图35所示。

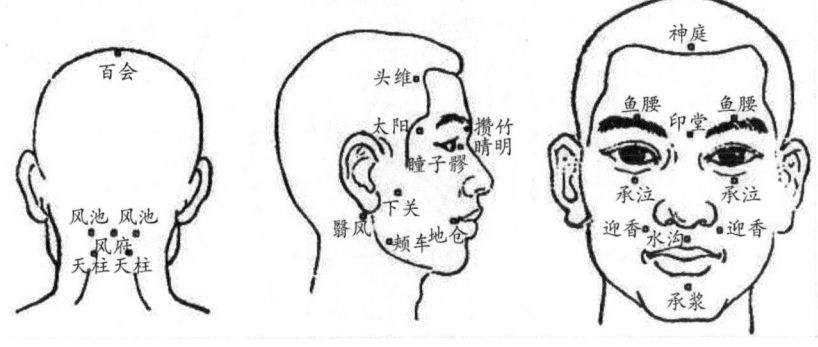

图35 头面颈项部常用穴位

头维——前额两发角,入发际5分,当神庭穴旁开4寸5分。

神庭——鼻直上,入前发际5分。

百会穴——在头顶正中,两耳尖与头正中线的交点处。

风池——项后枕骨下,大筋外侧凹陷中,略与风府穴相平。

风府——枕骨下,在项后入发际1寸。

天柱——在项后的发际(当第1、第2颈椎之间)大筋外侧陷中。

太阳——眉梢外稍下端一横指陷中。

攒竹——在眉毛内侧端处。

睛明——目内眦角外1分陷中。

印堂——两眉之正中,准对鼻尖。

瞳子髎——目外眦角后5分许。

承泣——目下7分。

迎香——紧靠鼻孔旁外5分。

下关——闭口,在小耳朵前边的一横指处,颧骨弓下的凹窝内,合口有孔,张口则闭。

颊车——耳下方约1寸,在牙齿咬紧时有一块肌肉凸起处。

地仓——平口角旁4分许。

水沟——上唇人中沟上1/3处。

承浆——下唇下陷凹中。

翳风——耳垂后,距耳约5分,骨边陷中。

鱼腰——眉毛当中。

2. 肩背腰臀部。常用穴位如图36所示。

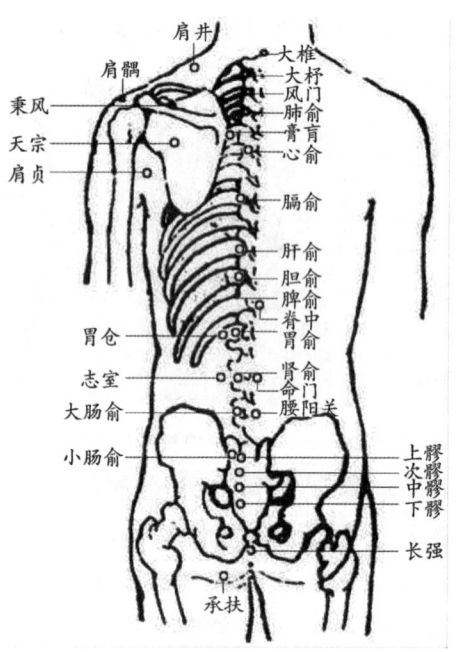

图36 肩背腰臀部常用穴位

肩井——在肩骨与锁骨中间,缺盆上,大椎与肩峰连线的中点处。

大椎——第7颈椎棘突下。

大杼——项后第 1 椎下旁开 1 寸 5 分。

肩髃——肩端两骨陷中,举臂有凹陷之处。

风门——第 2 椎下旁开 1 寸 5 分。

秉风——肩胛冈上骨缝空内,近外侧缘(曲垣穴外约 2 寸)。

肺俞——第 3 椎下旁开 1 寸 5 分。

膏肓——第 4 椎下旁开 3 寸(肩胛骨内缘)。

天宗——秉风穴下方(约平第 4 椎),大骨下陷中。

心俞——第 5 椎下旁开 1 寸 5 分。

肩贞——肩胛下两骨之间,后腋缝纹端上 1 寸。

膈俞——第 7 椎下旁开 1 寸 5 分。

肝俞——第 9 椎下旁开 1 寸 5 分。

胆俞——第 10 椎下旁开 1 寸 5 分。

脾俞——第 11 椎下旁开 1 寸 5 分。

脊中——第 11 椎下。

胃仓——第 12 椎下旁开 3 寸。

胃俞——第 12 椎下旁开 1 寸 5 分。

志室——第 14 椎下(命门穴)旁开 3 寸(平肾俞穴)。

肾俞——第 14 椎下旁开 1 寸 5 分。

命门——第 14 椎之下(即第 2 腰椎之下)。

大肠俞——第 16 椎下旁开 1 寸 5 分。

腰阳关——第 16 椎之下(即第 4 腰椎之下)。

小肠俞——第 18 椎下(第 1 骶椎)旁开 1 寸 5 分。

上髎——第 18 椎旁,在第 1 骶骨孔中。

次髎——第 19 椎旁,在第 2 骶骨孔中。

中髎——第 20 椎旁,在第 3 骶骨孔中。

下髎——第 21 椎旁,在第 4 骶骨孔中。

八髎——即上、次、中、下髎的总称。

长强——尾骶骨端下 5 分处。

承扶——臀下横纹中央。

3. 胸腹部。常用穴位如图 37 所示。

云门——在巨骨下方,肱骨头内缘喙突下,距正中线 6 寸。

中府——乳上第 3 肋间,当云门穴下 1 寸。

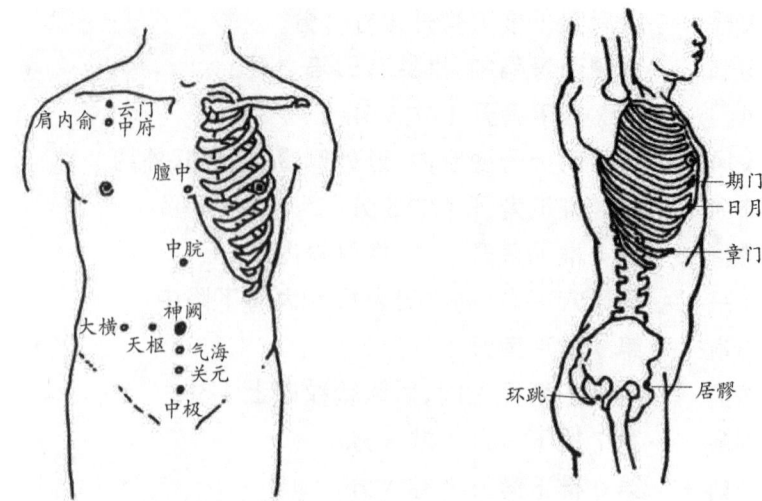

图 37　胸腹部常用穴位

肩内俞——在三角肌前侧缘，与肩外俞穴相对。

膻中——胸前正中线，两乳之中间。

期门——乳头直下二肋端，距正中线 4 寸。

日月——期门穴下 5 分。

章门——季肋下，当第 11 肋骨之端。

居髎——髂前上棘 1/3 的髋后凹陷处。

环跳——股外侧部，股骨大转子最凸点与骶管裂孔连线的外 1/3 与中 1/3 交点处。

中脘——脐上 4 寸。

大横——脐中旁开 4 寸。

天枢——脐旁 2 寸。

神阙——脐窝的中央。

气海——脐下 1 寸 5 分。

关元——脐下 3 寸。

中极——脐下 4 寸。

4. 上肢部。常用穴位如图 38 所示。

少海——在肘关节尺侧横纹头与肱骨内上髁之间的凹陷处，与曲池穴相对称。

尺泽——肘窝横纹中，偏拇指侧筋外陷中。

内关——腕横纹上 2 寸，两筋间。

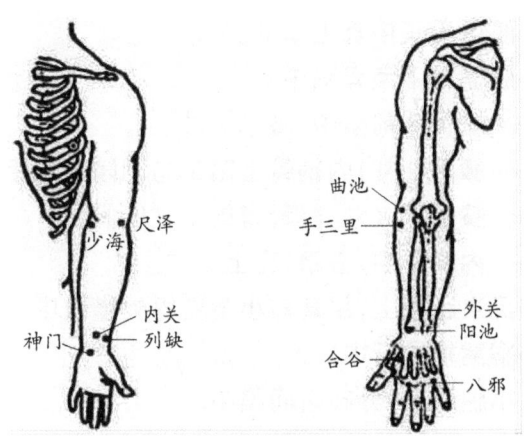

图 38 上肢部常用穴位

列缺——腕横纹上桡侧 1 寸 5 分,当两手虎口交叉,食指尽处。

神门——掌后尺侧锐骨之端,腕纹陷中。

曲池——屈肘外侧横纹头陷中。

手三里——曲池穴下 2 寸。

外关——腕后(阳池穴上)2 寸两骨间。

阳池——掌背腕部,无名指直上横纹陷中。

合谷——手虎口间,近第二掌骨中点的桡侧处。

八邪——两手指缝间,左右共 8 个穴点。

5. 下肢部。如图 39 所示。

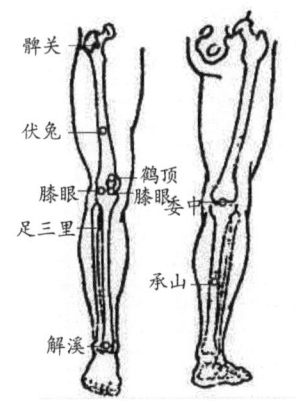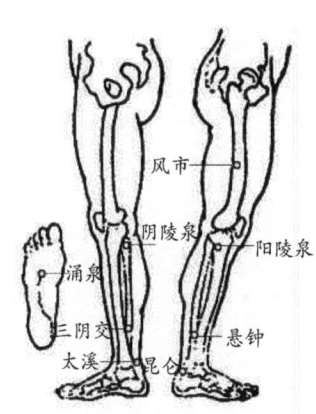

图 39 下肢部常用穴位

髀关——伏兔之上交纹中。

伏兔——膝盖上 6 寸,肉隆起处。

风市——直立垂手中指尖尽处,膝上 7 寸。

鹤顶——膝盖骨正中直上1寸。

膝眼——膝盖骨下两旁陷中。

阳陵泉——腓骨头前陷中,膝下2寸。

阴陵泉——膝下2寸,内辅骨上陷中与阳陵泉穴相对稍高些。

足三里——膝眼下3寸,胫骨旁约1寸筋间。

三阴交——内踝正中(去踝)直上3寸。

解溪——足次趾直上,足背与小腿交界处横纹中。

委中——腘窝横纹正中央。

承山——小腿肚下,分肉之间陷中。

悬中——足外踝上3寸,腓骨前。

昆仑——足外踝后5分,跟骨之上陷中。

太溪——足内踝后5分跟骨上。

涌泉——足掌心中央(约当足的前2/5处)。